C U R A

TIROI

con **AYUF**

G000109653

"Este libro tan necesario y oportuno pr _____ ..o que todo paciente desea: un cuerpo en perfecto equilibrio. Nuestro cuerpo alberga la sinfonía hormonal más grande jamás interpretada, y la tiroides es uno de sus conductores. Lea este libro, siga las instrucciones y sienta cómo su cuerpo toca una hermosa melodía, expresada en forma de una salud mental y física vibrante".

WILLIAM SEARS, M.D., AUTOR DE *THE DR. SEARS T5 WELLNESS PLAN*

"*Cura la tiroides con ayurveda* es una obra innovadora para el bienestar de la humanidad. En este momento de crisis ambientales masivas, el trabajo de Marianne es necesario para la limpieza y la sanación de múltiples capas de enfermedades relacionadas con la tiroides y el sistema endocrino. Al sintetizar el antiguo conocimiento del ayurveda con precisión científica, Marianne Teitelbaum presenta una obra incisiva, y añade otra joya al panteón intemporal de la sabiduría del ayurveda".

MAYA TIWARI, ERUDITA VÉDICA, HUMANITARIA,
Y AUTORA DE *AYURVEDA: A LIFE OF BALANCE*

"*Cura la tiroides con ayurveda* por fin está aquí. La comprensión de la naturaleza individual de las enfermedades de la tiroides es la única receta para lograr una cura. Ya podemos dejar de tratar la enfermedad con análisis de sangre y síntomas y abordar su origen de forma inteligente y ayurvédica".

JOHN DOUILLARD, D.C., C.A.P., AUTOR,
EX-NUTRICIONISTA DE LA NBA Y FUNDADOR DE LIFESPA.COM

"El nuevo libro de la doctora Marianne Teitelbaum sobre la sanación de la tiroides ofrece una comprensión completamente nueva y refrescante del desequilibrio de la tiroides y el conocimiento de cómo corregirlo poco a poco, con seguridad y a plenitud, abordando las causas fundamentales únicas para cada paciente. Le invito a leer este libro y emprender el camino hacia su propia sanación, la de su familia y, si es médico, la de sus pacientes con afecciones tiroideas. Solo podemos esperar que este sea el primero de muchos libros de la doctora Teitelbaum. Léalo ya".

NANCY LONSDORF, M.D.,
AUTORA DE *THE AGELESS WOMAN* Y *A WOMAN'S BEST MEDICINE*

"*Cura la tiroides con ayurveda* es una guía muy útil para cualquier persona interesada en el cuidado holístico de la salud. La doctora Marianne Teitelbaum desafía los insuficientes enfoques modernos para el tratamiento de la disfunción tiroidea, apunta a las causas fundamentales de la enfermedad y comparte su éxito en el tratamiento a través de los métodos de una práctica ancestral probada por el tiempo y la ciencia. Este libro es muy importante; intrigará, si no revolucionará, la forma en que pacientes y médicos abordan la enfermedad".

DIVYA ALTER, AUTORA DE *WHAT TO EAT FOR HOW YOU FEEL*
Y CO-PROPIETARIA DE DIVYA'S KITCHEN,
UN RESTAURANTE AYURVÉDICO EN NUEVA YORK

"La doctora Marianne Teitelbaum encarna toda la sabiduría y experiencia de un gran sabio ayurvédico. Explica en un lenguaje fácil de entender para el profano, pero lo bastante detallado para el médico experimentado, con exactitud lo que tenemos que hacer para contrarrestar los alarmantes niveles epidémicos de problemas de tiroides. Más allá del uso de productos farmacéuticos y nutracéuticos tóxicos, la doctora Teitelbaum nos ofrece de una vez por todas un enfoque verdaderamente natural para la sanación de la glándula tiroides, al compartir su profundo conocimiento de las hierbas ayurvédicas, recetas de desintoxicación y especias curativas. Esta es una lectura obligada para cualquiera que esté buscando ayuda con su salud tiroidea. ¡Bravo!".

LISSA COFFEY, AUTORA DE *SONG DIVINE:*
A NEW LYRICAL RENDITION OF THE BHAGAVAD GITA

"Por fin, un libro que describe cómo tratar los trastornos de la tiroides sin el uso de productos farmacéuticos o nutracéuticos, utilizando un enfoque que va más allá de todos los otros libros de tiroides en el mercado. Si está buscando tratamientos naturales para sus problemas de tiroides, este es el libro que debe leer este año".

HARI SHARMA, M.D., MÉDICO Y PRACTICANTE DE AYURVEDA EN EL
WEXNER MEDICAL CENTER, OHIO STATE UNIVERSITY, Y COAUTORA DE
AYURVEDIC HEALING Y *CONTEMPORARY AYURVEDA*

"Esta es la primera contribución ayurvédica sobre la enfermedad tiroidea en Occidente, y la más importante. Es un testimonio de la labor de su maestro y mentor, Vaidya Rama Kant Mishra, y el linaje de su familia de Shaka Vansya Ayurveda".

BILL DEAN, M.D., AUTOR DE *IC BLADDER PAIN SYNDROME*

C U R A L A
TIROIDES
con **AYURVEDA**

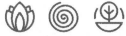

Tratamientos naturales
para hipotiroidismo, hipertiroidismo
y la enfermedad de Hashimoto

MARIANNE TEITELBAUM, D.C.

Traducción por Adriana Álvarez

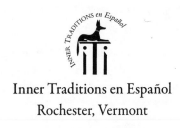

Inner Traditions en Español
Rochester, Vermont

Inner Traditions en Español
One Park Street
Rochester, Vermont 05767
www.InnerTraditions.com

Inner Traditions en Español es un sello de Inner Traditions International

Nota al lector: *este libro pretende ser una guía informativa. Los remedios, enfoques y técnicas que aquí se describen pretenden complementar, y no sustituir, la atención o el tratamiento médico profesional. Estos no deben utilizarse para tratar una dolencia grave sin antes consultar a un profesional médico calificado.*

ISBN 979-8-88850-105-4 (impreso)
ISBN 979-8-88850-106-1 (libro electrónico)

Impreso y encuadernado en India por Replika Press Pvt. Ltd.

10 9 8 7 6 5 4 3 2 1

Diseño del texto de Priscilla H. Baker y maquetación por Kira Kariakin.
Este libro se ha transcrito en Garamond Premier Pro y Gill Sans with Gentle Sans como fuente de visualización.

Para enviar correspondencia a la autora de este libro, envíele una carta a la atención de: Inner Traditions • Bear & Company, One Park Street, Rochester, VT 05767, y le remitiremos la comunicación, o póngase en contacto con ella directamente a través de **drmteitelbaum.com**.

Escanea el código QR y ahorra un 25 % en InnerTraditions.com. Explora más de 2.000 títulos en español e inglés sobre espiritualidad, ocultismo, misterios antiguos, nuevas ciencias, salud holística y medicina natural.

＊

Dedico este libro a mi mentor y amigo
Vaidya Rama Kant Mishra, quien pasó incontables horas
sentado conmigo compartiendo su conocimiento divino
y sagrado, que sigue infundiendo y enriqueciendo tanto
mi vida como la de mis pacientes cada día.
Que el trabajo de este maestro védico,
que encarnó el ayurveda en su forma más pura,
continúe resonando a través de los tiempos.

Índice

Prólogo

Tengo la fortuna y el humilde privilegio de conocer y trabajar con una persona como la doctora Marianne Teitelbaum, una estrella brillante que trae luz a la oscuridad de la enfermedad, y que da vida al verdadero significado de **curación** y **salud**.

Como endocrinóloga general en ejercicio, he descubierto que al menos 50 % de mis pacientes padece una enfermedad tiroidea autoinmune. Si se tiene en cuenta la importancia de la hormona tiroidea, que es vital para el correcto funcionamiento de casi todos los órganos, la enfermedad tiroidea, cuando no se trata como es debido, puede afectar drásticamente la calidad de vida de una persona. A menudo he visto que mis pacientes se frustran por la discordancia entre sus síntomas y el hecho de que les digan que sus análisis de sangre son "normales". Lo que más les afecta es que les receten medicación para la tiroides de por vida, y notan que esta no les ayuda en realidad. Todos nacemos con la capacidad intuitiva de saber cuándo estamos desequilibrados. Los pacientes no pueden sentirse satisfechos simplemente porque sus análisis de sangre parezcan normales. Quieren **sentirse** normales. Quieren **sentirse** sanos. Quieren **sentir** el equilibrio de la armonía entre cuerpo, mente y espíritu.

Como profesional de la salud, cuento con la base de una sólida formación médica, pero me esfuerzo no solo en **tratar** a los pacientes, sino también en **escucharlos**. En los últimos años, me encontré buscando algo más profundo, algo más holístico, algo que no solo cubriera o tratara los síntomas sino que llegara a la semilla del problema. Me topé con una conferencia que la doctora Teitelbaum había dado en 2014. Como alguien que también practica meditación y yoga, me fascinó oírla llamar **yoguinis** a las bacterias saludables que viven en nuestro sistema digestivo y clasificarlas como un componente del cerebro de nuestro sistema inmunológico. De una manera astuta, ella tejió las conexiones entre la fisiología tradicional y la sabiduría del ayurveda, y **todo cobró sentido**; sentí como si hubiera encontrado la otra mitad del rompecabezas. Sabía que tenía que conocerla y aprender de ella, y así lo hice; de hecho, yo misma fui como paciente.

Una de las mayores bendiciones de la vida es una salud buena y equilibrada, y creo que a menudo la damos por sentada. Me gusta ver el cuerpo como un santuario sagrado que alberga nuestros numerosos órganos y glándulas, un universo en sí mismo. Resulta asombroso cómo los miles de millones de células de nuestro cuerpo trabajan juntas sin descanso, en armonía, incluso cuando dormimos, sin que hagamos nada para que eso ocurra. Nuestro cuerpo físico es una herramienta, un instrumento con el que percibimos e interactuamos en el mundo. En su estado original de buena salud, el cuerpo no solo funciona correctamente, sino que tiene la capacidad innata de curarse. Sin embargo, vivimos en una época en la que forzamos nuestro cuerpo: parece que estamos más ocupados que nunca, comemos rápido y a deshoras, dormimos poco y a deshoras, comemos alimentos rápidos pero procesados y llevamos un estilo de vida sedentario.

Estos factores, en conjunto, contribuyen a un círculo vicioso de **malestar** en el que el cuerpo pierde su cualidad innata de estar en equilibrio. Como resultado, nos encontramos en medio de una grave crisis sanitaria: enfermedades crónicas como la diabetes, las cardiopatías y la obesidad están aumentando a un ritmo epidémico y cada vez aparecen a una edad más temprana. También ha aumentado la incidencia de la enfermedad tiroidea autoinmune, una enfermedad menos conocida pero igualmente devastadora. Hay muchas teorías sobre el porqué de esta situación, y todavía tenemos que determinar cuál de ellas es cierta, pero lo que es evidente es que, a pesar de la creciente gama de suplementos y medicamentos de hormonas tiroideas sintéticas y naturales, los pacientes no necesariamente se sienten mejor, así sus análisis de sangre muestren que han mejorado.

El ayurveda es un sistema de medicina milenario arraigado en la India. *Ayur-* significa "vida" y *-veda* "ciencia"; en otras palabras, el ayurveda es la ciencia de la vida. Según el ayurveda, nuestro estado natural es el equilibrio y la salud, y cualquier síntoma o enfermedad es una manifestación de una desviación de nuestro estado natural. La belleza de esta perspectiva es que nos permite detectar un estado de desequilibrio —es decir, la raíz de la enfermedad— antes de que se agrave lo suficiente como para aparecer en nuestros análisis de sangre. Reconoce y valora el estado original de equilibrio del cuerpo como la principal defensa contra la enfermedad.

Cuando fui a ver a la doctora Teitelbaum como paciente, habló conmigo durante un rato y me preguntó por mi estado de salud física y emocional, y luego entró en un profundo silencio sanador mientras revisaba mi pulso. A partir de este diagnóstico energético y sensorial, fue capaz de contar la historia de mi mundo físico interior con extrema precisión, mucho más allá de lo que sugerían los análisis de sangre tradicionales.

Desde la perspectiva de la tiroides, la medicina alopática trata los síntomas del desequilibrio. El ayurveda se centra en la raíz, es decir, **la razón por la cual desarrollamos el desequilibrio**. A través de sus años de experiencia y comprensión innata del cuerpo y los principios ayurvédicos, la doctora Teitelbaum ha tratado con éxito a muchos pacientes con problemas de tiroides. He confiado a muchos de mis propios pacientes a su cuidado; muchos de ellos habían luchado por décadas y tratado la enfermedad tiroidea apenas en la superficie. Al sanarlos desde la base, centrándose en la raíz, la doctora Teitelbaum fue capaz de restaurar la salud de la glándula tiroides de forma sistemática y con éxito.

La enfermedad tiroidea puede tener un efecto devastador y agotador en nuestro funcionamiento diario y en nuestra calidad de vida. Así que, queridos lectores, tengo un único deseo para cada uno de ustedes: a medida que lean este libro y asimilen la experiencia de la doctora Teitelbaum para devolver el equilibrio a la tiroides, que su viaje sea de transformación, elevación y curación.

Agradezco y elogio sinceramente a la doctora Teitelbaum por su gran dedicación, humildad y sabiduría. Su misión es servir y sanar. En un mundo en el que los productos farmacéuticos son omnipresentes, ella ha demostrado una valentía inspiradora al volver a despertar la antigua ciencia del ayurveda y reconocer su verdadero valor. Es una auténtica pionera en restituir la verdadera sanación a sus raíces y devolvernos la armonía y la salud. Por ello, todos deberíamos estarle agradecidos.

Namaste y *Om Shanti*,
Anjali Grover, M.D.

La doctora Anjali Grover es endocrinóloga especializada en el tratamiento de diátesis, trastornos tiroideos y otros trastornos y deficiencias hormonales. Obtuvo su licenciatura en Economía de Barnard College/Columbia University y su doctorado en Medicina en el Stony Brook University Medical Center. La doctora Grover completó su residencia en medicina interna en el NYU Langone Medical Center y su especialización en el Brigham and Women's Hospital y en la Facultad de Medicina de Harvard. Trabajó como endocrinóloga clínica en el NYU Medical Center durante varios años y actualmente trabaja en el Hackensack Meridian Health Mountainside Medical Group. Le encanta establecer relaciones con sus pacientes y esforzarse por incorporar prácticas de meditación en la salud y sanación.

Agradecimientos

Escribir este libro ha sido muy gratificante, ya que ha reforzado mi amor por el ayurveda y por todas las personas que han dado sentido a mi vida, empezando por mis amados padres, que siempre apoyaron todo lo que quise hacer; desearía de todo corazón que pudieran estar aquí para celebrar la publicación de mi libro. Mis hijos, Eric y Carly, son la alegría de mi vida y consultores de confianza cuando la tecnología me falla o yo le fallo. Mi esposo, Larry, no solo es mi mejor amigo, sino también un sagaz lector que empleó sus años de experiencia editorial para perfeccionar mi manuscrito. Por supuesto, debo agradecer a muchos otros por la inspiración y la realización de este libro: quiero dar las gracias a mis colegas y pacientes que me animaron a compartir mis conocimientos en un libro, así como a mis asistentes de oficina, Ann Keys y Barb Haslam, que han atendido sin descanso, y durante muchos años, los teléfonos que no paraban de sonar, desempaquetado una caja tras otra de hierbas y, en general, mantenido mi consultorio funcionando sin problemas. También quiero dar las gracias a mi agente, Anne Marie O'Farrell, que me guió con pericia a través del proceso de publicación, que era un misterio para mí, y a mi editorial, Inner Traditions. Este es mi primer libro, y la verdad es que no podría estar más contenta con mi colaboración, que ha estado marcada por el profesionalismo y la cortesía. Espero de corazón que el libro resulte instructivo para los lectores en su viaje hacia una salud radiante y duradera.

Prefacio

A principios de la década de 1960, una época de gran efervescencia, el físico-filósofo Thomas Kuhn escribió un influyente libro titulado *La estructura de las revoluciones científicas*. El libro recorrió la comunidad científica y creó olas y oposición a su paso. En él sostenía que el progreso no siempre avanza en línea recta, sino que está sujeto a cambios periódicos de paradigma que desafían la sabiduría convencional. Ahora nos encontramos en un momento así.

Es una época de giros y cambios. En los años transcurridos desde la publicación del libro de Kuhn, muchos pacientes se han dado cuenta de las lagunas y los problemas de la medicina moderna. Después de todo, cuando la tercera causa de muerte en Estados Unidos es la hospitalización, es hora de hacer un examen de conciencia y un esfuerzo concertado para evitarla. Las versiones occidentalizadas y aceleradas de la medicina holística aparecieron con modelos nuevos y mejorados basados en supuestos tratamientos "naturales". Pero a menudo se quedaban cortos, ofreciendo un facsímil de la medicina moderna que sustituía los fármacos por vitaminas y minerales sintéticos, mientras que en ocasiones se centraba en el tratamiento de los síntomas. De hecho, ha llegado el momento de reevaluar los viejos modelos.

Hace su entrada el nuevo ayurveda.

Irónicamente, resulta que hoy el nuevo paradigma que Kuhn pregonaba concuerda con la antigua práctica de la medicina herbal india. El nuevo ayurveda se basa en principios eternos para tratar la(s) causa(s) subyacente(s) de la enfermedad, tiene en cuenta nuestros males modernos, desarrolla una serie de nuevos protocolos y cumple la promesa de la medicina personalizada de la que tanto hemos oído hablar.

Echemos un vistazo a las trampas de la medicina moderna y supuestamente holística a través de los ojos de dos de mis pacientes.

Elizabeth y Megan, gemelas nacidas hace trece años, fueron traídas felizmente a este mundo por dos padres que las adoraban. Sus padres siguieron todos los consejos de su pediatra para garantizar una vida sana a sus preciosas niñas. Sin embargo, tras una ronda de vacunas a la edad de dos años, los padres notaron, para su angustia, que a las niñas se les caían mechones de cabello. Al principio, lo dejaron pasar con la esperanza de que se detendría por sí solo, pero al cabo de varias semanas, las niñas perdieron todo el pelo, incluidas las cejas y el vello corporal.

Los padres, desesperados, llevaron a las gemelas al pediatra, quien tras examinarlas las remitió al hospital infantil. Los médicos determinaron que las niñas habían heredado el hipotiroidismo de su madre, lo que explicaba la caída del cabello. De inmediato les administraron una hormona tiroidea y empezaron una tortuosa ronda de inyecciones de esteroides en el cuero cabelludo, que las dejó con temor permanente hacia los médicos y, lo que es peor, calvas.

Sus médicos animaron a los padres a llevar a sus hijas a un grupo de apoyo, que se reunía una vez al año en distintas partes del país, para que las niñas crecieran sabiendo que había otras personas que sufrían un destino similar. En una de estas reuniones oyeron hablar de un reputado médico holístico que realizaba exhaustivos análisis de sangre y, como es natural, recetaba numerosos nutracéuticos a los pacientes de tiroides, entre ellos multivitaminas, minerales, L-glutamina, glutatión, cúrcuma, vitamina D, coenzimas, ácido alfa lipoico, *ashwagandha* y complejo vitamínico B. Concertaron una cita con este médico y, tras la consulta inicial, se decidió que las niñas continuaran tomando la hormona tiroidea mientras seguían su nuevo programa de suplementos. Cuando nada cambió durante los dos años siguientes, la familia, que en un principio se mostró entusiasmada y esperanzada, estaba desanimada y desilusionada. El diluvio diario de pastillas les causaba náuseas a las niñas. Fue entonces cuando llegaron a mi consulta de ayurveda.

Después de haber tratado muchos miles de casos de tiroides, sabía que sus médicos habían adoptado un enfoque equivocado al centrarse únicamente en la insuficiencia de la tiroides y no hacer nada para corregir el ataque del sistema inmunológico a la glándula. También sabía que la hormona tiroidea que les habían recetado a las niñas estaba haciendo más mal que bien, ya que, al administrárselas, sin darse cuenta, estaban anulando la necesidad de las niñas de producir su propia hormona.

El naturópata al menos intentó arreglar sus sistemas inmunológicos, pero su error fue que les recetó algunos nutracéuticos sintéticos, que, al igual que los productos farmacéuticos, pueden provocar numerosos efectos secundarios. El otro problema del protocolo que prescribió fue que contenía demasiados comprimidos para tomar por vía oral, sin prestar atención al hígado, que tendría que procesar todos estos remedios, lo que perturbaría su función y crearía así una respuesta autoinmune aún más fuerte (hablaremos mucho sobre esto más adelante).

Dado que la medicación farmacéutica está fuera del alcance de mi consulta, les dije a los padres que dependía de ellos decidir si querían reducir la dosis de la hormona tiroidea de las niñas al comenzar el protocolo ayurvédico que diseñé para ellas. A lo largo de las siguientes semanas y meses, la dosis se redujo y finalmente se suspendió, ya que cambiamos nuestro énfasis a la solución de las razones por las que su sistema inmunológico estaba forzado hasta el punto de que estaba atacando su glándula tiroides, lo que hacía imposible que la glándula funcionara, y causaba su calvicie.

Nuestro enfoque consistió en utilizar remedios naturales a base de hierbas, alimentos y especias para volver a poner en marcha el sistema inmunológico y permitirle detener sus incesantes ataques a la glándula tiroides. Luego apoyamos a la glándula para ayudarla a sanar por sí misma, sin depender de la hormona. Además, se hizo todo lo posible para mantener los medicamentos orales al mínimo, mediante otros sistemas de administración para las hierbas: a través de la aplicación transdérmica, diluciones homeopáticas de las hierbas en agua para ser sorbidas poco a poco durante todo el día, así como el uso de tés muy diluidos, con el fin de no sobrecargar el hígado.

Sin prisa pero sin pausa, mechones de cabello empezaron a crecer, mes tras mes, hasta que ambas recuperaron toda su cabellera castaña y brillante, que también habían heredado de su madre. Además, al restablecer la salud y el equilibrio de su sistema inmunológico, que se había visto alterado por demasiadas vacunas a la vez, dejaron de ser sensibles al gluten, lácteos y otros alimentos. Mejor aún, los padres sabían que abordar todos estos problemas a una edad temprana ayudaría a proteger a las niñas contra el desarrollo de otras enfermedades autoinmunes, como la fibromialgia y el lupus, más adelante en la vida.

Escribo este libro por Elizabeth y Megan y por miles de pacientes que se encuentran en situaciones similares.

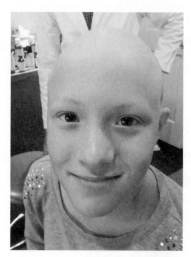
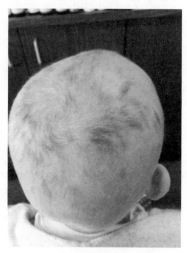

Chequeo de Elizabeth a los tres meses

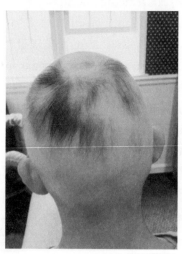
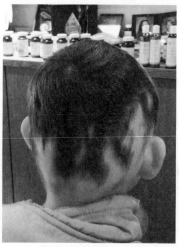

Chequeo de Elizabeth a los seis meses

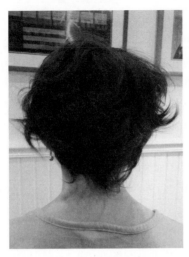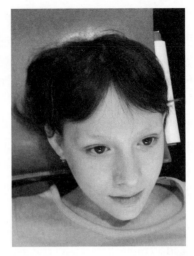

Chequeo de Elizabeth al año

Sabemos que Estados Unidos es víctima de una epidemia de mala salud que lleva a la gente y a los médicos a la desesperación. La letanía es conocida: cáncer, cardiopatías, enfermedades autoinmunes y trastornos digestivos, estos dos últimos a menudo juntos. ¿Cómo podemos estar tan enfermos en uno de los países con la tecnología más avanzada del mundo, con equipos de diagnóstico superiores, medicamentos milagrosos y prestigiosas instituciones médicas? Nos encontramos en un punto en el que tanto la medicina alopática como la holística necesitan el cambio de paradigma sugerido por Kuhn, ya sea en el tratamiento de la enfermedad tiroidea o en cualquier otro trastorno.

Los médicos alopáticos fueron capacitados para buscar y tratar la enfermedad con una serie de fármacos cargados de efectos secundarios que solo tratan los síntomas y alteran la ecología de nuestro cuerpo. Sin tener la culpa, no cuentan con ningún método para detectar los desequilibrios subyacentes desde el principio, antes de que aparezca la enfermedad, cuando son mucho más fáciles de tratar.

La medicina holística está en pañales en Estados Unidos y, como ocurre con cualquier disciplina nueva, está sujeta a mucha experimentación. Es comprensible e inevitable que se cometan errores. Los médicos holísticos van por buen camino con su uso de alternativas naturales a los medicamentos farmacéuticos, pero allí radica el problema: además de utilizar diversas hierbas y alimentos para la curación, muchos también incorporan el uso de numerosas vitaminas sintéticas, minerales, aminoácidos, etcétera. Si se examinan con más detenimiento, estos llamados productos naturales, a menudo clasificados bajo la categoría de nutracéuticos, son casi tan problemáticos como los fármacos, ya que se fabrican en un laboratorio divorciados de la naturaleza. Al igual que los fármacos, surten efecto, pero ¿a qué precio? Aunque estos remedios pueden reducir algunos síntomas, con demasiada frecuencia los pacientes se enferman con el tiempo por tomar esta versión artificial de vitaminas en dosis mucho más elevadas que las naturales que se encuentran en los alimentos. El cuerpo reconoce estos suplementos sintéticos como toxinas, lo que hace que los riñones y el hígado trabajen horas extras para librar al cuerpo de estas sustancias químicas. Por lo tanto, si vamos a presentar una alternativa natural a la medicina alopática, entonces el tratamiento tiene que consistir en remedios que se cultiven **en la naturaleza.**

No solo eso: hay que tener en cuenta la carga que supone para el hígado ingerir tantos suplementos, aunque algunos sean naturales y a base de plantas. La función del hígado es procesar todo lo que ingerimos, por lo que no hay que abrumarlo con tantas pastillas y brebajes. "¿Cuánto puede soportar el hígado?", recuerdo haber oído una y otra vez cuando Vaidya Mishra y yo examinábamos a pacientes que nos mostraban la larga lista de suplementos (tanto sintéticos como naturales) que estaban tomando.

Este libro le presentará una verdadera alternativa, la medicina alternativa: el ayurveda.

El ayurveda es un sistema tradicional de medicina herbal proveniente de la India, con 5.000 años de antigüedad. Mucho antes de Hipócrates, los antiguos videntes indios desarrollaron un sistema integral de sanación que abordaba los desequilibrios y las causas profundas de esos desequilibrios con el objetivo de prevenir la enfermedad cuando fuera posible y revertirla cuando no lo fuera.

Como quiropráctica de formación, empecé a interesarme por el ayurveda hace unos treinta años, cuando decidí estudiar las hierbas para ayudar a mis pacientes a superar problemas de salud difíciles de resolver. En poco tiempo descubrí que las hierbas indígenas americanas yacían en barbecho en los campos, sin descubrir, y eran desconocidas por las masas. Estados Unidos, un país joven, nunca tuvo la oportunidad de desarrollar una farmacopea herbal a gran escala y, como resultado, había pocos expertos en hierbas con los que estudiar.

Seguí estudiando con varios nutricionistas de todo el país y aprendí a utilizar nutracéuticos; probé ese enfoque en los primeros años de mi consulta y sufrí profundos contratiempos junto con mis pacientes. Más decidida que nunca, recurrí al ayurveda, del que había oído hablar por mi contacto con la meditación y la cultura oriental. Con esta modalidad, encontré un atisbo de éxito: mis pacientes empezaron a mejorar. Pero el momento decisivo llegó en 1999, año en el que conocí a Vaidya Rama Kant Mishra, quien había llegado a Estados Unidos desde la India para desarrollar fórmulas ayurvédicas para la principal empresa de hierbas ayurvédicas del país. Fue así que empecé a estudiar con él.

El doctor Mishra ocupaba un lugar exaltado en el panteón ayurvédico, ya que descendía de una línea de "Raj Vaidyas", o médicos ayurvédicos que tenían la distinción de ser elegidos para tratar a la realeza de la India; y ahora me estaba educando a mí. Durante los siguientes diecisiete años, el doctor Mishra se sentó a mi lado mientras atendíamos a cientos de pacientes, y me enseñó minuciosamente a utilizar quinientas fórmulas a base de hierbas para tratar todas las enfermedades y afecciones imaginables.

Pero hizo mucho más que eso: mi consultorio se convirtió en su laboratorio, por así decirlo. El doctor Mishra pronto descubrió que los pacientes estadounidenses eran incapaces de metabolizar muchas de las hierbas que él utilizaba en la India, no podían tolerar las técnicas de limpieza recomendadas en los textos antiguos y padecían distintas enfermedades modernas que no se mencionaban en los textos antiguos, como la fibromialgia y muchas otras. Además, muchos presentaban fisiologías muy delicadas derivadas del uso excesivo de fármacos y la ingestión de alimentos procesados. Así que, junto conmigo, el doctor Mishra adaptó y reorientó la práctica tradicional a lo que hoy llamamos el nuevo ayurveda, combinando la sabiduría de los videntes con la investigación moderna.

En comparación con la práctica tradicional, el nuevo ayurveda incorpora algunas de las innovaciones clave del doctor Mishra.

Sus remedios requieren solo una pizca o dos de hierbas en un litro de agua hervida, en vez de la típica cucharadita por taza de agua hervida. Todo lo que ingerimos pasa por el hígado; sin embargo, el hígado estadounidense tiende a estar tan abrumado por el exceso de productos farmacéuticos, nutracéuticos y alimentos procesados que muchas veces no tolera dosis normales de hierbas.

Introdujo el uso de cremas transdérmicas a base de hierbas, que ingresan directamente a la sangre a través de la piel, con lo que evita el hígado y le da un descanso muy necesario.

El doctor Mishra también desarrolló un proceso especial mediante el cual se extrae la energía pránica de la hierba, al filtrar la hierba física en bruto e infundir solo su vibración o inteligencia en un jarabe de calabaza orgánica. Debido a que estas gotas de néctar glicérido resultantes no contienen moléculas físicas de la hierba, no hay hierba cruda que atacar y oxidar por el hígado reactivo caliente. Sin embargo, al mismo tiempo, el sistema celular, los órganos y las glándulas pueden disfrutar de los mismos beneficios de la hierba física si esta estuviera presente. Tenga en cuenta que es la energía pránica la que produce los efectos sobre la fisiología; por lo tanto, mediante la incorporación de este ingenioso sistema, numerosas hierbas se pueden dar por gotas tomadas en un litro de agua que se sorbe poco a poco durante todo el día, con lo que se evita el estrés extremo para el hígado que viene de la ingestión de hierbas, vitaminas, minerales, aminoácidos, enzimas, productos farmacéuticos, y así sucesivamente.

El doctor Mishra adaptó el masaje diario con aceite (una práctica ayurvédica habitual para eliminar toxinas, lubricar las articulaciones y ralentizar el proceso de envejecimiento) para el nuevo ayurveda: en este, el aceite de sésamo tradicional se sustituye por aceite de oliva o de almendras en los meses más fríos para las personas de piel clara. Descubrimos que los pacientes de piel clara no podían soportar el aceite de sésamo más pesado que se utilizaba en los pacientes indios: el aceite se asentaba en la piel, no se absorbía y creaba demasiado calor en el cuerpo, ya que este se considera un aceite que calienta. También recomendamos el uso de aceite de coco en los meses de verano, sin importar si tiene la piel clara u oscura, ya que el aceite de coco, un aceite fresco, puede apaciguar los efectos del calor en nuestro cuerpo a medida que se acumula a lo largo de los meses de verano.

Las técnicas de limpieza recomendadas en los textos antiguos se actualizaron para dar cabida a las toxinas modernas que aquellos médicos de antaño no podían prever, como pesticidas, productos farmacéuticos, nutracéuticos y contaminación atmosférica.

Los antiguos médicos nos dieron los libros de texto de ayurveda para enseñar a los futuros médicos cómo tratar una amplia variedad de dolencias. Sin embargo, dijeron lo siguiente: dejarían los libros abiertos para que futuros médicos añadieran nuevos capítulos, porque no podían prever lo que ocurriría en el futuro. Y eso es precisamente lo que hizo Vaidya Mishra cuando vimos a los pacientes. Estos cambios representan las actualizaciones que él hizo para mantener el ayurveda relevante y efectivo en esta era moderna.

Una vez superados los diversos obstáculos de los primeros años, cientos de pacientes acudieron a nuestra consulta, procedentes de todo el mundo, y poco a poco recuperaron la salud. Informamos de nuestros hallazgos a numerosas asociaciones y clínicas ayurvédicas de todo el país. Nuestra reputación creció a medida que se corría la voz sobre el trabajo que estábamos haciendo. Después de las conferencias, la gente se me acercaba y me pedía que escribiera un libro, así que me he dedicado a recopilar todos los conocimientos que adquirí con mi mentor para compartirlos con pacientes, como Elizabeth y Megan, y con los médicos que deseen adoptar estos protocolos.

Me centro en la tiroides por una buena razón: en los últimos treinta años he atendido a más de noventa mil pacientes con todas las enfermedades imaginables, pero trato a más personas con afecciones tiroideas que con cualquier otra cosa. En un día normal, al menos la mitad de mis pacientes tienen algún tipo de disfunción tiroidea. Los factores estresantes de la vida moderna pueden debilitar la glándula tiroides, con consecuencias para toda la fisiología que pueden dar lugar a una amplia gama de enfermedades crónicas confusas.

Los antiguos que escribieron los libros sobre ayurveda advirtieron a los médicos: "Si lo único que haces es darle hierbas al paciente, eres un mal médico". Para tratar a los pacientes con eficacia, primero y ante todo, hay que diagnosticar el *hetu* subyacente, como ellos lo llamaban, refiriéndose a la causa subyacente del problema, o la **etiología**, como se llama hoy en día. A continuación, hay que enseñarles a los pacientes la dieta adecuada, la rutina diaria y las técnicas de limpieza para lograr cambios verdaderos y duraderos en su salud.

Existen numerosas razones por las que alguien puede desarrollar un problema de tiroides y estas variarán dependiendo del paciente. A través del diagnóstico por el pulso y las preguntas pertinentes, es posible descubrir las causas fundamentales, abordarlas y, a continuación, apoyar la tiroides. Sin llegar a la raíz del problema, el tratamiento de la tiroides está destinado a ofrecer resultados mínimos, si los hay.

Una cosa que he aprendido en estos últimos treinta años es que, sea cual sea la manifestación de la enfermedad, no es más que un síntoma de algún problema subyacente que hay que abordar. ¿El cáncer? Un síntoma. ¿Qué lo causó? ¿Artritis reumatoide? Un síntoma, pero hay que buscar la etiología. ¿Tiroiditis de Hashimoto? ¿Por qué el sistema inmunológico está fallando y atacando a la tiroides? Arréglelo y verá cómo se anima la tiroides.

Cuando se abordan las causas subyacentes, el paciente tendrá un gran éxito a la hora de superar una dolencia y recuperar una salud equilibrada. Por encima de todo, debemos resistir la tentación de tratar solo lo obvio; la causa suele estar muy lejos del síntoma. Este es el credo de este libro. Es un mensaje sencillo, pero a menudo se pasa por alto cuando la comunidad médica se esfuerza por ayudar a sus pacientes a recuperar la salud.

Escribo este libro con la certeza de que el antiguo arte del ayurveda es la medicina del futuro. En los últimos años, la Organización Mundial de la Salud (OMS) ha reconocido la eficacia del ayurveda y ha fomentado su investigación y estudio al observar su auge en Occidente. La OMS prevé un mercado mundial de hierbas medicinales de 5 mil millones de dólares en 2050. Un artículo de la revista *Journal of Ayurveda and Integrative Medicine* lo resume así: "Si [el ayurveda] se abre a la incorporación de los nuevos conocimientos emergentes en su corriente principal, siendo fiel a los fundamentos ayurvédicos, dará sin duda una gran oportunidad de abordar la mayoría de los problemas que han surgido con la llegada de nuevas enfermedades y cuestiones relacionadas con la atención sanitaria".

Ese es un reto que acepto de inmediato.

INTRODUCCIÓN
Sanación tradicional para una nueva era

Los problemas de tiroides están en su punto más alto. Más de 12 % de la población estadounidense padecerá una enfermedad tiroidea a lo largo de su vida, lo que equivale a unos 20 millones de estadounidenses con algún tipo de enfermedad tiroidea, de los cuales hasta 60 % desconoce que la padece. La tiroiditis de Hashimoto afecta a 14 millones de personas en Estados Unidos, por lo que no solo es la forma más común de tiroiditis, sino también la enfermedad autoinmune más común en el país. Esta glándula tan vulnerable es extremadamente sensible a todos y cada uno de los factores estresantes: radiación, sustancias químicas, infecciones y estrés mental, emocional y físico. ¿Es de extrañar que los problemas de tiroides se estén disparando? A los estadounidenses les encanta aprender todo lo posible sobre sus problemas de salud: leen sin cesar sobre todas y cada una de las enfermedades en internet, y buscan cualquier cosa que pueda aliviar sus síntomas. El problema es que la gente busca consejos en un país sin una auténtica tradición de curación holística.

El ayurveda es el sistema de salud tradicional más antiguo y, sin embargo, de más rápido crecimiento en el mundo, sobre todo en Estados Unidos, donde estamos sedientos de formas más naturales de sanación. Nuestros modernos médicos alopáticos y muchos médicos holísticos harían bien en explorar lo que estos antiguos sanadores tenían que decir sobre la salud y adaptarlo para complementar, enriquecer y ampliar nuestros sistemas sanitarios, que de otro modo estarían incompletos. Y eso es lo que pretendo hacer con este libro: discutir la información y la investigación más actualizadas del mal funcionamiento de la tiroides y, al mismo tiempo, mostrarle cómo tratar estos problemas utilizando métodos probados por el tiempo y explicados con gran detalle hace miles de años.

En primer lugar, aprenderá los fundamentos del ayurveda, que le darán perspectiva a medida que lea sobre la función de la glándula tiroides y los numerosos factores que afectan su actividad normal. Investigaremos dos perspectivas opuestas sobre el desarrollo del mal funcionamiento de la tiroides: una discusión, basada en la antigua sabiduría ayurvédica, rara vez mencionará la glándula tiroides y se centrará más en las influencias subyacentes que crean el problema de la tiroides en primer lugar; la glándula se verá más como una víctima de estas perturbaciones subyacentes. La segunda manera (más moderna y quizás algo superficial) de explicar una afección tiroidea es considerar el problema como eso: un problema con la glándula tiroides, ignorando las fuerzas que constantemente tiran de esta asediada glándula, lo que le impide funcionar con normalidad.

Permítame explicarme: los antiguos hablaban de principios naturales que rigen todas las funciones de nuestro cuerpo. Si no se aborda a tiempo, la alteración de estos factores gobernantes básicos puede convertirse en una enfermedad en toda regla. Estos principios recibieron los nombres de *vata*, *pitta* y *kapha*.

Vata se describe como el elemento del espacio y el aire, que encarna la rapidez, ligereza, sequedad, aspereza y movimiento. *Pitta* se considera el elemento ardiente, que transforma o "quema" los alimentos tras su ingestión. También se considera el elemento que digiere y transforma nuestros pensamientos y emociones. *Kapha*, el último elemento, representa la tierra y el agua. Este elemento más pesado lubrica el cuerpo (el cerebro y la médula espinal, las articulaciones y el estómago) protegiendo estas zonas del fuego de *pitta* y los efectos desecantes de *vata*. Debido a su naturaleza viscosa, permite una digestión lenta y estable y una personalidad amable y relajada. *Kapha* puede equilibrar el exceso de *vata* o *pitta*, con lo que calma los efectos de la rapidez o hiperactividad de *vata* y suaviza los efectos de la hiperacidez en el cuerpo cuando *pitta* se descontrola.

Al leer, asimilar y entender los conceptos de este libro de cómo funciona la tiroides y qué hacer cuando esta no funciona bien, regresamos a los conocimientos más profundos presentados en los textos antiguos que nos reiteran que, si bien existe una complicación con la glándula tiroides, el problema de raíz es que se ha permitido que los elementos de *vata*, *pitta* y *kapha* se desequilibren y causen estragos en el cuerpo. Hasta que aprenda a corregir estos desequilibrios, seguirá sintiendo frustración y teniendo propensión por los problemas de tiroides, que son, en realidad, síntomas de un cuadro mucho más amplio.

El ayurveda sentó las bases de la medicina moderna. Los primeros médicos formularon las distintas disciplinas de la medicina y describieron las primeras técnicas quirúrgicas. Esos conocimientos se extendieron desde la cultura védica hasta Indonesia, infiltrándose en las tradiciones curativas del Tíbet, Sri Lanka, Myanmar y otros países budistas influidos por la medicina china. Con el tiempo, los antiguos griegos tomaron prestada esta filosofía y rebautizaron *vata*, *pitta* y *kapha* como aire, bilis y flema, respectivamente. Las facultades de medicina occidentales siguieron su ejemplo y continuaron insistiendo en la importancia del equilibrio del organismo hasta que perdieron de vista esta idea. A finales del siglo XIX, la atención sanitaria empezó a centrarse más en los síntomas creados por el mal funcionamiento de estos tres "humores", como se les llamaba, dividiendo el cuerpo en sistemas de órganos y glándulas y estados de enfermedad asociados. La atención se desplazó aún más a medida que se desarrollaban los fármacos, hasta el punto de que la medicina moderna actual se centra exclusivamente en el diagnóstico y tratamiento de la enfermedad y en qué fármacos tomar para suprimir los síntomas de esa enfermedad en concreto.

El objetivo de este libro es regresar a los albores de la creación de la medicina, a una época en la que el cuerpo se veía como un todo, no dividido para el estudio de la enfermedad. Hablaremos de las afecciones tiroideas, desde el hipotiroidismo subclínico, a menudo pasado por alto, hasta el hipotiroidismo diagnosticable y la enfermedad autoinmune de Hashimoto, que son los problemas tiroideos más comunes, siempre con la vista puesta en la comprensión más profunda de las causas de estos problemas. Una vez que hayamos evaluado las diversas razones por las que la glándula tiroides funciona mal, entonces podremos pensar en cómo solucionarlas, y aprender las pautas dietéticas ayurvédicas, la rutina diaria correcta y los protocolos de limpieza, así como los tratamientos a base de hierbas. Concluiremos con remedios herbales para todos los males producto de una glándula tiroides débil, entre ellos depresión, aumento de peso, caída del cabello, estreñimiento, colesterol alto, confusión mental, insomnio, arritmias cardíacas, progesterona baja, sangrado menstrual abundante o entre ciclos, y más.

Nuestro país carece de un conocimiento profundo de la sanación tradicional. Nunca recibimos la guía de sabios antepasados que nos enseñaran a utilizar nuestros cientos de hierbas para curarnos. Nunca hemos desarrollado una comprensión sólida de lo que constituye una buena dieta y, en su lugar, hemos desarrollado un gusto por los alimentos procesados y poco nutritivos. Nadie nos enseñó a eliminar las impurezas de nuestro cuerpo, a identificar los desequilibrios ni a cultivar nuestras conexiones energéticas con el mundo para mantenernos en armonía física, mental y espiritual. Todas estas cuestiones se abordarán para que obtenga un conocimiento profundo de cómo cuidar de sí mismo y de su familia.

Si usted es como los innumerables pacientes que he visto a lo largo de los años, está casi totalmente a oscuras con respecto a su salud, atrapado en un pantano de consejos dietéticos contradictorios: alguien le recomienda comer solo carne y verduras, otra persona le sugiere que adopte una dieta vegana, y otra voz aconseja solo alimentos crudos, o que tal vez debería seguir la dieta paleo o baja en FODMAP o no consumir gluten, lácteos ni soya. ¿Qué le queda por comer? Lee sobre varias depuraciones y piensa que suenan difíciles, si no extravagantes, y se queda con la sensación de que puede que no sean adecuadas para usted, ¡y con razón! Oye hablar de las últimas tendencias, que van y vienen, y se pregunta: si eran tan buenas, ¿por qué desaparecieron?

La mayoría de nosotros nos sentimos desconcertados o somos escépticos ante todos los consejos de salud contradictorios que existen hoy en día, pero al mismo tiempo tenemos la sensación de que, en algún lugar de nuestro interior, debe haber alguna verdad unificadora, algunos principios universales que nos enseñen a alcanzar y mantener una salud óptima. Si esta descripción se aplica a su caso, las páginas que siguen pueden aportarle una sensación de alivio al empaparle de conocimientos sólidos que se enorgullecen de llegar a la raíz del problema sin depender de modas pasajeras que se desvanecen a medida que se publican nuevas investigaciones.

Según mi experiencia, si se educa a los pacientes sobre el funcionamiento de su cuerpo y por qué enfermaron en primer lugar, desarrollarán una mejor comprensión de sus protocolos de tratamiento y, al final, tendrán una idea clara de lo que están tratando de lograr y cómo conseguir un buen resultado. Mi objetivo en este libro es ayudarle a usted, lector, a rastrear los orígenes de su enfermedad. Para que este trabajo tenga éxito, debe renunciar a las ideas preconcebidas sobre su salud. Mantenga una perspectiva sobre su enfermedad: sí, tiene síntomas tiroideos en toda regla, pero ¿por qué? ¿Y qué puede hacer al respecto? Usted debe entender que el cuidado de su glándula tiroides implica algo más que tomar una pastilla, bien sea un medicamento recetado, un nutracéutico o una hierba ayurvédica. La atención médica adecuada es holística y abarca una serie de remedios, técnicas de sanación y la práctica de un estilo de vida saludable, y se centra, sobre todo, en el equilibrio y la armonía. En muchos aspectos, la salud es un mosaico en constante evolución. Este libro puede ayudarle a descubrir cómo hacer que su cuerpo vuelva a funcionar en armonía, siempre con la vista puesta en los principios más profundos que causaron la enfermedad.

Por último, no se preocupe: la información es básica, fácil de entender y de aplicar. Una cosa que he oído una y otra vez de mis pacientes es que el enfoque del nuevo ayurveda tiene sentido y es sólido. Y aunque el conocimiento proviene de la India, no significa que tenga que adoptar una dieta india o superponer rituales religiosos hindúes a sus propios valores espirituales. La información contenida en el ayurveda es válida para todas las culturas y todos los pueblos, en cualquier época.

Los antiguos videntes decían que el conocimiento intemporal del ayurveda está presente y vibra en todas las células de nuestro cuerpo; es inherente y ya conocido. A medida que lea este libro, se encontrará diciendo: "Sí, dentro de mí yo ya lo sabía". Y eso es lo que me dicen mis pacientes: tuvieron la llave de una salud radiante todo el tiempo, solo necesitaban que alguien les mostrara cómo abrir la puerta. Así que veamos ahora cómo aplicar esta ciencia milenaria a su salud, haciendo especial hincapié en la glándula tiroides.

I

¿Qué es ayurveda?

La naturaleza es el médico de las enfermedades.

HIPÓCRATES

La primera conferencia sobre salud holística en Estados Unidos se inauguró con bombos y platillos en 1975. Tuvo lugar en California, como tantas otras innovaciones, donde reunió a 150 de las mentes más brillantes de este campo emergente y dio lugar a una oleada de organizaciones de salud holística. Por fin se reconocía la medicina alternativa, un desafío implícito a la ortodoxia médica que se había arraigado en la civilización occidental.

El único problema es que llegó miles de años tarde. Al otro lado del mundo, en la India, los videntes ya celebraban sus reuniones en el año 3000 a. C. y crearon un elegante sistema de atención sanitaria que hacía hincapié en la prevención, trataba las causas subyacentes de la enfermedad y ofrecía textos de apoyo con protocolos precisos que eran a la vez visionarios y pertinentes.

En aquella época, nadie hablaba mucho de medicina "holística" porque no existía tal cosa. Toda la medicina era intrínsecamente holística y nada de ello se consideraba "alternativo"; no era más que medicina.

Piénselo: el ayurveda precede a Jesús y a Buda. Es el producto de videntes iluminados que vivían en una sociedad agraria e intuyeron un sistema avanzado de medicina; describieron trescientos procedimientos quirúrgicos; crearon textos sobre psiquiatría, obstetricia y toxicología; y desarrollaron un programa de formación de siete años para curanderos mucho antes de que se concibiera la escuela de medicina moderna.

Resulta sorprendente que todo esto haya surgido de sus fértiles mentes miles de años antes de la invención del microscopio o de la adopción del análisis de sangre como herramienta de diagnóstico fiable. Según los relatos históricos, los antiguos *rishis* conocieron el sistema del ayurveda a través del contacto directo con la naturaleza mientras meditaban; luego se convirtió en una tradición oral transmitida de generación en generación. Se dice que el ayurveda es un conocimiento basado en la verdad, inmutable, intemporal y eterno, en contraste con la medicina moderna, que se basa en los vientos cambiantes de la investigación empírica. Tenga en cuenta que el ayurveda tampoco es estático; se adapta a la nueva información, pero se ciñe a sus principios básicos.

Los orígenes del ayurveda están rodeados de misterio. Nadie sabe con certeza cuándo se escribieron los primeros textos ayurvédicos, llamados *shastras*, aunque la mayoría de los expertos apuntan al año 1000 a. C. Estas obras fundacionales incluyen varios libros, como el *Charaka Samhita*, el *Sushruta Samhita* y el *Bhagavata Purana*, que presentan los conceptos ayurvédicos en *sutras*, "hilos" de conocimiento.

El propio nombre *ayurveda* nos da pistas sobre la naturaleza del sistema. *Veda* significa "ciencia", una ciencia basada en *siddhantas*, principios fundamentales inmutables. *Veda* se refiere al conocimiento guiado; no es solo una teoría, sino un mapa para obtener beneficios prácticos de las enseñanzas.

¿Qué es el *ayu*? Bhava Mishra, antepasado en el siglo XVI de mi maestro, el doctor Rama Kant Mishra, compiló un texto llamado *Bhava Prakasha* en el que escribió que *ayu* significa "vida", específicamente, lo que es bueno y malo para la vida en términos de dieta, naturaleza, comportamiento o estación.

El *Charaka Samhita* describe el *ayu* en el *sutra deha prana samyoge ayuh*, "prana como la fuerza vital". En otras palabras, a medida que la recepción, el flujo y el uso del prana se reducen en el cuerpo, en el sistema celular o en un órgano o glándula específicos, esa zona se ve comprometida, lo que provoca un aumento de la inflamación y el fallo gradual del sistema inmunológico. Así es como la enfermedad se arraiga y progresa.

¿QUÉ ES EL PRANA?

Puesto que la buena salud depende del flujo equilibrado del prana en el cuerpo, es importante entender su definición. El prana se encuentra en los alimentos que comemos, aire que respiramos, agua que bebemos y hierbas que ingerimos. El prana es esa vibración de la naturaleza que aporta inteligencia a cada célula de nuestro cuerpo. En este orden celular profundo, todas las partes del cuerpo están en comunicación entre sí; el cuerpo realiza actividades altamente inteligentes en todo momento: produce hormonas cuando reconoce que están demasiado bajas; las células producen ATP (adenosina trifosfato) para obtener energía; se lleva a cabo el ciclo de Krebs; se producen neurotransmisores. ¿Cómo sabe el cuerpo hacer todo esto? El impulso inicial para realizar todas estas miles de funciones procede de esta vibración de la naturaleza, siempre que no la destruyamos.

Si ponemos cloro en el agua, matará el prana: el agua será menos "inteligente". Podemos filtrar el agua, pero no podemos devolver el prana a la vida, por eso no recomendamos beber agua del grifo ni agua filtrada, ni tampoco recomendamos beber agua que contenga vitaminas sintéticas o que esté "mejorada con electrolitos" para aumentar su pH. El agua que proviene de la tierra en un entorno prístino tendrá automáticamente un pH alcalino y la vibración vivificante de la naturaleza.

Del mismo modo, procesar los alimentos mata su prana. Los alimentos procesados han sido despojados de toda su naturaleza original, lo que los deja deficientes tanto en el aspecto nutricional como energético. Calentar los alimentos en un microondas superpone una vibración artificial sobre esos alimentos, lo que altera el prana y los deja sin vida. Congelarlos o enlatarlos también altera esta fuerza vital. Los antiguos llegaron a observar que, una vez cocinados, los alimentos solo conservaban su valor pránico durante cuatro horas y, por ello, se desaconsejaba comer las sobras.

Las hierbas ayurvédicas se recogen y procesan según estrictas normas establecidas en los *shastras* para mantener intacto su prana. Si este se altera de alguna manera debido a una mala manipulación, las hierbas no funcionarán tan bien, o no funcionarán en absoluto. Si llevamos este concepto más lejos, podemos ver por qué los productos farmacéuticos y nutracéuticos, que se fabrican en laboratorios y por lo tanto carecen de la energía vibratoria natural del prana, pueden estresar el cuerpo, incluso si también tienen efectos positivos. Cuando estas sustancias químicas no inteligentes se infiltran en el cuerpo, de inmediato se detectan como toxinas, haciendo que el hígado y los riñones trabajen más de la cuenta para procesarlas y eliminarlas del cuerpo.

Fíjese en lo felices que son las personas al aire libre, en la naturaleza, ya sea en la playa, de excursión por un sendero de montaña o simplemente disfrutando de un momento de tranquilidad en un parque. Allí, el aire fresco que respiran está lleno de prana, y con cada bocanada refuerzan su propio suministro de energía. Por el contrario, fíjese en lo estresadas o agotadas que lucen las personas cuando están confinadas en un entorno creado por el hombre, ya sea en su escritorio de oficina, caminando por una concurrida calle de la ciudad o incluso en el sofá frente al televisor. Allí, el valor pránico del aire se ve corrompido no solo por la contaminación química, sino también por los CEM (campos electromagnéticos) procedentes de computadoras, teléfonos celulares, redes wifi, líneas eléctricas, etcétera. Los CEM interfieren con la firma vibratoria del prana, lo que crea estragos en el cuerpo porque es de esta vibración primordial de donde surgen todas las células del cuerpo. Esta es la razón por la que la radiación puede causar mutaciones celulares y cánceres.

El aire, el agua y los alimentos carentes de prana pueden considerarse "tontos" o "muertos", pues han perdido su vibración inteligente. A largo plazo, si nuestros alimentos, aire y agua carecen de prana, nuestras células se vuelven tontas en sus funciones, y es así como se arraigan enfermedades graves como las autoinmunes y el cáncer. ¿Qué es el cáncer? Son células que han perdido el contacto con la naturaleza, células tontas que no recuerdan lo que deben hacer y, en su lugar, generan crecimientos y estructuras anormales.

Uno de los principios básicos de este libro es que todos debemos comer bien, beber agua pura, salir a la naturaleza y tomar solo aquellos suplementos que tengan buen prana para garantizar una salud excelente.

Los tres componentes del prana

El prana se compone de tres elementos: *soma, agni* y *marut*.

La fuente del *soma* es la luna. Es el componente de la energía pránica que refresca, nutre, estabiliza y da crecimiento.

La fuente del *agni* es el sol. Es el componente ardiente del prana y, como tal, la fuente de transformación, responsable de transformar el *soma*, la materia prima de la naturaleza, en las diversas partes y sistemas del cuerpo.

El *marut* es la energía que sale de los elementos espacio y aire. Es la semilla de los cinco elementos (espacio, aire, fuego, agua y tierra) y lo contiene todo: toda la inteligencia de la creación. El *marut* hace circular el *soma* dentro y fuera del cuerpo; es el componente dador de inteligencia de la energía pránica, responsable de la organización de los distintos sistemas del cuerpo. El *marut* determina cómo se transforma el *soma* en los distintos tejidos, neurotransmisores y hormonas, y cómo interactúa con todos estos elementos.

Por hacer una analogía: cuando cocinamos arroz, la llama es el *agni*, el arroz y el agua son el *soma*, el termostato es la modulación de la llama, y remover y mezclar el arroz con el agua es el *marut*.

¿CUÁLES SON LOS TRES DOSHAS?

Toda la creación surge de un campo silencioso de puro ser absoluto, inmanifestado e incognoscible, pero que contiene la semilla dentro de sí, la semilla de todo. Esta semilla se llama *swara*, que se transforma en el sonido primordial (*aum*); este es el origen a partir del cual se manifiesta toda la creación, una vibración sonora que crea la materia. Esta vibración se denomina *aditattwa*, y se manifiesta como el *tritattwa* (o las tres energías primordiales, conocidas como *soma, agni* y *marut*), que luego se expresa como los *panchamahabhutas*, que son espacio, aire, fuego, agua y tierra, conocidos como los cinco elementos. La vibración del *marut* se convierte en el elemento más físico del espacio y el aire, la vibración del *agni* se convierte en el elemento más físico del fuego, y la vibración del *soma* se convierte en la vibración más física del agua y la tierra. Nótese aquí que la creación de estos elementos va desde el más sutil, que es el espacio, hasta el elemento más sólido que es la tierra. Así es como toda la creación se despliega y manifiesta secuencialmente.

En resumen, el prana son los componentes cósmicos de *tritattwa*, que fluyen juntos en nuestros cuerpos y en toda la creación, manifestándose físicamente como los tres *doshas*: *vata*, *pitta* y *kapha*, que gobiernan todos los aspectos de nuestro cuerpo y mente. Así pues, los tres *doshas* son las manifestaciones físicas de la materia prima vibratoria que es el prana y demuestran cómo nuestros cuerpos físicos conectan con la vibración de la inteligencia cósmica.

Vata

Vata es el *dosha* en el que predomina el *marut*, que comprende los elementos de espacio y aire y que se relaciona con el movimiento, el cambio y la irregularidad. Se considera áspero, seco, frío, rápido, ligero y móvil; por lo tanto, controla todo el movimiento del cuerpo y la mente: el movimiento o circulación de la sangre, el movimiento de los pensamientos a través de la mente, el movimiento de los alimentos a través del tracto digestivo y así.

Las personas del tipo *vata* suelen ser delgadas y les cuesta mantener el peso debido a su inquietud predominante; son por naturaleza vivaces, entusiastas y creativas; tienen el cabello fino y rasgos delicados.

En desequilibrio, *vata* puede provocar manos y pies fríos. Las personas *vata* pueden sentirse ansiosas y dispersas, hablan y se mueven sin parar, lo que dificulta su concentración. Como su sistema nervioso no se calma, suelen dormir poco o sufrir de insomnio. El *vata* es áspero y seco, por lo que también pueden notar que el cabello, la piel y las uñas se muestran ásperos y secos. Es muy común que una persona *vata* se golpee los dedos, se tire del cabello y desarrolle todo tipo de tics. Debido al exceso de sequedad, sus articulaciones tienden a crujir, estas personas incluso pueden desarrollar el hábito de "sonarse" las articulaciones para aliviar la acumulación de aire en las cápsulas articulares. Pueden volverse olvidadizas, ya que los pensamientos entran y salen con rapidez. El vértigo, las piernas inquietas, el estreñimiento y el apetito irregular son otros síntomas comunes que pueden experimentar a lo largo de su vida.

Pitta

Pitta es el *dosha* en el que predomina el *agni*. Contiene los elementos fuego y agua y está relacionado con el metabolismo, la digestión y los procesos enzimáticos. Se considera caliente, agudo, penetrante, ligero, líquido, ácido y aceitoso. Es responsable de la visión, hambre, digestión y transformación de los alimentos, regulación del calor en el cuerpo y brillo del cutis.

Las personas del tipo *pitta* suelen ser de estatura media, con lunares o pecas, piel clara, rubias o pelirrojas, y de ojos azules. Pueden presentar canas antes de tiempo; también es frecuente la pérdida de densidad del cabello y la calvicie. Dado que el *pitta* rige la digestión, suelen tener un metabolismo fuerte, una buena digestión y un apetito saludable. Tienden a sudar en exceso y su temperatura corporal puede ser un poco alta, con manos y pies calientes. Debido a su tendencia al sobrecalentamiento, no toleran los días calurosos de verano ni demasiado calor en la habitación.

En caso de desequilibrio, el *pitta* puede provocar úlceras, reflujo ácido y exceso de calor en el organismo, que se manifiesta en forma de ira, sofocos, erupciones cutáneas y otras afecciones de la piel.

Kapha

Kapha, el *dosha* en el que predomina el *soma*, contiene los elementos tierra y agua y está relacionado con la estructura y el equilibrio de los fluidos. Es frío, húmedo, denso, pesado, aceitoso, lento, dulce y estable. *Kapha* ofrece estabilidad tanto a la estructura física como a la naturaleza psicológica.

Las personas del tipo *kapha* tienden a tener sobrepeso; sus cuerpos son terrosos y pesados, con una constitución y resistencia fuertes. Suelen tener el cabello muy grueso, oscuro y ondulado. La esclerótica de sus ojos suele ser muy blanca y grande. En la naturaleza, *kapha* representa los elementos de la lentitud, por lo que estas personas son lentas y metódicas, con un habla pausada y una mente tranquila, reflexiva y cariñosa.

Cuando está desequilibrado, el *kapha* puede causar letargo, tendencia a la obesidad, diabetes, retención de líquidos y congestión. Sus mentes estables, cuando están desequilibradas, pueden volverse resistentes al cambio y tienden a aferrarse al *status quo*, aunque las circunstancias ya no sean vitales o necesarias.

Equilibrando los doshas

Todos nacemos con los tres *doshas*, pero en proporciones diferentes. Algunas personas nacen con una gran cantidad de *vata* y menos de *pitta* y *kapha*, por lo que podemos llamarlas del "tipo *vata*". Otras pueden tener un mayor porcentaje de *vata* y *pitta* y mucho menos de *kapha*, por lo que las consideraríamos del "tipo *vata-pitta*". Las distintas combinaciones podrían ser:

Doshas puros

> *Vata*
>
> *Pitta*
>
> *Kapha*

Combinaciones de doshas

Vata-pitta	*Vata-kapha*
Pitta-vata	*Pitta-kapha*
Kapha-vata	*Kapha-pitta*

Equilibrio de todos los doshas

> *Vata-pitta-kapha*

El equilibrio de los tres *doshas* con el que se nace se considera nuestra *prakriti*, la naturaleza básica o constitución. Como es genética, la *prakriti* permanece constante durante toda la vida. Sin embargo, la manifestación de las energías dóshicas cambiará a medida que diversas influencias del entorno y otros factores estresantes desequilibren el cuerpo. Los desequilibrios a los que se aferra actualmente, que alteran los tres *doshas*, se consideran los *vikruti*.

La palabra *dosha* significa "lo que está desequilibrado" o "lo que forma parte del proceso de mantenimiento del cuerpo". Los *doshas* están siempre en acción dentro del cuerpo y la mente, y por su propia naturaleza se desequilibran con facilidad. Por ejemplo, cuando tenemos hambre, el *dosha pitta* se desequilibra: sentimos punzadas de hambre o sentimos mareos o debilidad. ¿La solución para equilibrar *pitta*? Comer. Cuando los *doshas* se desequilibran, por reflejo los volvemos a equilibrar comiendo, bebiendo, moviéndonos, descansando y siguiendo todas las rutinas normales del día.

Sin embargo, si no conseguimos recalibrar estos tres *doshas*, es decir, si no mantenemos una dieta adecuada, ejercicio y rutinas diarias, junto con una mente elevada y un buen camino espiritual, con el tiempo el desequilibrio crónico puede provocar enfermedades.

Para estar sano, es importante mantener el equilibrio entre los *doshas*. Así, por ejemplo, si usted es del tipo *vata*, para evitar que se agrave su naturaleza *vata*, debe aprender a ir más despacio, descansar adecuadamente, mantenerse abrigado, comer alimentos calientes, cocinados y untuosos, y resistir la tentación de acostarse tarde, trabajar o hacer ejercicio en exceso.

Las personas del tipo *pitta*, que tienen un fuerte fuego digestivo, necesitan comer a su hora, no saltarse ni retrasar las comidas y evitar los alimentos picantes, el café y el alcohol que podrían generarles más calor. Deben mantener el cuerpo fresco en verano, protegiendo la piel y los ojos de la luz solar excesiva.

Por el contrario, las personas del tipo *kapha* deben hacer más ejercicio, comer menos, levantarse temprano y empezar a moverse para evitar la monotonía, el letargo y la pereza.

LAS NUEVE ETAPAS DE LA ENFERMEDAD

La enfermedad se desarrolla en el organismo a través de nueve etapas: durante las dos primeras no se presentan síntomas; en las etapas tercera y cuarta podemos tener síntomas, pero no una enfermedad diagnosticable; en las etapas quinta y sexta la enfermedad es reconocible; y de la séptima a la novena etapa, la enfermedad se vuelve grave y potencialmente mortal.

El objetivo de la medicina debería ser diagnosticar y tratar las enfermedades en sus fases iniciales; sin embargo, los médicos modernos están entrenados para utilizar herramientas de diagnóstico que detectan la enfermedad solo cuando esta ha progresado a un nivel grave. Cada año atiendo a cientos de pacientes que se quejan amargamente de sus síntomas, que han visitado a médicos y se han sometido a pruebas diagnósticas, pero les dicen que no les pasa nada. Estos pacientes suelen encontrarse en las etapas tercera y cuarta, en las que los síntomas se manifiestan pero no se puede hacer un diagnóstico. Esto es cierto sobre todo en el caso de los trastornos tiroideos: puede tener todos los síntomas de una enfermedad tiroidea y, sin embargo, sus niveles hormonales aparecen dentro de los límites normales en los análisis de sangre. Por desgracia, una vez que la enfermedad tiroidea ha progresado hasta la quinta y sexta etapa, en las que puede diagnosticarse mediante análisis de sangre, el paciente ya ha sufrido daños. Sin embargo, incluso en ese momento todavía es posible reparar la glándula tiroides sin el uso de la intervención farmacéutica.

En contraste, los curanderos de la antigua India desarrollaron un sofisticado sistema de diagnóstico mediante el pulso para detectar los primeros indicios del proceso de una enfermedad, lo que resulta muy valioso tanto para los pacientes como para los médicos, ya que es mucho más fácil prevenir el desarrollo de una enfermedad que revertir una que ya está en marcha.

Echemos un vistazo a las nueve etapas, conocidas como *samprapti chakra*, o "rueda" de la patogénesis, continuando con el ejemplo del desequilibrio del *dosha pitta*, que en su manifestación más temprana se muestra simplemente como hambre. La siguiente explicación proviene del *Charaka Samhita*.

Primera etapa: acumulación o sanchaya

En esta primera etapa, si tenemos hambre y comemos, pacificamos la acumulación del *dosha pitta*.

Segunda etapa: agravación o prakopa

Sin embargo, si no comemos, el *dosha pitta* elevado se agrava. Si comemos en ese momento, todavía podemos pacificar este *dosha*.

Tercera etapa: propagación o prasara

Si no comemos, si nos saltamos y retrasamos las comidas de forma regular, el *dosha pitta* agravado empieza a propagarse para entrar en los *dhatus* (los tejidos) y los *malas* (productos de desecho).

Cuarta etapa: deposición o localización de toxinas o sthana samshraya

Si el desequilibrio del *pitta* continúa, las toxinas se depositan o localizan en los *dhatus* y los *malas*. En las etapas tercera y cuarta, el paciente empezará a manifestar síntomas, como ardor de estómago, sensación de ardor al orinar o picor rectal.

Quinta etapa: manifestación o vyakti

En la quinta fase de la patogénesis, el *dosha* agravado se manifiesta como bloqueos en los canales físicos y en los espacios entre las células y los tejidos, lo que perturba el flujo, la distribución, la transformación y la entrega del prana.

Sexta etapa: diferenciación de la enfermedad o bheda

En esta etapa vemos destrucción en los órganos y sistemas del cuerpo, con cambios estructurales en la fisiología. En el caso de *pitta* agravado, el *dosha pitta* podría invadir la pared del estómago y crear una úlcera gástrica que empezará a sangrar o lo perforará.

Séptima, octava y novena etapa: deformidad, síntomas finales y complicaciones de la enfermedad o virupaka, rogalakshana y paribhaashaa, y kledu

A partir de aquí, el *dosha* desequilibrado continúa causando estragos en la fisiología, provocando diferentes tipos de deformidad (etapa 7), los síntomas finales (etapa 8) y las complicaciones (etapa 9) de esa enfermedad. En nuestro ejemplo de *pitta* agravado, quizás esa úlcera perforada o sangrante se convierta ahora en peritonitis, una infección potencialmente mortal de la pared abdominal, o en un cáncer gástrico que hace metástasis en otros órganos y sistemas.

LOS SIETE DHATUS (TEJIDOS)

Cuando ingerimos alimentos, estos pasan por el tubo digestivo y son absorbidos por el torrente sanguíneo. Desde allí, se abren paso poco a poco a través de los *dhatus*, o siete tejidos

1. Plasma sanguíneo (*rasa*)
2. Sangre (*rakta*)
3. Músculo (*mamsa*)
4. Grasa (*meda*)
5. Hueso (*asthi*)
6. Médula ósea (*majja*)
7. Fluidos reproductivos (*shukra*)

Esta secuencia es importante por muchas razones. En primer lugar, cada tejido se transforma en el siguiente, lo que significa que el tejido anterior debe estar bien nutrido para que el siguiente se desarrolle a plenitud y sea fuerte. Así, por ejemplo, si sigue una dieta muy baja en grasas, no solo su tejido adiposo estará desnutrido, sino que su tejido óseo también sufrirá, ya que el adiposo proporciona las materias primas para la formación del óseo. Este será un factor importante a tener en cuenta cuando hablemos de dos de los síntomas del hipotiroidismo: la caída del cabello y la osteoporosis. La salud y el crecimiento del cabello dependen de la nutrición del tejido óseo; de hecho, la caída del cabello es un síntoma de debilidad de los huesos, y para que el tejido óseo se nutra es necesario que la dieta contenga una gran cantidad de grasas de buena calidad (más adelante hablaremos de ello).

Cuando las toxinas entran en el cuerpo, tienden a querer recorrer la misma ruta, empezando en el plasma sanguíneo y pasando poco a poco a los seis tejidos siguientes. Cuando las toxinas están presentes en el plasma sanguíneo y en la sangre, el cuerpo intenta excretarlas a través de las heces y la orina. Sin embargo, si el cuerpo es incapaz de eliminarlas, al final viajan a las profundidades de la médula ósea, una parte vital del sistema inmunológico. Las toxinas pueden causar tendencias autoinmunes que entrarán en juego cuando hablemos de la tiroiditis de Hashimoto, una enfermedad autoinmune de la glándula tiroides.

Cuando los siete tejidos están bien nutridos, el cuerpo produce *ojas*, es decir, neurotransmisores y hormonas. Por otro lado, si los tejidos no están bien nutridos, por una dieta pobre, una digestión débil o alguna otra condición, entonces los siete tejidos están desnutridos y el cuerpo produce poco *ojas*, otro factor importante a considerar cuando hablamos de problemas con la hormona tiroidea.

Una vez más, esto nos lleva a las deficiencias de la medicina occidental. Cuando las pruebas de diagnóstico modernas apuntan a niveles hormonales bajos, los médicos tienden a prescribir tratamientos con hormonas de inmediato, sin tener en cuenta otros factores. Si la causa de los bajos niveles hormonales de un paciente es una digestión débil o una dieta deficiente, los tratamientos podrán corregir los niveles hormonales, pero el paciente seguirá sufriendo mientras la raíz del desequilibrio continúa ulcerándose. Se requiere un diagnóstico y un tratamiento más completo y holístico para devolver al paciente a un estado de salud equilibrado.

EL OJAS: NEUROTRANSMISORES
Y HORMONAS

El *ojas*, esa fuerza vital que gobierna el equilibrio hormonal, se considera la esencia de los siete *dhatus*. Como producto final de nuestros fluidos reproductivos (*shukra*), es también el primer elemento de nuestro cuerpo. Como señala el *Charaka Samhita*, "El *ojas* es lo primero que se desarrolla en el cuerpo, ya que se transmite al embrión junto con el semen y el óvulo durante la fecundación. Su color es parecido al del *ghee*, su sabor como el de la miel y su olor como el del arroz inflado".

El *ojas* da fuerza a nuestra fisiología y refuerza nuestra inmunidad a las enfermedades. Si tenemos un nivel adecuado de *ojas* (que se nota en el pulso), las enfermedades crónicas y agudas son menos probables. La leche materna favorece el *ojas*, por eso los bebés deben ser amamantados; la leche confiere una fuerte inmunidad a las enfermedades. El consumo de *ghee* (mantequilla clarificada) también favorece la formación del *ojas*: en términos occidentales, todas las hormonas esteroides de las glándulas suprarrenales y reproductoras se fabrican a partir del colesterol; por lo tanto, el *ghee*, que contiene colesterol del bueno, proporciona la materia prima esencial para la producción de estas hormonas. Esta información será importante más adelante, cuando hablemos del papel de la dieta en el fortalecimiento de la función tiroidea (y hormonal).

También podemos producir *ojas* cuando estamos felices y dichosos, cuando meditamos, rezamos, cantamos o hacemos cualquier otra cosa que nos dé alegría y felicidad. Del mismo modo que nuestro cuerpo produce serotonina cuando estamos felices, también producimos *ojas*.

Un nivel óptimo de *ojas* proporciona al cuerpo la nutrición adecuada, una buena estructura y soporte corporal, una gran fuerza e inmunidad a las enfermedades, así como unos niveles hormonales óptimos y una producción equilibrada de neurotransmisores. El exceso de ejercicio, ayuno, ansiedad, prisas, trasnochar, dolor, lesiones, vejez y secreción excesiva de mucosidad, sangre, semen y otros productos de desecho pueden reducir el *ojas*.

LOS CANALES FÍSICOS Y ENERGÉTICOS

Los textos antiguos describían dos tipos de "canales". Los canales energéticos (*nadis*) transportan el prana por todo el cuerpo, mientras que los canales físicos (*srotas*) transportan diversos tipos de fluidos, como la orina, el sudor, las toxinas, las lágrimas, etc.

Los canales energéticos (nadis)

El prana entra por la parte superior de la cabeza a través del punto *adhipati marma*. Los puntos *marma* son puntos del cuerpo donde el prana puede llegar a un órgano, glándula o sistema celular específico, mientras que el punto *adhipati* se encuentra en la zona donde los recién nacidos tienen la fontanela, o punto blando. *Adhipati* significa "gobernar", y este punto recibe y gobierna el flujo de prana en el cuerpo. Por eso es tan peligroso recibir un golpe fuerte en la parte superior de la cabeza: interrumpe el flujo vital de prana que da vida a todo el cuerpo.

Desde el punto *adhipati marma*, el prana desciende por la columna vertebral a través de los canales *ida* y *pingala*. El logotipo de la American Medical Association muestra estos dos canales subiendo por la columna vertebral como dos serpientes entrelazadas, moviéndose hacia arriba alrededor de un pentagrama. Estos canales energéticos reciben y liberan el prana a través de las fosas nasales izquierda y derecha, con el prana en el que predomina el *soma* entrando por el *ida nadi* por la fosa nasal izquierda y el prana en el que predomina el *agni* entrando por el *pingala nadi* por la fosa nasal derecha, mezclándose con el prana en el que predomina el *marut* que desciende por el *shushumna nadi* (columna vertebral).

En diferentes momentos del día, el cuerpo necesita diferentes proporciones de la energía lunar refrescante del *soma* frente a la energía solar caliente del *agni*. Así, los flujos derecho e izquierdo a través de las fosas nasales cambiarán a lo largo del día, permitiendo más *soma* en las primeras horas de la mañana para aumentar la resistencia y la fuerza (*soma* es la materia prima del *kapha* y el *ojas*), por ejemplo, preparando el cuerpo para su ajetreado día, o permitiendo más *agni* después de comer, cuando el cuerpo necesita más *agni* para digerir los alimentos.

Las técnicas de respiración yóguica, conocidas como *pranayama*, equilibran la recepción y entrega de las tres energías pránicas (*soma*, *agni* y *marut*), así como los *nadis ida*, *pingala* y *shushumna*, entregando estas energías donde sean necesarias dentro del cuerpo.

Hay otros *nadis* que también reciben prana, como el *gandhari* (ojo izquierdo), el *hastijihva* (ojo derecho), el *yasavini* (oreja izquierda), el *alambusa* (oreja derecha) y el *loma rondhra* (folículos pilosos de la piel de todo el cuerpo). El flujo de prana procedente de todos estos orificios circula por la columna vertebral y llega a todos los órganos y sistemas, fluyendo finalmente al exterior a través de las manos y los pies.

Cuando el flujo pránico es normal, los *doshas* que gobiernan nuestro cuerpo y nuestra mente están equilibrados. Sin embargo, cuando el flujo pránico está obstruido, aparecen las enfermedades. Las obstrucciones pránicas pueden deberse a los CEM, a lesiones, cicatrices quirúrgicas y desajustes de la columna vertebral, entre otras cosas.

Los canales físicos (srotas)

Una vez que los alimentos se descomponen en el tracto gastrointestinal y se absorben en el torrente sanguíneo, fluyen a través de los diversos canales físicos hasta que salen por el otro extremo en forma de heces, orina, sudor, lágrimas, etcétera.

Si estos canales físicos se encogen, se inflaman, se obstruyen o se endurecen, el paso de los fluidos se interrumpe, creando problemas para el organismo. Por ejemplo, la nicotina de los cigarrillos puede encoger las arterias, uno de los canales físicos, lo que puede originar enfermedades cardíacas porque llega menos sangre al músculo cardíaco. La colitis ulcerosa es un ejemplo de inflamación de un canal físico (los intestinos), con formación de úlceras a medida que el sistema inmunológico ataca el delicado revestimiento intestinal.

¿Se ha fijado alguna vez en que los bebés amamantados tienen menos infecciones de oído que los alimentados con leche de fórmula? Esto se debe a que la leche materna es muy ligera y las células la absorben con facilidad, mientras que la leche de fórmula es densa y espesa, obstruyendo los delicados canales del bebé. Si el alimento que entra obstruye el canal inicial (el tracto gastrointestinal), todos los canales posteriores (incluidos los conductos auditivos) se obstruirán. A medida que la comida se queda atascada y semidigerida en los canales auditivos, empieza a generar infecciones.

De hecho, se pueden romper los canales físicos con técnicas de limpieza inadecuadas y demasiado entusiastas. Si intenta sacar toxinas muy ácidas (como años de píldoras anticonceptivas) demasiado rápido, los ácidos pueden romper los canales al salir por los canales intestinales, urinarios y sudoríparos. Por eso recomiendo preparar y lubricar los canales físicos antes de un programa de desintoxicación y, una vez iniciado, es importante juntar las toxinas y dirigirlas poco a poco, con cuidado, fuera del cuerpo. Por lo tanto, es muy importante que emprenda la desintoxicación con un médico que esté familiarizado con la forma correcta de eliminar toxinas y dejar que le monitoree durante todo el proceso.

El capítulo 8 describe la mejor dieta y rutina diaria para prevenir la obstrucción, contracción, inflamación o endurecimiento de los canales físicos, y hablaremos más sobre las técnicas de limpieza en el capítulo 3.

DIAGNÓSTICO POR EL PULSO

Los antiguos sanadores del ayurveda desarrollaron un sistema de diagnóstico por el pulso, llamado *nadi vigyan*. El pulso se siente en la arteria, un canal físico o *srota*, pero dentro de esa arteria está el *nadi*, el canal energético. Por lo tanto, aunque el chequeo del pulso se centra en la arteria física, es principalmente un examen del flujo pránico. Dado que el prana orquesta el buen funcionamiento de nuestro cuerpo en todos los niveles (cada célula, órgano y glándula necesita un suministro constante de prana), es importante saber si el flujo de prana es normal o está obstruido, y esto último es un signo de enfermedad en desarrollo o avanzada.

El diagnóstico por el pulso que se enseña en el ayurveda no se parece en nada al utilizado en la medicina moderna. Los médicos occidentales aprenden a leer la frecuencia y el ritmo del pulso; es decir, cuántas veces por minuto late el corazón y si el ritmo es regular. En cambio, los médicos ayurvédicos utilizan el pulso para acceder a información muy profunda sobre el funcionamiento de toda la fisiología, desde los órganos, las glándulas y los siete tejidos hasta los *doshas*, los canales energéticos y los canales físicos.

También se pueden sentir los cuatro tipos diferentes de toxinas (consulte el capítulo 3) y en qué tejidos se han depositado. El diagnóstico por el pulso permite a los médicos ayurvédicos detectar las primeras fases del proceso de la enfermedad, a veces años antes de que se manifieste.

Sentir los siete tejidos en el pulso

En el primer nivel del pulso se puede detectar información sobre el primer tejido, el *rasa* (el plasma sanguíneo). ¿El paciente ha digerido bien la comida o la tiene atascada en el canal, obstruyéndolo, debido a una comida pesada o a una mala digestión?

En el segundo nivel se puede sentir la vibración del *rakta* (la sangre). ¿Qué tipo de toxinas hay ahí? ¿Cómo es el flujo? ¿La sangre está caliente o fría?

En el tercer nivel se puede sentir cualquier desequilibrio en el *mamsa* (tejido muscular). ¿Hay toxinas que puedan causar fibromialgia? ¿Ha tomado el paciente una estatina que ha ido a parar al tejido muscular, debilitándolo y alterando su funcionamiento normal?

En el cuarto nivel del pulso se puede detectar la calidad de la *meda* (tejido adiposo). ¿Consume el paciente aceite vegetal de mala calidad, como el de canola, que deposita radicales libres en el tejido adiposo? ¿Está consumiendo una dieta baja en grasas y privando a este tejido de la nutrición adecuada?

En el quinto nivel se puede detectar la salud y la fuerza del *asthi* (tejido óseo). ¿Ha estado la paciente evitando las grasas saludables, agotando así este tejido y pudiendo causarse osteopenia u osteoporosis?

En el sexto nivel se puede sentir la integridad de *majja* (médula ósea). ¿Ha almacenado el paciente toxinas procedentes de la contaminación atmosférica, pesticidas, metales pesados o productos farmacéuticos, que ahora están atrapadas en su médula ósea y alteran la función inmunológica? Esta situación puede provocar una tendencia autoinmune o cáncer.

El séptimo nivel revela la fuerza del *shukra* (fluidos reproductivos). ¿Están estos tejidos débiles y desnutridos porque alguno de los tejidos que los preceden también lo estaba?

Sentir la fuerza, el ritmo y el volumen en el pulso

En el rango medio del diagnóstico por el pulso, entre el primer y el séptimo tejido, se puede determinar la fuerza general (*bala*), el ritmo (*laya*) y el volumen (*poornata*) del pulso.

Bala: fuerza

Bala no es solo fuerza física; también se refiere a las fuerzas mentales, emocionales, físicas y sensuales del individuo. Hay tres niveles de bala: óptimo (*balvati*), medio (*nirbala*) y débil (*durbala*).

Laya: ritmo

Laya, el ritmo del pulso, se descompone en ocho divisiones:

1. Equilibrado y dichoso (*sama*)
2. Normal (*sarala*)
3. Muestra felicidad o "saltos de alegría" (*prasanna*)
4. Un poco desincronizado (*niyamita*)
5. Algo apagado, con algunas ondas fuera de equilibrio, lo que indica el comienzo de un estado poco saludable (*vishama*)
6. Entra y sale en distintas direcciones (*vishamagamini*)
7. Completamente fuera de ritmo, lo que valida que el cuerpo y la mente están desconectados (*trutika*)
8. Se mueve primero en una dirección y luego en otra, y muestra una completa falta de conexión entre la mente y el cuerpo (*gati kautilya*); este es un ritmo poco saludable y un signo muy ominoso

Es común que una tiroides débil afecte al ritmo normal del pulso, y es muy gratificante ver cómo el ritmo vuelve a la normalidad a medida que la glándula se fortalece.

Poornata: volumen

El volumen del pulso, *poornata*, se clasifica en seis etapas:

1. Más que alto o desbordante (*sthula*)
2. Volumen perfecto (*poorna*)

3. No tan bajo; menos que óptimo (*apoorna*)
4. Significativamente más bajo de lo normal (*rikta*)
5. Un pulso hebroso, fino y débil (*sukshma*); un signo ominoso
6. Un pulso fino, hebroso, demasiado débil (*krishna*) que ocurre cuando un paciente está perdiendo mucho prana o sangre o está a punto de morir; significa enfermedad crónica sin *bala* y es un signo grave

El volumen del pulso puede disminuir, entre otras cosas, por la deshidratación y la mala alimentación.

Sentir vata, pitta y kapha en el pulso

El rango medio del pulso también revela la fuerza y la integridad de los *doshas vata*, *pitta* y *kapha*. ¿Hay demasiado *vata*, de modo que el paciente está nervioso, débil o distraído? ¿Está agravado *pitta*, lo que causa ira, apetito voraz o reflujo gástrico? ¿Está *kapha* desequilibrado, lo que provoca torpeza, letargo y depresión?

El diagnóstico por el pulso nos permite profundizar aún más para evaluar los *subdoshas*, es decir, las cinco áreas específicas en las que cada *dosha* primario ejerce su influencia única.

LOS SUBDOSHAS

Los subdoshas vata

Prana vata

El *prana vata* está situado en la región de la cabeza. Rige no solo el movimiento de los pensamientos a través de la mente, sino también el flujo de inteligencia de todo el cuerpo. También rige los otros cuatro *subdoshas vata* y, por lo tanto, cualquier tratamiento orientado a *prana vata* equilibrará automáticamente los otros *subdoshas vata*. Si está desequilibrado, el *prana vata* puede causar ansiedad e insomnio, ya que la mente no para.

Udana vata

El *udana vata* se sitúa en el pecho y asciende hasta la garganta. Fluye hacia arriba y rige todos los *karmendriyas*, u órganos físicos de acción que facilitan nuestro contacto directo con el mundo exterior, incluidos los de excreción (ano), procreación (órganos reproductores), locomoción (piernas), prensión (manos), respiración (pulmones) y habla (boca).

Un *udana vata* desequilibrado puede manifestarse en falta de valor, por falta de coordinación entre la mente, el cuerpo y los sentidos. También puede afectar a la complexión facial y crear un color azul cianótico, ya que la insuficiencia de prana en los pulmones puede provocar una respiración superficial o difícil y una oxigenación inadecuada de la sangre.

También es responsable del habla, la expresión y el entusiasmo. Cuando está desequilibrado, puede provocar problemas del habla, tos, dolor de garganta e infecciones de garganta.

Muy a menudo es este *subdosha* el que vibra desequilibrado si hay un problema con la tiroides, ya que está situada en la región regida por *udana vata*: la garganta.

Samana vata

El *samana vata* está situado en el estómago y rige la agitación de los alimentos en el sentido de las agujas del reloj a medida que se procesan en el estómago. *Samana* significa "equilibrar", y este *subdosha* equilibra los otros *subdoshas* vata: prana, *udana*, *vyana* y *apana*. También equilibra el movimiento del intestino delgado y grueso, ayudando a los procesos de digestión, asimilación y absorción. Si se desequilibra, puede causar gases en el estómago y presión hacia arriba, lo que provoca eructos e hipo.

Vyana vata

El *vyana vata* está situado en el corazón y rige la circulación de la sangre. Rige los actos reflejos del sistema nervioso autónomo; por ejemplo, parpadear ante un susto. Un desequilibrio aquí puede provocar problemas relacionados con la mala circulación y la hipertensión.

Apana vata

El *apana vata*, situado en la región pélvica, controla los impulsos relacionados con micción, eliminación y menstruación. El *apana* es un flujo de energía descendente, responsable de hacer bajar el fluido menstrual, defecación y orina, incluso a los bebés durante el parto. El *apana* también es responsable de liberar el prana agotado del cuerpo a través de todos los canales de eliminación.

Si la mente está hiperactiva, el *apana* puede fluir erróneamente hacia arriba y perturbar los órganos digestivos en su camino, causando problemas con la digestión como acidez, gases, gastroparesia, hernias de hiato e hinchazón, hipo, endometriosis (ya que la sangre fluye hacia arriba y se derrama en la cavidad pélvica), cólicos menstruales, estreñimiento, parto prolongado y dolor lumbar. El *apana* también puede desequilibrarse si se es hiperactivo (movimiento excesivo y tensión en la pelvis y piernas) o sedentario (movimiento insuficiente de la pelvis y piernas). Incluso el uso de ropa apretada alrededor de la cintura puede causar un desequilibrio de este *subdosha*.

La alteración del *apana vata* está muy extendida en nuestra acelerada sociedad y es responsable de numerosos desequilibrios hormonales en las mujeres, ya que se localiza en la región de los ovarios.

Los subdoshas pitta

Pachaka pitta

El *pachaka pitta* se encuentra en el estómago y el intestino delgado y facilita la digestión de los alimentos. Se describe como la llama que quema los alimentos; si esta llama es demasiado alta, puede crear gastritis o úlceras.

Ranjaka pitta

Ranjaka pitta reside en el hígado y bazo. *Ranjaka* deriva de *ranjan*, "colorear", y se refiere a aquello que da color a nuestro plasma sanguíneo, o *rasa dhatu*. El *rasa* se forma tras la fase inicial de la digestión, y después, *ranjaka pitta* transforma el plasma para formar la sangre. El *ranjaka pitta* es el combustible del hígado y tiene cinco llamas, o *agnis*, para procesar y transformar los cinco elementos que provienen de los alimentos: espacio, aire, fuego, agua y tierra.

Hoy en día, este *subdosha* suele estar desequilibrado porque el hígado se sobrecarga al intentar manejar las toxinas de los alimentos procesados, productos farmacéuticos, nutracéuticos, pesticidas, contaminación atmosférica y toxinas de diversos productos para el cuidado de la piel que se filtran a través de esta y terminan de inmediato en la sangre.

Sadhaka pitta

El *sadhaka pitta* se encuentra en el corazón y el cerebro. Es el *pitta* emocional que nos ayuda a transformar o digerir nuestros retos emocionales. La inflamación se produce en todo el cuerpo cuando nuestros pensamientos y sentimientos negativos desequilibran este *subdosha*. Si no se trata, puede convertirse en depresión.

Alochaka pitta

El *alochaka pitta* se localiza en los ojos y nos ayuda a ver y sentir, lo que afecta no solo a la vista física sino también a la percepción desde las profundidades de nuestra consciencia, razón por la que cerramos los ojos cuando meditamos o rezamos. Los desequilibrios de este *subdosha* están relacionados con problemas oculares.

Bhrajaka pitta

El *bhrajaka pitta* se localiza en la piel. Este *subdosha* rige nuestros rasgos físicos, en particular el color de la piel y el aura. Cuando está desequilibrado, podemos sufrir afecciones cutáneas como eczema, psoriasis y erupciones con picor o ardor.

Los subdoshas kapha

Tarpaka kapha

El *tarpaka kapha* se encuentra en el lubricante y/o fluido que rodea el cerebro y la médula espinal. Cuando el cerebro se reseca por exceso de *prana vata* (agravamiento por demasiado estrés), el *tarpaka kapha* es el mecanismo protector que viene a lubricar y nutrir el cerebro. El *tarpaka* funciona para mantener la memoria y prevenir la demencia. También rige la vaina de mielina, que recubre y aísla los nervios y es esencial para el buen funcionamiento del sistema nervioso. Como ya se ha dicho, el prana en el que predomina *marut* fluye desde el punto *adhipati marma*, en la parte superior de la cabeza, y desciende por la columna vertebral. El *marut* está compuesto de espacio y aire, por lo que tiende a secarse. Por ello, la médula espinal necesita lubricación, refrigeración y nutrición constantes. Las alteraciones del *tarpaka kapha* pueden provocar esclerosis múltiple y otras enfermedades desmielinizantes.

Bodhaka kapha

El *bodhaka kapha* rige nuestras papilas gustativas y nos permite percibir los seis sabores: dulce, ácido, salado, picante, amargo y astringente. Cuando está desequilibrado, somos incapaces de percibir los sabores correctamente. También protege la cavidad bucal y aporta saliva cuando está seca. La boca seca, encías retraídas e infecciones de las encías son signos de un *bodhaka kapha* bajo.

Kledaka kapha

El *kledaka kapha* se encuentra en la mucosa del tracto gastrointestinal. Lubrica la comida que nos metemos en la boca y la mantiene húmeda en el estómago para que pueda mezclarse y evitar que el *pachaka pitta* queme las membranas mucosas. Cuando el *kledaka kapha* está bajo, pueden aparecer gases, distensión, dolor de estómago ardiente y úlceras.

Avalambaka kapha

El *avalambaka kapha* está situado en el pecho. *Avalambaka* significa "depender de" o "sostener o apoyar", en referencia al hecho de que dependemos mental, física y emocionalmente de él para tener una base sólida. Cuando este *subdosha* está desequilibrado perdemos nuestra estabilidad mental, lo que genera un sentimiento de desesperanza, una disminución de fe y una actitud negativa persistente.

Shleshaka kapha

El *shleshaka kapha* está presente en el líquido sinovial de las articulaciones; lava y lubrica las superficies articulares y favorece su flexibilidad. También lubrica los capilares y la piel, así como los espacios entre los órganos, entre las células e incluso entre las moléculas de ADN y ARN; es decir, cualquier espacio físico en el que dos cosas estén conectadas y funcionen juntas. Las anomalías de este *subdosha* pueden provocar artrosis y otros daños estructurales en las articulaciones.

⚜

Como puede ver, el pulso es un valioso mapa detallado de la salud de un paciente, que brinda a los médicos un acceso rápido tanto a información actual como pasada del cuerpo, mente, alma y espíritu del paciente. Puede detectar las primeras fases del proceso de la enfermedad, cuando la intervención es fundamental para evitar que se desarrolle por completo, y también puede servir como una excelente herramienta para controlar el progreso del paciente durante el tratamiento.

A pesar de todos los términos sánscritos y las complicadas interacciones corporales que he descrito en este capítulo, recuperar o mantener la salud se reduce al sentido común, que es la esencia del ayurveda. Por lo tanto, su receta para alcanzar la salud perfecta es directa y simple: coma cuando tenga hambre, beba cuando tenga sed, duerma cuando tenga sueño. Así de sencillo.

2

La glándula tiroides
y el sistema endocrino

"Judy, por favor, sígueme a la sala de tratamiento". Al caminar con mi próxima paciente, noté que se secaba las lágrimas de los ojos. Cuando nos sentamos para hablar de su caso, tomé unos pañuelos desechables para que los usara mientras me contaba su historia. Me detalló sus síntomas: el cabello se le caía a mechones hasta el punto de tener que llevar peluca; aumentaba de peso por poco que comiera o por muchas horas que pasara a la semana en el gimnasio entrenando junto a mujeres delgadas, lo que hacía que su autoestima cayera en picada; el corazón le latía a saltos cuando se acostaba en la cama por la noche (preguntándose si podría sufrir un infarto) y tenía confusión mental. Mientras le hacía el historial clínico me encontré terminando frases por ella, ya que le costaba recordar hasta las palabras más cotidianas. Tenía las piernas y los tobillos hinchados y se sentía deprimida cada día, a pesar de tener un marido estupendo y unos hijos maravillosos.

Lo que es peor, me dijo, todos sus exámenes de laboratorio salían normales. Su tiroides salió normal y su colonoscopia y análisis de sangre estaban bien. Los únicos problemas que habían detectado sus médicos eran que tenía el colesterol un poco alto y la vitamina D un poco baja. Así que no le quedaron más opciones que hacer más ejercicio, comer menos y tomar antidepresivos para mejorar su estado de ánimo. Los probó y engordó dieciocho kilos.

Judy no está sola. El suyo es un caso típico que veo varias veces al día, durante toda la semana, año tras año. En general, la medicina occidental no parece ayudar a estos pacientes. Cuando los análisis de sangre de la función tiroidea salen normales, a los pacientes que experimentan deficiencia tiroidea que aún no ha avanzado hasta el nivel de enfermedad diagnosticable, se les deja sufrir. Y cuando las hormonas tiroideas salen demasiado bajas, los médicos suelen recetar la hormona tiroidea sintética levotiroxina (Levothroid, Synthroid, Levoxyl). Como alternativa, algunos médicos recomiendan formas más naturales elaboradas a partir de glándulas tiroideas desecadas de cerdo (como Armour Thyroid, Nature-Throid y Westhroid). Sin embargo, cuando veo pacientes que toman cualquiera de estos dos tipos de medicamentos para la tiroides, poco cambia y los síntomas continúan.

Algunos médicos holísticos recomiendan nutracéuticos para ayudar a la glándula tiroidea. Sin embargo, estos son versiones sintéticas de los nutrientes que se encuentran en los alimentos, las hierbas y las especias, y aunque pueden ser beneficiosos y aliviar algunos síntomas, también tienen una serie de efectos secundarios y son perjudiciales para el hígado y los riñones, al igual que los fármacos.

Algunos médicos ayurvédicos recetan hierbas como *ashwagandha*, *shilajit* y *shatavari*, que tienen grandes beneficios para la tiroides y no son tóxicas para los riñones ni el hígado. Este es un buen comienzo, pero si no se tiene en cuenta por qué la glándula tiroides está débil en primer lugar, este tratamiento también se queda corto.

La debilidad de la tiroides, o hipotiroidismo, suele desarrollarse con el tiempo debido a acostarse tarde, a toxinas, a infecciones intestinales, a una dieta inadecuada, al exceso de trabajo o estrés, o a una predisposición genética. Mediante el diagnóstico por el pulso (descrito en el capítulo 1), no solo podemos identificar la debilidad de la glándula tiroidea en una fase mucho más temprana que lo que revelarían los análisis de sangre, sino que podemos identificar los factores específicos que debilitan a esta glándula tan delicada en un paciente en particular, lo que es igual de importante.

Ya en 1976, el doctor Broda O. Barnes advirtió a la comunidad médica en su innovador libro sobre el tema, *Hypothyroidism: The Unsuspected Illness,* de que miles de personas en todo el país sufrían debilidad tiroidea pero seguían sin ser diagnosticadas y, por tanto, sin recibir tratamiento debido a la falta de sensibilidad de las pruebas tiroideas disponibles.

Desde entonces, se han escrito numerosos libros y artículos de investigación sobre el tema de las afecciones tiroideas "subclínicas" que no aparecen en los análisis de sangre. Incluso cuando los médicos sospechan de una condición tiroidea subclínica y prescriben hormonas, ya sean naturales o sintéticas, nada cambia demasiado para el paciente. ¿Por qué? La glándula tiroides solo sabe que debe producir hormonas cuando recibe una señal de la glándula pituitaria que le indica que los niveles de hormonas tiroideas son demasiado bajos. Si el paciente toma hormonas tiroideas, la glándula tiroides, que ya funcionaba mal, simplemente se duerme. Como el cuerpo recibe hormonas tiroideas de una fuente externa, la glándula tiroides no tiene necesidad de producirlas. Esta es la razón por la que muchos pacientes necesitan más y más hormona tiroidea suplementaria a medida que pasan los años.

¿Recuerda a Judy? Le habían recetado hormonas tiroideas naturales, yodo, tirosina y *ashwagandha*, pero no había experimentado ningún alivio. Esto se debe a que su tratamiento estaba orientado más que todo a corregir la insuficiencia de la hormona tiroidea, cuando había muchos otros factores que tener en cuenta.

Para entender cuáles son esos otros factores y cómo podemos tratar eficazmente el hipotiroidismo desde la raíz, primero debemos entender la función de la glándula tiroides y su papel en la fisiología, incluyendo su relación con el resto del sistema endocrino. Veámoslo.

EL SISTEMA ENDOCRINO

La tiroides forma parte del sistema endocrino, compuesto por glándulas y órganos que producen, almacenan y liberan hormonas en el torrente sanguíneo. Las hormonas viajan a través de este por todo el cuerpo hasta que se encuentran con su lugar de destino.

Las hormonas regulan la función de todas las células del cuerpo. Pero para activar una respuesta, una hormona tiene que unirse a un receptor específico de la membrana celular. Esta membrana es una fina barrera semipermeable que rodea y encierra la célula, lo que significa que permite la entrada de determinadas sustancias, mientras que impide la entrada de otras. Distintas células tienen receptores para diferentes hormonas y esos receptores funcionan según lo que suele describirse como un mecanismo de llave y cerradura. Si la llave (una hormona) encaja en la cerradura (el receptor), la puerta de la membrana celular se abre y se produce un efecto.

Cada glándula del sistema endocrino es responsable de la secreción de tipos específicos de hormonas, que a su vez estimulan respuestas específicas en la fisiología.

Glándula pineal

La glándula pineal está situada cerca del centro del cerebro, pero a diferencia de este no se encuentra aislada del cuerpo por la barrera hematoencefálica. Aunque hasta hace poco se desconocía su función, las tradiciones místicas y esotéricas se referían a esta zona situada en el centro del cerebro como el punto de unión entre los reinos físico y espiritual.

La glándula pineal es la fuente de la melatonina, una hormona derivada del triptófano: regula nuestros ritmos circadianos al producir más melatonina en ausencia de luz y disminuir su producción en presencia de esta. Células fotorreceptoras especiales de la retina detectan la presencia o ausencia de luz y envían señales a través del hipotálamo a la glándula pineal para regular la producción de melatonina. Por tanto, la producción de melatonina alcanza su máximo durante la noche, lo que nos permite dormir al ralentizar nuestros procesos corporales, y su mínimo durante el día, lo que nos ayuda a sentirnos alerta y preparados para afrontar los retos del día.

Es decir que, para obtener los máximos beneficios del sueño y del ciclo de la melatonina, hay que asegurarse de que la habitación esté totalmente a oscuras por la noche, sin encender la luz nocturna y, por supuesto, ¡sin teléfonos inteligentes junto a la cabeza!

Otro punto importante: el momento, duración y frecuencia de los ciclos menstruales están influidos por la melatonina, por lo que es importante seguir el consejo de los antiguos videntes de la India de estar dormida cuando se pone el sol y despierta cuando sale. En el revolucionario y extraordinario libro *La vida secreta de las plantas*, los investigadores demostraron que los animales dejan de ovular y se vuelven estériles cuando se les ilumina por la noche para mantenerlos despiertos, lo que ilustra los poderosos efectos de la luz diurna y la oscuridad en nuestro sistema endocrino, delicadamente equilibrado.

Hipotálamo

El hipotálamo envía hormonas a la glándula pituitaria indicándole que libere o inhiba hormonas en las demás glándulas endocrinas. Por ejemplo, cuando las hormonas tiroideas están demasiado bajas, el hipotálamo libera la hormona liberadora de tirotropina (TRH) para estimular a la pituitaria a liberar la hormona estimulante de la tiroides (TSH), que le indica a esta que aumente su producción de hormonas tiroideas. Lo mismo hace con las gónadas, al segregar hormona liberadora de gonadotropina (GnRH), y con las glándulas suprarrenales, al segregar hormona liberadora de corticotropina (CRH).

También segrega una sustancia liberadora de la hormona del crecimiento, hormona inhibidora de la hormona del crecimiento, oxitocina y hormona antidiurética. Estas hormonas se transportan y almacenan en la parte posterior de la pituitaria hasta que se necesitan. La oxitocina desencadena las contracciones uterinas durante el parto y la liberación de leche durante la lactancia. La hormona antidiurética evita la pérdida de agua en el organismo, lo que aumenta la captación de agua en los riñones y reduce el flujo sanguíneo a las glándulas sudoríparas.

Glándula pituitaria

La pituitaria, del tamaño de un guisante, es pequeña y ovalada y está situada cerca de la parte inferior del cerebro, justo detrás del puente de la nariz. Se encuentra en una pequeña depresión del hueso esfenoides, conocida como silla turca, ya que se parece mucho a la silla de montar de un caballo. Está formada por dos estructuras separadas, las glándulas pituitarias posterior y anterior.

La pituitaria posterior está compuesta de tejido nervioso, no glandular, y almacena y libera oxitocina y hormona antidiurética según sea necesario.

La pituitaria anterior es la verdadera parte glandular. Su función está controlada por las distintas hormonas liberadoras e inhibidoras que le envía el hipotálamo. Produce seis hormonas:

- Hormona estimulante de la tiroides (TSH), que indica a la glándula tiroides que produzca sus hormonas.
- Hormona adrenocorticotrópica (ACTH), que estimula la corteza suprarrenal para que produzca sus hormonas.

- Hormona folículoestimulante (FSH), que estimula las gónadas para que produzcan óvulos en las mujeres y esperma en los hombres.
- Hormona luteinizante (LH), que estimula las gónadas para que produzcan estrógeno en las mujeres y testosterona en los hombres.
- Hormona del crecimiento humano (HGH), que afecta al crecimiento, la reparación y la reproducción de muchas células de todo el cuerpo.
- Prolactina (PRL), que estimula las glándulas mamarias para que produzcan leche.

La glándula pituitaria recibe información sobre los niveles de hormonas que circulan por la sangre de dos formas: al detectar directamente los niveles hormonales por sí misma y mediante señales del hipotálamo.

Glándula tiroides

La glándula tiroides afecta prácticamente a todas las células, órganos y glándulas de nuestro cuerpo y, a la inversa, puede verse afectada por numerosos factores negativos de nuestro entorno y fisiología. La tiroides produce calcitonina, que disminuye los niveles de calcio en sangre cuando se elevan por encima de cierto punto. También produce triyodotironina (T3) y tiroxina (T4), que juntas regulan el ritmo metabólico, crecimiento, temperatura, frecuencia y ritmo cardíaco, funciones digestivas, sistema reproductor, control muscular, desarrollo cerebral y mantenimiento de los huesos.

Glándulas paratiroides

Estas cuatro pequeñas masas de tejido glandular se encuentran en la parte posterior de la glándula tiroides y producen la hormona paratiroidea (PTH) cuando los niveles de calcio en sangre están demasiado bajos. La PTH estimula a los osteoclastos (células óseas) para que descompongan el calcio y lo liberen al torrente sanguíneo, a la vez que estimula a los riñones para que contengan el calcio filtrado del torrente sanguíneo y lo devuelvan a la sangre en lugar de liberarlo en la orina.

Glándulas suprarrenales

Las glándulas suprarrenales se encuentran encima de los riñones y están compuestas por la corteza suprarrenal externa y la médula suprarrenal interna. La corteza suprarrenal produce dos grupos principales de hormonas corticosteroides: glucocorticoides y mineralocorticoides, así como andrógenos.

Los glucocorticoides son predominantemente cortisol, que ayuda a controlar el uso de grasas, proteínas y carbohidratos, suprime la inflamación, regula la presión arterial, aumenta el azúcar en sangre y también puede disminuir la formación de hueso. Se libera en momentos de estrés para ayudar al cuerpo a obtener un impulso de energía y manejar mejor una situación de emergencia.

El mineralocorticoide más importante es la aldosterona, que ayuda a controlar la tensión arterial al indicar a los riñones que permitan la reabsorción de sodio en el torrente sanguíneo y la liberación de potasio en la orina, lo que regula los electrolitos y el pH sanguíneo.

La dehidroepiandrosterona (DHEA) y la testosterona son los andrógenos que produce la corteza suprarrenal. Estas hormonas son precursoras que se convierten en hormonas femeninas (estrógenos) en los ovarios y en hormonas masculinas (andrógenos) en los testículos.

La médula suprarrenal está situada dentro de la corteza suprarrenal y produce epinefrina y norepinefrina bajo la estimulación de la división simpática del sistema nervioso autónomo. Estas hormonas activan la reacción de "lucha o huida" al estrés. Aumentan el flujo sanguíneo al cerebro y los músculos, el ritmo cardíaco, la frecuencia respiratoria y la presión arterial, y disminuyen el flujo sanguíneo y el funcionamiento de los órganos que no participan en esa respuesta (como los órganos digestivos).

La mayor parte del estrógeno (y de la progesterona) de las mujeres después de la menopausia es producida por las glándulas suprarrenales, ¡otra razón más para mantener fuerte el sistema glandular a medida que envejezcamos!

Páncreas

El páncreas es una glándula de gran tamaño. Se considera una glándula "heterocrina" porque contiene tejido endocrino y exocrino. La parte exocrina del páncreas excreta enzimas para descomponer las proteínas, grasas, carbohidratos y ácidos nucleicos de los alimentos.

La parte endocrina del páncreas solo representa alrededor de 1 % de la masa total del órgano y se encuentra en pequeños grupos denominados islotes de Langerhans. Estos islotes contienen células alfa que producen glucagón, que eleva los niveles de glucosa en sangre al provocar que las células musculares y hepáticas descompongan el glucógeno para liberar glucosa en el torrente sanguíneo. También contiene células beta que producen insulina, que reduce los niveles de glucosa en sangre después de una comida. La insulina desencadena la absorción de glucosa de la sangre a las células, donde se añade a las moléculas de glucógeno para su almacenamiento. De este modo, el páncreas controla los niveles de azúcar en sangre a lo largo del día, al aumentarlos y disminuirlos según sea necesario.

Gónadas

Las gónadas son las glándulas que producen las hormonas sexuales; es decir, los ovarios en las mujeres y los testículos en los hombres.

Los testículos producen el andrógeno testosterona tras el inicio de la pubertad, que provoca el crecimiento y fortalece los huesos y los músculos. También contribuye al desarrollo de los órganos sexuales y del vello corporal, incluido el vello púbico, pectoral y facial.

Los ovarios producen progesterona y estrógeno. La progesterona es más activa en las mujeres durante la ovulación y el embarazo, cuando previene el aborto espontáneo. El estrógeno favorece el desarrollo del útero y mamas, vello púbico y axilar, crecimiento de los huesos durante la adolescencia y regulación del ciclo menstrual y el sistema reproductor.

Timo

Situado detrás del esternón, el timo produce unas hormonas llamadas timosinas que ayudan a formar y desarrollar los linfocitos T (células T) durante el desarrollo fetal y la infancia, lo que protege al organismo de los agentes patógenos.

Piel

¿La piel, se pregunta? Bueno, técnicamente la piel no es una glándula endocrina, sino un órgano; de hecho, es el órgano más grande del cuerpo. Sin embargo, la piel también secreta una hormona: la vitamina D. Sí, la vitamina D es, de hecho, una hormona, no una vitamina. Nuestra piel produce la mayor parte de lo que el cuerpo necesita; solo 10 % de nuestra vitamina D procede de los alimentos que ingerimos.

La vitamina D se produce en la piel al absorber los rayos ultravioleta B (UVB). El hígado y los riñones se encargan de convertir esta forma inactiva de vitamina D en una forma activa para que el organismo la utilice.

La vitamina D desempeña un papel fundamental en mantener niveles normales de calcio y fósforo en la sangre, y nos ayuda a absorber el calcio de los intestinos para que podamos tener huesos fuertes. Sin embargo, como han revelado nuevas investigaciones, la vitamina D no solo afecta a la salud ósea. Por un lado, la carencia de vitamina D puede provocar una disminución de estrógeno en las mujeres y testosterona en los hombres, lo que afecta a la libido. Tal vez por eso nuestra libido parece aumentar en primavera, se mantiene fuerte durante el verano y disminuye un poco a medida que pasamos los meses de invierno.

Otros estudios han demostrado que la vitamina D activa los genes que liberan dopamina y serotonina, neurotransmisores que nos mantienen felices y tranquilos. También que afecta a nuestro sistema inmunológico, y es una de las razones por las que nuestra inmunidad disminuye en los meses de invierno, debido a una menor exposición al sol. Su deficiencia podría provocar enfermedades autoinmunes, como la esclerosis múltiple. Asimismo, la disminución de los niveles de vitamina D se ha relacionado con el cáncer, las cardiopatías, los accidentes cerebrovasculares y las enfermedades diarreicas. En conjunto, parece que cada día comprendemos mejor el impacto de la vitamina D en nuestra fisiología.

Riñones

Los riñones no suelen considerarse parte del sistema endocrino, pero producen la hormona renina, que ayuda a controlar la tensión arterial, y la hormona eritropoyetina, que estimula la médula ósea para producir glóbulos rojos.

ɢ

El sistema endocrino es como una orquesta bien afinada: los problemas o la debilidad de una parte del sistema pueden afectar negativamente a otras partes. Hay muchos factores estresantes para el sistema endocrino que no podemos controlar: el estrés laboral, los accidentes y las lesiones, etcétera. Pero resulta que sí podemos controlar estos dos enormes factores de estrés: la hora a la que nos acostamos y lo que comemos. Si somos disciplinados con ambos, damos a nuestro cuerpo más margen para manejar los otros factores de estrés, lo que hace más difícil que nos arrastren a la mala salud. Hablaremos de ambos factores en el próximo capítulo.

DE VUELTA A LA GLÁNDULA TIROIDES

La glándula tiroides está situada en la garganta, justo debajo de la manzana de Adán. Como hemos señalado antes, afecta a casi todos los demás órganos del cuerpo y participa en la regulación del metabolismo, ritmo de los latidos del corazón, función digestiva, control muscular, desarrollo cerebral y mantenimiento de los huesos. Secreta hormonas para la producción de energía y afecta profundamente a nuestro estado de ánimo y nuestras emociones.

He aquí un hecho sorprendente: todas las células del cuerpo tienen sitios receptores para hormonas específicas, pero solo dos tipos de sitios receptores se encuentran en todas las células. ¿Cuáles son? Los receptores de la hormona tiroidea y de la vitamina D. ¿Qué indica esto? Que todas las células del cuerpo dependen del funcionamiento normal de la glándula tiroides, y también explica por qué la glándula tiroides responde a cada insulto al cuerpo. En cuanto a los receptores de la vitamina D, sospecho que la ubicuidad de los sitios receptores muestra que solo estamos rozando la superficie de lo que sabemos sobre los efectos de la vitamina D; espero con impaciencia nuevas investigaciones que revelen más detalles sobre la influencia de esta hormona en nuestro organismo.

Cuando los niveles de hormona tiroidea bajan demasiado, el hipotálamo segrega la hormona liberadora de tirotropina (TRH), que estimula a la pituitaria para que libere hormona estimulante de la tiroides (TSH), que indica a la glándula tiroides que produzca más hormonas. Cuando los niveles de hormonas tiroideas son demasiado altos, los niveles de TSH disminuyen para indicar a la tiroides que reduzca su producción de hormonas.

Las hormonas tiroideas se fabrican uniendo moléculas de yodo a la tirosina, un aminoácido. La tirosina se sintetiza en el organismo a partir de la fenilalanina, un aminoácido presente en muchos alimentos ricos en proteínas como el pollo, pavo, pescado, leche, yogur, requesón, almendras, semillas de sésamo y aguacates (los vegetarianos tomen nota: la mayoría de las fuentes alimenticias de tirosina son proteínas animales). Las células tiroideas son las únicas del organismo que pueden absorber yodo, que se encuentra en el pescado, las algas y otros alimentos (consulte el capítulo 3 para una lista más completa).

La TSH estimula la actividad de la peroxidasa tiroidea (TPO) para utilizar el yodo para crear las hormonas tiroxina (T4), triyodotironina (T3), diyodotironina (T2) y monoyodotironina (T1). Los números del 1 al 4 indican el número de moléculas de yodo unidas a la molécula de tirosina: la T4 tiene cuatro moléculas de yodo, la T3 tiene tres moléculas, y así sucesivamente. En conjunto, las hormonas tiroideas están compuestas en 80 % por T4 y en 15 % por T3, mientras que el 5 % restante se divide entre T2 y T1.

Sin embargo, la T4 no puede entrar en las células. La T3, considerada la forma activa de la hormona, es la que afecta al metabolismo, ya que puede entrar en las células. Aún no se sabe mucho sobre la función de la T2 y la T1, pero espero que futuras investigaciones nos den más pistas sobre sus efectos en el organismo.

Muchos de mis pacientes me preguntan por qué nuestros cuerpos producen tanta T4 cuando no puede ser utilizada por nuestras células. ¿No sería más eficiente que la tiroides produjera solo T3, ya que esa es la que hace todo el trabajo? Buena pregunta. Resulta que sí, el cuerpo es más sabio de lo que pensamos, tiene un plan y una razón para todo. La T4 circula por todo el cuerpo en el torrente sanguíneo y se almacena en los tejidos, donde permanece a la espera del momento en el que se liberan señales de que se necesita más T3, entonces sale de su almacenamiento y se convierte en T3.

Problemas con la conversión de T4 a T3

Cuando el cuerpo necesita que la T4 se convierta en T3, el hígado convierte alrededor de 80 % de la T4 en T3, y alrededor de 20 % de la T4 va al tracto gastrointestinal, donde las bacterias beneficiosas la convierten en T3.

Ahora tenga en cuenta lo siguiente: la mayoría de nosotros carecemos de niveles adecuados de flora intestinal, que son tan vitales para nuestra digestión, metabolismo y funciones del sistema inmunológico. ¿Quién de nosotros no ha agotado su flora intestinal por tomar antibióticos, pastillas anticonceptivas, esteroides u otros fármacos? Usted puede pensar que, sí, que aunque haya tomado estos medicamentos, fue lo bastante diligente como para tomar un probiótico después o para reponer su intestino con su yogur orgánico favorito con cultivos probióticos vivos, por lo que debería estar bien. Sin embargo, lo que probablemente no sepa es que la mayoría de los cultivos probióticos del mercado son ineficaces porque la mayoría de sus cultivos mueren durante el procesado. Lo mismo ocurre con los yogures, que tienden a perder sus cultivos bacterianos en las estanterías del supermercado.

Si no se le ha diagnosticado un problema hepático, como hepatitis o hígado graso, también puede creer que su función hepática está bien y es totalmente capaz de convertir la T4 en T3. Es probable que se equivoque: la mayoría de las personas tienen un hígado enfermo. Casi 99 % de los nuevos pacientes que veo necesitan algún trabajo de reparación en el hígado. Piense en esto: todo lo que ha ingerido, todas las sustancias químicas que ha respirado y todos los productos que se ha aplicado en la piel fueron procesados por el hígado. Con el tiempo, el hígado soporta una carga tóxica considerable.

Y encima, vivimos en un país que no reconoce la importancia de la limpieza interna. Como resultado, el hígado se queda reteniendo muchas toxinas ácidas, se sobrecalienta y no puede realizar bien ninguna de sus funciones, incluida la conversión de T4 en T3. Este es un tremendo problema que veo en todos mis pacientes; sin embargo, la mayoría de la gente, incluyendo la mayoría de los médicos, no son concientes de ello.

Si no se ha atendido con eficacia el hígado y la flora intestinal, es casi imposible tratar cualquier debilidad de la glándula tiroides, ya sea tiroiditis de Hashimoto o hipotiroidismo. Por esta razón, más adelante en este libro vamos a discutir las hierbas utilizadas para tratar la inflamación en el hígado y las mejores fuentes de prebióticos y probióticos para asegurar el enfriamiento adecuado y la sustitución rápida y eficaz de las bacterias beneficiosas.

Una investigación muy emocionante centrada en esta conversión tan importante de T4 a T3 fue publicada en 2015 por Brock McGregor, en la que discute el hecho de que es el metabolismo periférico (metabolismo que ocurre fuera de la glándula tiroides) el que convierte la T4 en T3 a través de una serie de vías. Su artículo establece numerosos factores que pueden interferir con esta conversión y hacer que los pacientes experimenten síntomas de hipotiroidismo, incluso cuando sus análisis de sangre de tiroides salgan normales. Estos factores incluyen problemas con la función hepática y renal, inflamación, enfermedad, comportamientos de estilo de vida, incluyendo el ayuno, dependencia del alcohol y tabaquismo, y el agotamiento de nutrientes como el zinc y selenio, por nombrar algunos. Analizaremos todos estos factores y otros más en los próximos capítulos.

Hormonas tiroideas fijadas y libres

Las hormonas tiroideas son transportadas a través del torrente sanguíneo por las proteínas de fijación a la tiroides, medidas en los análisis de sangre como globulina fijadora de tiroxina (TBG). Estas proteínas especiales transportan personalmente las hormonas tiroideas por todo el cuerpo y las dejan donde se necesitan. Una vez abandonadas, se convierten en hormonas "libres", etiquetadas en los análisis de sangre como "T4 libre" o "T3 libre". Solo las hormonas libres pueden ejercer una influencia sobre las células del cuerpo, pero este es codicioso con sus hormonas tiroideas: alrededor de 99 % de las hormonas tiroideas están fijadas y solo se liberan cuando es necesario. Un exceso de TBG o de hormonas fijadas hace que los niveles de hormonas tiroideas activas bajen, lo que crea hipotiroidismo o función tiroidea hipoactiva, mientras que demasiada T4 o T3 libre crea hipertiroidismo o función tiroidea hiperactiva. Las enfermedades, desórdenes hepáticos, pastillas anticonceptivas, terapia de reemplazo hormonal y corticosteroides (como la prednisona) pueden afectar los niveles de TBG.

Una investigación publicada en 2014 por el endocrinólogo Kent Holtorf en la revista *Journal of Restorative Medicine* demuestra "que la reducción del transporte de T4 y T3 a las células se observa en una variedad de condiciones comunes, incluyendo resistencia a la insulina, diabetes, depresión, trastorno bipolar, hiperlipidemia, síndrome de fatiga crónica, fibromialgia, enfermedades neurodegenerativas, migrañas, estrés, ansiedad, dietas crónicas y envejecimiento, **mientras que el nivel de T3 en la pituitaria a menudo no**

se ve afectado. La glándula pituitaria tiene transportadores diferentes a los de cualquier otro tejido del cuerpo. Los transportadores de la tiroides en el cuerpo son muy dependientes de la energía y se ven afectados por numerosas condiciones, incluyendo estados de baja energía, toxinas y disfunción mitocondrial, mientras que la pituitaria no se ve afectada" [énfasis añadido por la autora].

Continúa afirmando que "debido a que la pituitaria permanece prácticamente inafectada y es capaz de mantener sus niveles intracelulares (el nivel de hormona dentro de la célula) de T3 mientras que el resto del cuerpo sufre una reducción significativa de los niveles intracelulares de T3, no se produce una elevación de la hormona estimulante de la tiroides (TSH) a pesar de la presencia de hipotiroidismo tisular generalizado, **lo que hace que la TSH y otros análisis de sangre estándar sean un marcador deficiente para determinar la presencia o ausencia de hipotiroidismo**" [énfasis añadido por la autora]. Concluye resaltando el hecho de que los pacientes pueden presentar signos y síntomas de hipotiroidismo y, sin embargo, mostrar un nivel normal de TSH, por lo que advierte a los médicos que combinen las evaluaciones clínicas y de laboratorio para incluir otros parámetros, como la T3 reversa (ver más adelante) para determinar mejor la disfunción tiroidea.

Formación de la T3 reversa

La T3 reversa (RT3) es una forma biológicamente inactiva de la T3. La RT3 es una "molécula espejo" de la T3 normal; se adhiere a los mismos sitios receptores de las células, pero los bloquea en lugar de activarlos, lo que deprime la tasa metabólica basal. El hígado produce normalmente algo de RT3 cuando está en proceso de convertir la T4 en T3. En períodos de estrés o enfermedad, se produce más RT3 que T3 normal como forma de conservar energía hasta que se alivia el estrés.

Los niveles elevados de RT3 pueden ser desencadenados por el estrés crónico (y crear altos niveles de cortisol), fatiga suprarrenal, bajos niveles de ferritina (la ferritina es la forma de almacenamiento de hierro), dietas restrictivas, lesiones o enfermedades agudas y enfermedades crónicas. Como veremos en el próximo capítulo, estos factores son los mismos que contribuyen al mal funcionamiento de la tiroides.

Por lo general, los endocrinólogos no reconocen la importancia de los niveles elevados de RT3 o lo consideran un indicador de disfunción tiroidea. Los médicos holísticos tienden a estar en desacuerdo; ven los niveles elevados de RT3, incluso cuando los valores de TSH, T3 libre y T4 libre son normales, como un reflejo de un problema tiroideo más profundo a nivel celular. En el mismo trabajo de investigación citado anteriormente, Kent Holtorf llama a esto un problema de "hipotiroidismo celular". Según el doctor Holtorf:

> La T3 reversa es en realidad "antitiroidea": la T3 es la hormona tiroidea activa que entra en las células y estimula la energía y el metabolismo. La T3 reversa es una imagen especular: en realidad va a los receptores y se queda allí, sin que ocurra nada, así que bloquea el efecto de la tiroides. La T3 reversa es una especie de hormona de hibernación; en épocas de estrés y enfermedad crónica, reduce el metabolismo. Muchas personas pudieran tener niveles normales de hormona tiroidea, pero si tienen T3 reversa alta, en realidad están sufriendo de hipotiroidismo.

Esto explica por qué muchos pacientes que toman medicamentos sintéticos con T4 (como Oroxine, Synthroid, Levoxyl, etc.) siguen padeciendo síntomas. La raíz de su problema no es que sus cuerpos produzcan insuficiente T4, sino que alguna forma de estrés, como inflamación, mala alimentación, toxicidad o estrés mental, está desencadenando que sus cuerpos produzcan RT3 en exceso. Y abordar la raíz del problema, como aprenderemos en el próximo capítulo, es la clave para controlar el mal funcionamiento de la tiroides.

3

Las causas de raíz del mal funcionamiento de la tiroides

Tendemos a pensar que el mal funcionamiento de la tiroides es un mal moderno exacerbado por la velocidad del mundo en que vivimos y las impurezas que ingerimos. Y aunque esto suele ser cierto, los problemas de tiroides nos han perseguido durante mucho tiempo.

Los chinos se refirieron a la enfermedad tiroidea en escritos que se remontan al año 2700 a. C. El principal libro de texto ayurvédico, el *Sushruta Samhita*, describía el hipertiroidismo, el hipotiroidismo y el bocio. Los antiguos griegos se lamentaban de los horrores de la enfermedad de Graves mucho antes de que adquiriera ese nombre, y a mediados del siglo XVII la tiroides fue reconocida, pues, como la tiroides: su nombre deriva de la palabra griega que significa "escudo", ya que la glándula se parece un poco a los escudos que los primeros griegos usaban en la batalla.

En tiempos modernos, nuestro conocimiento de la glándula tiroides ha avanzado, pero aún estamos explorando todas las complejidades de su función. Hemos aprendido que es como una flor muy delicada que necesita ser regada a diario y un meticuloso cuidado. Si hay algún problema en cualquier parte del cuerpo, ya sea por falta de alimento, exposición electromagnética, infecciones o una sobrecarga de estrés o toxinas, esta pequeña flor se marchitará, llevándose consigo nuestra fisiología. Por otro lado, si le damos más atención a nuestro cuerpo, descansando, nutriéndolo y desintoxicándolo, la glándula tiroides se recuperará y nos dará la salud y metabolismo que tanto deseamos.

LA RAÍZ DE TODO EL EQUILIBRIO: LOS DOSHAS

El ayurveda se enorgullece de identificar los desequilibrios al nivel más profundo. Antes de desplegar las numerosas causas de la disfunción tiroidea, es imperativo entender que cualquiera que sea la enfermedad o los síntomas: pérdida de cabello, arritmias, aumento de peso, fatiga, hipertiroidismo, hipotiroidismo, tiroiditis de Hashimoto, enfermedad de Graves, incluso cáncer de tiroides, debemos considerar primero el equilibrio de los tres *doshas*. Si se tratan los síntomas sin equilibrar los tres *doshas*, los resultados serán mínimos y temporales.

El capítulo 1 describe los tres *doshas* en detalle. Repasemos brevemente:

- *Vata*: representa los elementos espacio y aire. Sus cualidades son la rapidez, ligereza, frío, sequedad, aspereza, sutileza, movilidad, errática y dispersión.
- *Pitta*: representa los elementos fuego y agua. Sus cualidades son ligero, caliente, aceitoso, picante, líquido, ácido y acre.
- *Kapha*: representa los elementos tierra y agua. Sus cualidades son pesado, frío, aceitoso, lento, viscoso, denso, blando, estático y dulce.

Vata: un desencadenante del mal funcionamiento de la tiroides

Cuando está desequilibrado, el *vata* tiende a adelgazar los tejidos del cuerpo, lo que provoca osteoporosis, pérdida de peso o cabello fino. El desequilibrio del *vata* hace que los pensamientos circulen con rapidez por la mente, por lo que se absorbe la información con velocidad pero luego se olvida enseguida. La fisiología funciona rápidamente bajo la influencia del *vata* y podemos fatigarnos, sobre todo si forzamos al cuerpo a mantener este nivel de hiperactividad día tras día.

¿Se da cuenta de que muchos de estos síntomas de desequilibrio del *vata* son también características del desequilibrio tiroideo?

A lo largo de mis treinta años de carrera, he visto cientos de casos de personas del tipo *vata* que contribuyen a sus problemas de tiroides debilitando sus sistemas endocrinos a través de la charla incesante y la actividad sin límites, que exhiben a plenitud cuando visitan mi consultorio.

Esta es una receta para el agotamiento suprarrenal y es el primer paso hacia la debilidad de la tiroides. Las glándulas endocrinas no pueden manejar esta cantidad de actividad intensa. Las glándulas suprarrenales y tiroides son las baterías con las que funcionamos; cuando se agotan necesitan recargarse, lo que se consigue con un descanso adecuado, una dieta nutritiva y acostándose temprano.

Al principio, el agravamiento del *vata* y la hiperactividad pueden llevar a la glándula tiroides a un estado hipertiroideo (o hiperactivo). Pero con el tiempo la glándula se fatigará y se volverá hipotiroidea (o poco activa) e incapaz de producir suficientes hormonas.

Apoyar la tiroides equilibrando el vata

El agravamiento de *vata* puede debilitar no solo la glándula tiroides, sino todo el sistema endocrino, así como los siete *dhatus* (tejidos) y, en consecuencia, toda la fisiología que se nutre de esos *dhatus*. Cualquier tratamiento que emprenda para una afección tiroidea funcionará más eficazmente si, al mismo tiempo, aprende a equilibrar *vata* con las siguientes prácticas:

Tenga una rutina. Acuéstese, levántese y coma aproximadamente a la misma hora todos los días. El cuerpo y el sistema hormonal funcionan mejor cuando se siguen pautas establecidas para las comidas y la hora de acostarse.

Acuéstese antes de las 10:00 p.m. Las horas anteriores a medianoche son las más rejuvenecedoras para dormir. Acuéstese cuando sienta el primer impulso de cansancio. Para algunas personas esto puede ser tan temprano como las 8:00 p.m., pero no debe ser después de las 10:00 p.m. Si se queda despierto más tarde, tendrá un segundo aire, lo que empuja a su sistema endocrino a producir más hormonas en un momento en que las glándulas están fatigadas y necesitan descansar, como azotar a un caballo cansado. Podrá mantenerse despierto, pero al día siguiente el cansancio se apoderará de sus glándulas endocrinas.

No se apresure durante el día. Las prisas y hacer varias cosas a la vez agotarán su sistema endocrino. Las personas *vata* necesitan hacer ejercicio, pero como su fisiología está corriendo en una caminadora todo el día, el ejercicio vigoroso también puede ser una carga para sus hormonas. Para apoyar al *vata*, es mejor hacer ejercicios suaves como caminar, yoga, taichi, estiramientos y pilates; evite correr.

Siga una dieta untuosa. La falta de grasa desequilibrará al *vata* muy rápidamente, así que llene su dieta de alimentos untuosos como leche caliente, *ghee*, aceite de oliva, frutos secos, semillas, aguacates y quesos frescos, como la ricota, el queso mozzarella fresco, el *paneer* y el requesón. La mayoría de mis pacientes evitan las grasas hasta la saciedad, lo que inutiliza gran parte de la función de su sistema endocrino y desequilibra el *vata* cada vez más.

Practique *abhyanga* (masajes diarios con aceite). Si su piel es clara, use aceite de oliva o de almendras en los meses más fríos y aceite de coco en los meses de verano; si su piel es más oscura, use aceite de sésamo en los meses de invierno y aceite de coco en verano. Aplíquese el aceite por todo el cuerpo, frotando las articulaciones en el sentido de las agujas del reloj y los huesos largos hacia abajo. Deje el aceite en el cuerpo al menos 20 minutos; después puede ducharse o dejárselo puesto si lo prefiere. Hágalo a diario si tiene tiempo y, si no, tantas veces a la semana como pueda. Mantener el cuerpo "untuoso" le ayudará aún más a mantener equilibrado este *dosha* tan seco en su cuerpo.

Coma alimentos calientes y cocinados. Evite los alimentos fríos y ligeros, como las ensaladas, que agravan al *vata*. Evite también los alimentos crudos, que constituyen todos los elementos del *vata*: fríos, secos, ligeros y ásperos.

Salga. Los elementos exteriores de la naturaleza son los elementos de *kapha*: la tierra y el agua; son los antídotos de los elementos espaciales y desecantes del *vata*. Por lo tanto, es imperativo que las personas *vata* intenten salir tan a menudo como sea posible para infundir estos elementos en su fisiología. La mayoría de las personas dirán que se sienten más tranquilas y duermen mucho mejor por la noche cuando han estado al aire libre durante el día, y eso se debe a la influencia que apoya y equilibra de la combinación *kapha* y *vata*, tierra y agua.

En los meses más cálidos, camine directamente sobre la tierra o la arena de la playa sin zapatos. Intente tener contacto directo con la naturaleza, ya que los electrones de la tierra tienen una enorme capacidad para conectar a tierra incluso a las personas *vata* más dispersas. De hecho, le recomiendo leer *Earthing: con los pies descalzos* de Clinton Ober, una obra con una gran cantidad de investigación y conocimiento sobre los beneficios de caminar descalzos sobre la tierra, ya que las suelas de goma de los zapatos impiden el flujo de esta energía vital hacia nuestros cuerpos.

Procure paz y tranquilidad. Las personas *vata* son sensibles a los sonidos; reduzca al mínimo el tiempo que pasa con gente ruidosa, eventos ruidosos, la televisión, etc., y diríjase hacia la paz y la tranquilidad. Rece, medite o simplemente disfrute de la soledad de la naturaleza para calmar su fisiología activa.

Manténganse caliente. El frío agrava al *vata*. Vístase siempre adecuadamente cuando haga frío y cúbrase siempre la cabeza, donde se encuentra un *subdosha vata* muy importante, el *prana vata*, que rige nuestros pensamientos.

Utilizar la piel para mantener el equilibrio durante la etapa vata de la vida

Nacemos en la etapa *kapha* de la vida. Esto significa que en los primeros años de la infancia los elementos del *kapha*, tierra y agua, son más prevalentes. Por eso los niños suelen tener mocos, tos y resfriados; su cuerpo está lubricando las articulaciones (*shleshaka kapha*; consulte la página 28), y esta lubricación puede llegar a los pulmones y los senos paranasales en forma de flema, por ejemplo.

Los años de la adolescencia hasta los veinte y los treinta componen la etapa *pitta* de la vida, cuando los elementos del *pitta*, fuego y agua, se vuelven más pronunciados en nuestra fisiología. Como el hígado, un órgano *pitta*, se calienta automáticamente, este calor puede extenderse a todo el cuerpo, lo que crea problemas relacionados con el *pitta*, reflejados en la piel como acné o en el temperamento, como brotes de ira (sí, incluso los antiguos *rishis* decían en sus textos que hay que tener paciencia con los adolescentes, ya que se vuelven irritables y malhumorados).

A medida que envejecemos, a partir de los cuarenta, el elemento *vata* se apodera de nosotros y provoca sequedad en las articulaciones, la piel, la boca, el tracto vaginal y otras zonas. Los miedos y las ansiedades pueden apoderarse de nosotros a medida que el *vata* de la mente (*prana vata*) se agrava. La osteoporosis puede aparecer haciendo que los huesos se vuelvan secos y quebradizos. La artritis inflige dolores terribles a medida que las articulaciones pierden su lubricación y se secan. Los ojos y la boca también pueden secarse. La sequedad de las paredes vaginales puede provocar dolor durante el coito. Los antiguos *rishis* de la India decían que la mejor manera de combatir el *vata* viciado y la sequedad que lo acompaña a medida que envejecemos es con un masaje diario con aceite. He aquí otro ejemplo de su sabiduría que deberíamos tener en cuenta.

Considere lo siguiente: la mayoría de los médicos holísticos recomiendan a sus pacientes tomar suplementos de aceites de pescado u otros, como el de onagra o linaza, por sus ácidos grasos omega-3 y otros nutrientes, pero no tienen en cuenta que estos aceites deben viajar a través de nuestro tracto digestivo, en particular el hígado y la vesícula biliar. El hígado tiene dificultades para digerir estas fuentes concentradas de grasas, y cuando entran en la vesícula aumentan el riesgo de formación de lo que se conoce como "lodo" biliar. Por lo general, la bilis tiene una consistencia acuosa; si se infiltran demasiadas grasas a la vez y se vuelve espesa, no puede fluir correctamente y pueden surgir numerosos problemas (consulte el capítulo 7 para más detalles). Cuando me formé con el doctor Mishra, a menudo oía a los pacientes preguntar: "¿Debo tomar aceite de pescado?". Él siempre respondía: "¡No! ¡Cómase el pescado!".

Los antiguos fueron sabios al señalar que estas grasas son buenas para nuestra salud cuando se consumen en cantidades moderadas como parte de nuestra dieta normal. Pero cuando necesitamos mayores cantidades de aceite, como ocurre en las últimas etapas de nuestra vida para equilibrar las tendencias *vata*, en lugar de ingerir demasiadas de una sola vez en forma de suplemento, sería mejor aplicarlas sobre la piel, lo que permite su absorción en el torrente sanguíneo y evita trastornos en nuestro sistema digestivo.

Recuerde que la piel es el órgano más grande del cuerpo; libera toxinas y también puede absorber casi todo lo que se le aplica. Piense que la piel es como un montón de boquitas: todo lo que pongamos en ella pasa directamente al torrente sanguíneo, ¡más rápido que si lo tragásemos! Esto puede ser negativo si aplicamos productos tóxicos para el cuidado de la piel. Sin embargo, por el lado positivo, muchos medicamentos e incluso hierbas pueden tomarse por vía transdérmica (es decir, a través de la piel).

En los últimos años, la investigación ha demostrado que la piel posee la capacidad de generar varias hormonas y sustancias con actividad similar a la hormonal y, de hecho, se está reclasificando como órgano endocrino. Estos descubrimientos dan un nuevo giro a nuestra comprensión del papel de la piel en los trastornos del organismo humano. En los últimos años se ha ido acumulado información que explica el papel de la piel en las funciones endocrinas, como la expresión y función de receptores hormonales específicos, la síntesis de hormonas y activación, inactivación y eliminación de las hormonas en células especializadas de la piel.

Dado que hoy en día se considera que la piel forma parte integral de la función endocrina adecuada, que la mayoría de las hormonas se producen a partir de los componentes de la grasa y que la salud de la tiroides depende de la salud del resto del sistema endocrino, sería muy beneficioso para los niveles hormonales y la tiroides dar a la piel las materias primas que necesita para producir hormonas mediante la aplicación de aceites. Esto es sobre todo cierto para las mujeres después de la menopausia. Se estima que la piel es responsable de la formación de 75 % del estrógeno en las mujeres antes de la menopausia y cerca de 100 % del estrógeno después de la menopausia.

Para quienes nos encontramos en la etapa *vata* de la vida, el masaje con aceite de forma regular, al menos de tres a cinco veces por semana, ayuda a mantener el cuerpo correctamente lubricado y así evita que el *vata* se desequilibre aún más, mitiga las ansiedades y el insomnio que pueden venir con el envejecimiento, por no hablar de la rigidez y el dolor articular.

....

El aceite de pescado huele mal . . .

El aceite de pescado es un fenómeno. No hay más que preguntar a sus defensores. Los aceites de pescado, uno de los suplementos más comunes hoy en día, están cargados de omega-3, que nuestro cuerpo necesita pero no puede producir; debemos ingerirlos con los alimentos. Se cree que los omega-3 son cruciales para el crecimiento y desarrollo normal del cerebro y la prevención de enfermedades cardiovasculares, algunos tipos de cáncer, trastornos del estado de ánimo y, dado su papel en la reducción de la inflamación, la artritis. Todo el mundo se ha subido al autobús del aceite de pescado: médicos, especialistas en medicina holística y nutricionistas.

Así que, aunque odio ser portadora de malas noticias, resulta que los aceites de pescado no son como los pintan. En contra de la intuición, a veces pueden causar los mismos problemas que se intenta prevenir con ellos.

Parte del problema se debe a que la mayoría de los datos sobre los beneficios de los omega-3 procedían de estudios que analizaban el consumo de pescado, no de suplementos de aceite de pescado. Ahora que los estudios se están centrando en examinar estos suplementos, los resultados son un tanto problemáticos.

En primer lugar, permítame desengañar a la gente de la noción de que ingerir perlas de aceite en dosis altas, en lugar de comer alimentos ricos en omega-3, es una buena idea. El consumo de aceite de pescado sobrecarga el sistema digestivo, sobre todo el hígado y la vesícula biliar. Y a medida que envejecemos, nuestra capacidad para absorber aceites disminuye debido a la menor producción de la enzima lipasa por parte del páncreas.

A continuación, observemos que muchos de los suplementos de aceite de pescado contienen metales pesados debido a procesos de purificación deficientes, mientras que otros están rancios; es decir, sus grasas están parcial o totalmente oxidadas. La luz, la exposición al oxígeno y el calor pueden contribuir al proceso oxidativo, lo que significa que el aceite se ha degradado porque el oxígeno del aire forma compuestos peligrosos llenos de radicales libres que causan efectos nocivos a largo plazo para la salud, como toxicidad orgánica (especialmente en el hígado), endurecimiento acelerado de las arterias y otras numerosas afecciones, como el cáncer.

En 2016 se demostró que los tres principales suplementos de aceite de pescado en Estados Unidos tenían niveles de oxidación hasta cuatro veces mayores que los niveles seguros recomendados. Y, de hecho, los estudios muestran ahora cómo aumentaron tanto las tasas de diabetes como las de cáncer en aquellos que tomaban aceites de pescado, incluyendo un aumento del triple de melanoma y mayores riesgos de cáncer de próstata y cáncer en las mujeres. Además, los estudios han demostrado que el consumo de estos suplementos no reduce los infartos de miocardio, los accidentes cerebrovasculares ni las muertes por cardiopatía, como se esperaba. Y un estudio de 2010 publicado en la revista *Journal of the American Medical Association* demostró que los suplementos de aceite de pescado tomados durante el embarazo no tienen ningún efecto sobre la depresión posparto y no ayudan a que los cerebros de los bebés se desarrollen más rápido. Por el contrario, un artículo publicado en 1992 por Wainwright *et al.* demostró que el desarrollo cerebral en realidad se ve frenado por las altas dosis de ácidos grasos omega-3 en los aceites de pescado.

Probablemente sea mejor concluir con los principios probados y verdaderos de la dieta: coma pescado y no asuma que si un poco de algo es bueno para usted, entonces más debería ser mejor. Al fin y al cabo, el pescado aporta mucho más que omega-3, también contiene zinc, aminoácidos y vitamina D, por nombrar algunos de sus numerosos nutrientes. Aislar un ingrediente "activo" en un alimento sacándolo de contexto con la naturaleza, en dosis mucho más altas que las que contenía el alimento original, es una práctica proveniente de la guía farmacéutica, que está destinada a producir efectos secundarios y toxicidad.

FACTORES ALIMENTARIOS QUE IMPIDEN LA CONVERSIÓN DE T4 EN T3

Como se describió en el último capítulo, la función tiroidea adecuada implica la conversión de T4 en T3, un proceso en el que tanto el hígado como la flora intestinal desempeñan un papel clave. Además, se necesitan los siguientes nutrientes para que se produzca esta conversión: yodo, hierro, magnesio, selenio, zinc y vitaminas A, B_{12} y D. Muchas personas tendrán carencias de estos nutrientes en algún momento de su vida y, por lo tanto, sufrirán alteraciones en su función tiroidea. Para evitarlo, preste atención a su dieta y asegúrese de consumir una variedad de alimentos que contengan los nutrientes necesarios para mantener una tiroides sana.

Yodo

El organismo no produce yodo, por lo que debemos ingerirlo en la dieta. No tome yodo sintético: es fácil sufrir una sobredosis y los niveles elevados de yodo pueden causar algunos de los mismos síntomas que la carencia de yodo, como bocio, inflamación de la glándula tiroides y cáncer de tiroides. Los niveles elevados de yodo también pueden reducir la síntesis de la hormona tiroidea e incluso hacer que la glándula tiroides produzca hormonas tiroideas en exceso, lo que crea hipertiroidismo.

Los alimentos ricos en yodo son la leche de vaca, el queso, los mariscos, los huevos, el pescado de agua salada, los arándanos y el yogur. Otra buena fuente son las verduras marinas obtenidas de la costa atlántica, como el *kombu* (alga *kelp*), el *arame*, el *hiziki* y el *wakame*; pruebe a cocinar con ellas una o dos veces por semana o espolvoree sus alimentos con un poco de alga *kelp* granulada unas cuantas veces a la semana. Sin embargo, no se exceda con las algas, ya que contienen cantidades tremendas de yodo natural.

Hierro

El hierro no solo es necesario para la conversión de T4 en T3, sino que los niveles bajos impiden el funcionamiento normal de la tiroides en general. Esto se debe a que el hierro transporta oxígeno a todas las células del cuerpo y la tiroides no puede funcionar correctamente si se le priva de cantidades adecuadas de oxígeno. Entre las buenas fuentes de hierro se encuentran los dátiles *Medjool*, las uvas pasas, las ciruelas pasas, los melocotones secos, los higos *Black Mission*, la remolacha cocida, la melaza negra y las verduras cocidas. Es habitual que el hierro esté bajo en una dieta vegetariana; si usted es vegetariano, debe esforzarse más por mantener altos sus niveles de hierro.

Si sus niveles de hierro son bajos y su médico le receta un suplemento de hierro, puede considerar la posibilidad de tomar un *bhasma* de hierro. Según los antiguos *rishis*, la molécula de hierro (y también la de otros minerales, como el zinc, el calcio y el sílice) era demasiado grande para entrar en las células, así que recomendaban quemar el mineral repetidamente hasta convertirlo en cenizas, y cada incineración disminuía el tamaño de la molécula hasta que se volvía lo bastante pequeña (alcanzaba el tamaño de una nanopartícula) como para entrar en las células. El mineral resultante, conocido como *bhasma*, se utiliza mucho en ayurveda y se dice que permite la absorción adecuada del mineral.

Magnesio

El magnesio no solo estimula la glándula tiroides para que produzca T4, sino que también interviene en la conversión de T4 en T3. Y, al mismo tiempo, puede prevenir la sobreproducción de hormonas tiroideas, lo que provoca hipertiroidismo. Casi todo el mundo en nuestro país tiene deficiencia de magnesio por varias razones: nuestro suelo está agotado; el cortisol liberado por las glándulas suprarrenales en períodos de estrés expulsa el magnesio del cuerpo; y todos los productos farmacéuticos agotan nuestras reservas corporales. Otras causas de la deficiencia de magnesio son el consumo excesivo de alcohol y azúcar, los fosfatos de los refrescos, el ácido fítico de las cáscaras de las semillas y el salvado de los cereales, y los oxalatos de alimentos como las verduras de hoja verde crudas (la cocción de las verduras permite que los oxalatos se evaporen, por lo que su consumo es seguro), el cacao y el té negro; el ácido tánico del té fija el magnesio y lo expulsa del organismo. Cuanto más bajos sean nuestros niveles de magnesio, más difícil será absorber el yodo, que puede afectar la función tiroidea. Los alimentos ricos en magnesio son las verduras cocidas, trigo, almendras, merey, melaza, trigo sarraceno, nueces pecanas, nueces, avellanas, centeno, coco, higos, melocotones, dátiles, berzas, aguacates, perejil, ciruelas pasas, semillas de girasol, cebada, pasas y batatas.

Selenio

La conversión de T4 en T3 no puede tener lugar sin una cantidad adecuada de selenio. Además, algunos investigadores sugieren que después del yodo, el selenio es probablemente el mineral más importante que afecta al funcionamiento de la tiroides y, de hecho, la tiroides contiene más selenio en peso que cualquier otro órgano. Tanto los niveles bajos como los excesivamente altos de yodo pueden alterar la función tiroidea, y el selenio puede proteger a la tiroides del daño causado por el yodo alto y también de cualquier daño oxidativo causado por las reacciones normales que se producen a diario cuando la glándula produce sus hormonas. El organismo no produce selenio, por lo que debe obtenerlo a través de la dieta. Dos nueces de Brasil al día bastan para cubrir la cantidad diaria recomendada de selenio. Otras fuentes son el atún de aleta amarilla, lenguado, sardinas, pavo, pollo, legumbres, frutos secos, semillas y huevos.

Zinc

El zinc es esencial para la síntesis de las hormonas tiroideas y, si es escaso, puede provocar hipotiroidismo. A la inversa, una función tiroidea baja puede crear una deficiencia de zinc, ya que las hormonas tiroideas son necesarias para una absorción adecuada del zinc. Buenas fuentes de zinc son los frijoles, frutos secos, pollo, ostras, cereales integrales y productos lácteos. Como en el caso del hierro, si desea tomar un suplemento de zinc, considere un *bhasma* de zinc para asegurar una absorción adecuada en las células.

Vitamina A

La vitamina A es necesaria para activar los receptores de la hormona tiroidea, y unos niveles bajos pueden deprimir la función tiroidea. Además, si los niveles de vitamina A son bajos, la pituitaria aumentará su producción de TSH, lo que puede provocar la inflamación de la tiroides y, al mismo tiempo, reducir su captación de yodo. Sin embargo, los investigadores advierten de que no todos los pacientes hipotiroideos deben aumentar su consumo de suplementos de vitamina A, ya que dosis elevadas pueden disminuir la función tiroidea. Lo mejor es obtener las vitaminas a través de la dieta, pero sin excederse. Algunas buenas fuentes de vitamina A son las zanahorias cocidas, calabaza amarilla, batatas, col rizada cocida, melocotones secos, mantequilla, el *ghee*, yemas de huevo y leche entera.

Vitamina B$_{12}$

De los pacientes hipotiroideos, 40 % presentan un déficit de vitamina B$_{12}$. Esta vitamina se encuentra en proteínas animales como el pollo, pavo, pescado, cordero, leche y productos lácteos, y huevos. B$_{12}$ es la única que no se encuentra en una dieta vegetariana; está presente en cantidades muy pequeñas en la tierra y las plantas, lo que lleva a algunos veganos a pensar que no tendrán problema en consumir estos alimentos como única fuente de vitamina B$_{12}$. Algunos dicen que ciertos alimentos como la espirulina, el alga *nori*, la levadura nutricional, el *tempeh* y la cebada forrajera son otras fuentes no animales de B$_{12}$, y que incluirlos en la dieta debería ser suficiente para prevenir una deficiencia, pero estas afirmaciones no han demostrado ser ciertas. La única forma en que los veganos (que no consumen ninguna proteína animal) pueden obtener una cantidad adecuada de B₁₂ es tomando suplementos o comiendo cereales enriquecidos con esta vitamina. El ayurveda no es partidario de tomar suplementos ya que carecen de prana, e intenta convencer a sus pacientes vegetarianos para que incorporen tipos específicos de productos lácteos, como veremos en los próximos capítulos. Si esto no es una opción para usted, entonces debe tomar un suplemento de B₁₂ y comer alimentos fortificados con B₁₂.

Vitamina D

La mejor forma de asegurarse de recibir la cantidad adecuada de vitamina D es la exposición al sol; la absorción de los rayos UVB por la piel desencadena la producción de vitamina D. El problema es que la mayoría de nosotros no tomamos suficiente sol o, cuando lo hacemos, utilizamos protección solar.

Puede obtener vitamina D a través de la dieta pero, de nuevo, por varias razones descritas a lo largo de este libro, no recomiendo alimentos enriquecidos con versiones sintéticas. En su lugar, busque alimentos que la contengan de forma natural. Una ración de 85 gr. de caballa o salmón le proporcionará 90 % de la ingesta diaria recomendada. Los arenques son otra buena opción; tienen altos niveles de vitamina D porque se alimentan de plancton (que poseen la vitamina en abundancia). Las sardinas son una de las mejores fuentes dietéticas de vitamina D; una pequeña ración contiene 101 % de la ingesta diaria recomendada. Otras buenas fuentes son el atún, la trucha y el bagre. Un huevo proporciona 21 % y una taza de leche cruda 24 % de la ingesta diaria recomendada. Esta vitamina también se encuentra en el *ghee*.

Durante los meses de invierno, cuando no se puede exponer la piel a la luz solar, recomendamos el uso de vitamina D transdérmica aplicada como una capa fina en los antebrazos dos veces al día. Más adelante trataremos en detalle por qué no se recomienda tomar suplementos orales de vitamina D.

DESNUTRICIÓN

La glándula tiroides, como cualquier glándula u órgano del cuerpo, depende de un suministro constante de nutrientes. Sin embargo, muchos de nosotros sufrimos de falta de alimentación adecuada, lo que inhibe el buen funcionamiento de nuestro cuerpo y mente.

Se preguntará, ¿cómo es posible que los estadounidenses estén desnutridos? Disponemos de más que suficientes alimentos, a diferencia de nuestros antepasados que pasaban largos períodos de hambre. De hecho, los Centros de Control de Enfermedades del país informan que más de dos tercios (68,8 %) de los adultos tienen sobrepeso, más de un tercio (35,7 %) se consideran obesos, y más de 1 de cada 20 (6,3 %) padece obesidad extrema.

La industrialización de los alimentos y la llegada del procesado explican esta emergencia sanitaria nacional. Muchos alimentos son despojados de sus nutrientes y cargados de productos químicos para aumentar su vida útil. Muchos contienen aceites vegetales parcialmente hidrogenados, que son similares al plástico en su composición química y provocan una grave obstrucción de las arterias. Se ha demostrado que los colorantes artificiales provocan numerosos cánceres. Los edulcorantes artificiales pueden quemar la vaina de mielina (la cubierta del tejido nervioso) y dañar el delicado tejido cerebral y nervioso.

La producción industrial de alimentos infringe las leyes básicas de la naturaleza y se burla de las directrices nutricionales. Como aconsejaban los antiguos médicos de la India, para tener valor, todos los alimentos deben conservar su energía pránica. Es esta vibración la que da a las células el impulso para realizar todas sus funciones metabólicas y la capacidad de comunicarse entre sí. Cuanto más se procesa y más tiempo pasa en el estante, menos valor nutritivo y energía pránica conserva. Así pues, cualquier alimento que venga en una caja, lata, congelado o procesado y envasado de cualquier otra forma para durar mucho tiempo contiene menos "energía vital" que los alimentos frescos y, en última instancia, contribuye a la desnutrición.

El ayurveda también se ocupa de la absorción de los alimentos, es decir, de si nuestro cuerpo puede descomponerlos como es debido en el tracto digestivo y hacerlos circular por el torrente sanguíneo y las células. Si nuestra digestión es débil, no se producirá una absorción completa. El dicho "somos lo que comemos" no es del todo correcto; en cambio, podemos decir: "somos lo que asimilamos". Por esta razón, cuando veo a nuevos pacientes, una de las primeras cosas que evalúo y trato es la digestión.

También hay que tener en cuenta la dieta del paciente. Algunos alimentos son demasiado pesados para ser absorbidos por las células, como la mantequilla de maní y otras mantequillas de frutos secos, quesos curados, carnes rojas, productos de soya, semillas de chía, semillas de cáñamo, semillas de calabaza, hongos, calabazas de invierno y los alimentos fritos. Como los estadounidenses tienen predilección por comer estos alimentos que obstruyen los canales sanguíneos, muchas personas se exceden y siguen dietas no nutritivas en sus intentos por aligerar su dieta. Un ejemplo es la popular dieta vegana.

Los antiguos médicos de la India que escribieron los libros sobre ayurveda aconsejaban comer algo de un animal en cada comida. ¡Y esto proviene de una tradición de vegetarianismo estricto!

Los *rishis* señalaron que no es necesario ser vegetariano para mantener la salud. Sin embargo, dijeron que, si se va a comer carne, hay que limitarse a las carnes más ligeras que pueden entrar en las células y no obstruir los delicados microcanales: carnes como el pollo, pavo, pescado, cordero y conejo. Incluso prescribían recetas de caldo de huesos para alimentar a pacientes muy enfermos. Como alternativa o suplemento a la carne, recomendaban productos lácteos como leche caliente, yogur, suero de leche, *takra* (otro tipo de suero de leche) y quesos frescos cuajados como *paneer*, ricota, mozzarella, requesón y queso de granja.

La dieta vegana excluye todas las proteínas animales y se basa únicamente en frutas, verduras, cereales y legumbres. La falta de proteínas, vitamina B12 y calcio puede provocar, respectivamente, caída del cabello, depresión y debilitamiento óseo.

Mara Kahn, autora de *Vegan Betrayal: Love, Lies, and Hunger in a Plants-Only World*, señala: "No parece haber una sola población de tamaño significativo en la historia que haya sobrevivido con una dieta exclusivamente vegetal". Kahn, periodista, pasó seis años investigando la historia del vegetarianismo. En su libro detalla la diferencia entre una dieta vegetariana equilibrada y una dieta vegana agotadora. Escribe lo siguiente: "El vegetarianismo tiene una historia muy larga y noble con resultados comprobados para la salud. Sin embargo, el veganismo… es una dieta sin historia cuyos beneficios para la salud no se han comprobado".

No solo no se han comprobado, sino que clínicamente puedo dar fe de que los cientos de veganos que veo están demasiado enfermos y débiles. A veces, después de haber subsistido con la pesada dieta estadounidense estándar durante años, la transición al veganismo les da una nueva sensación de ligereza. Sin embargo, una vez que sus reservas de proteína y B_{12} se agotan (por lo general en dos años), su salud empieza a decaer.

Aún peor es una dieta de alimentos crudos. Mis pacientes que han seguido esa dieta se muestran incluso más enfermos que los veganos. Es una dieta demasiado fría y ligera, lo que agrava al *dosha vata*. Como los desequilibrios del *vata* pueden afectar a la mente, estos pacientes pueden volverse dispersos (el *vata* es el elemento del espacio y el aire), deprimidos, hiperactivos (si el *vata* está demasiado alto, la mente se mueve demasiado rápido) y ansiosos.

El argumento a favor de una dieta de alimentos crudos es que cocinar los alimentos mata sus enzimas. Lo que esta afirmación no tiene en cuenta es la absorción celular. Las fibras de las verduras crudas no se pueden masticar lo suficiente como para absorberlas; es necesario cocinarlas para ablandar las fibras y facilitar la absorción. Añadir especias mejora la digestión y los componentes del *ghee* (mantequilla clarificada) deslizan el alimento a través de la pared celular y hacia el interior de la célula. Recuerde que todas las paredes celulares de su cuerpo están hechas de colesterol, al igual que el *ghee*, por lo que este es un excelente vehículo para llevar los alimentos al interior de la célula, lo que aumenta la absorción de nutrientes y evita la desnutrición.

Para reiterar, aunque el proceso de cocción puede matar algunas de las enzimas, el resultado neto es una absorción mayor que cuando los alimentos están crudos.

En el capítulo 8 se explicará con más detalle la dieta adecuada.

INFLAMACIÓN

La inflamación es otro factor que impide la conversión de T4 en T3 e inhibe el transporte de T3 a las células. He leído numerosos libros de salud, tanto convencionales como holísticos, donde la inflamación se identifica como la causa subyacente de casi todas las enfermedades. Esto es cierto; sin embargo, de lo que casi nadie habla es de qué causa la inflamación y qué hacer al respecto.

A lo largo de mi formación con el doctor Mishra, una cosa quedó cada vez más clara: para gozar de una salud óptima, debemos mantener el buen funcionamiento del hígado y la proliferación de bacterias beneficiosas en el intestino. Sin embargo, en nuestra sociedad moderna, con el uso excesivo y crónico de productos farmacéuticos y una dieta altamente procesada, el hígado y el intestino sufren y, como resultado, están en la raíz de la inflamación que desencadena muchas de nuestras dolencias.

El hígado desempeña cientos de funciones en nuestro organismo. Entre otras muchas cosas, controla el azúcar en la sangre; trabaja más que ningún otro órgano para desintoxicar el cuerpo; segrega bilis, que ayuda en el metabolismo de las grasas como el colesterol y los triglicéridos; fabrica proteínas para la coagulación de la sangre; regula nuestra digestión; metaboliza hormonas; y fabrica sangre a partir de los alimentos que ingerimos. Es el órgano interno más pesado y grande del cuerpo humano.

Todo lo que ingerimos tiene que ser escaneado por el hígado, ya que es trabajo del hígado filtrar la sangre procedente del tracto digestivo antes de que se distribuya al resto del cuerpo. Como resultado, casi todos los estadounidenses tienen alguna debilidad en el hígado debido a la dieta altamente procesada con la que nos hemos criado y al uso excesivo de productos farmacéuticos. El documental de Jeff Hays, *Doctored*, explica que, si bien los estadounidenses conformamos solo 5 % de la población mundial, consumimos la increíble cifra de 50 % de todos los fármacos. La combinación de una dieta llena de productos químicos y el uso excesivo de productos farmacéuticos ha creado una enorme toxicidad y sobrecargado el hígado.

Cuando el hígado está saturado de toxinas ácidas, acaba recalentándose. Este sobrecalentamiento se convierte en una enorme fuente de inflamación: como el hígado produce sangre a partir de los alimentos que ingerimos, la sangre también empieza a recalentarse y, a medida que esta sangre caliente circula, todo el cuerpo puede sufrir las consecuencias de este calor. De este modo, la toxicidad hepática se convierte en la fuente inicial de la inflamación crónica que crea la base de muchas enfermedades.

Es muy importante comprender este punto, porque la medicina moderna solo controla la función hepática a través de análisis de sangre, para ver si hay niveles elevados de las enzimas hepáticas AST (o SGOT) y ALT (o SGPT). Por lo general, estas enzimas se encuentran más que todo en las células hepáticas y, en menor medida, en las células musculares. Si el hígado se lesiona o se daña, estas enzimas pasan a la sangre, lo que eleva los niveles de AST y ALT en sangre y señala una enfermedad hepática completa.

Sin embargo, los niveles de estas enzimas solo se elevan cuando el daño hepático es grave. El momento más eficaz para intervenir es mucho antes de que eso ocurra, cuando el hígado solamente está sobrecargado de toxinas y recalentado. Un médico ayurvédico utiliza el diagnóstico del pulso para hacer esta evaluación. Comenzamos el tratamiento siempre que encontramos algún problema en el pulso del hígado (*ranjaka pitta*).

La segunda fuente de inflamación crónica en el cuerpo es la falta de bacterias beneficiosas en el intestino. Estas bacterias beneficiosas son delicadas y pueden desaparecer fácilmente por un exceso de estrés, jugos digestivos ácidos y numerosos fármacos como antibióticos, píldoras anticonceptivas, antiácidos, AINEs y esteroides. Una vez que estas bacterias beneficiosas mueren, los microorganismos patógenos pueden instalarse y proliferar en el intestino.

Este estado de infección en el intestino, ya sea causada por *Candida albicans* (la infección más común y extendida), sobrecrecimiento bacteriano del intestino delgado (SBID), parásitos u otras bacterias, crea inflamación como un subproducto del asalto del sistema inmune a los patógenos.

Tanto las toxinas ácidas en el hígado como la infección en el intestino crean las condiciones para la inflamación sistémica. Y es esta inflamación la que puede impedir la conversión de T4 en T3 y la entrada de T3 en las células. Consulte la sección "Las tres partes del sistema inmunológico", capítulo 5, página 99, para más información sobre cómo cuidar el hígado y el intestino.

ProTren: mi probiótico favorito

Casi todo el mundo conoce el importante papel que desempeñan las bacterias beneficiosas para la salud. Sin embargo, lo que la mayoría de la gente no sabe es que casi todos los cultivos probióticos del mercado son ineficaces. En los primeros años de mi consultorio, recomendaba a los pacientes que compraran un buen probiótico en su tienda de alimentos saludables para tratar su disbiosis (una infección intestinal provocada por la falta de bacterias beneficiosas). Sin embargo, en casi todos los casos la infección persistía. Obtuve los mismos resultados cuando los pacientes consumían yogures probióticos de buena calidad o los preparaban ellos mismos.

En 1992 se produjo un punto de inflexión en mi consultorio. Asistí a un seminario en el que un médico europeo pasó varios días mostrándonos cultivos probióticos comerciales con un microscopio muy caro. Nos quedamos asombrados al comprobar que los cultivos de los productos de todas las marcas eran deficientes. Solo una marca superó la prueba: ProTren Intelligent Probiotics. Cuando me puse en contacto con la marca, me dijeron que es bastante difícil procesar un probiótico sin destruir los cultivos activos y que, a menos que la empresa indique en la etiqueta del producto "potencia 100 % garantizada", lo más probable es que muchos de los cultivos vivos hayan muerto durante el procesado.

Desde que empecé a recomendar los probióticos ProTren, a mis pacientes les ha resultado bastante fácil superar las infecciones intestinales crónicas. Por ejemplo, el crecimiento excesivo de la levadura *Candida albicans*, que normalmente tardaba uno o dos años en erradicarse, ahora tardaba dos meses.

El doctor Mishra y yo también experimentamos con varios cultivos de yogur y tratamos de elaborarlo de acuerdo con las estrictas normas ayurvédicas para su uso como probiótico. Los antiguos médicos decían que el yogur no debía saber demasiado ácido porque la acidez podía destruir las bacterias beneficiosas. Probamos varias marcas en tiendas naturistas, pero ninguna cumplía estas normas. Intentamos hacer yogur con varios fermentos, pero tampoco tuvimos éxito.

Sin embargo, cuando utilizamos el iniciador de yogur de ProTren, encontramos lo que buscábamos. El yogur era del tipo recomendado en los textos antiguos: de sabor muy alcalino y lleno de la esencia vital de los cultivos de bacterias beneficiosas. Hasta el día de hoy vendo este yogur en nuestro consultorio. Les indico a mis pacientes que lo utilizan para hacer yogur probiótico que lo coman solo a mediodía, cuando la digestión está en su punto álgido, ya que los lácteos fríos forman mucha mucosidad. También les enseño a preparar bebidas con el yogur, incluido un *lassi* medicinal: combinar 1/4 de taza de yogur casero con 3/4 de taza de agua, añadir una pizca de comino molido, unas hojas de cilantro fresco, batir bien y beber a sorbos entre bocado y bocado. También recomiendo colar el yogur en una estopilla, dejarlo escurrir en un cuenco durante la noche en el refrigerador y beber este suero del yogur en el almuerzo.

Puede que hoy en día haya otras marcas que puedan garantizar sus cultivos probióticos activos, pero para estar segura sigo utilizando ProTren, ya que sé con certeza que funciona.

TOXICIDAD

El ayurveda define cuatro tipos de toxinas:

- *Ama,* que proviene de la digestión incorrecta de los alimentos y de la mala absorción en las células.
- *Ama visha,* que surge de la fermentación del *ama* en nuestros canales.
- *Gara visha,* que procede de xenobióticos ambientales que se acumulan en el cuerpo.
- *Indravajraabhijanya visha,* que proviene de la radiación electromagnética.

La glándula tiroides es sensible a todas ellas.

Enseñamos a nuestros pacientes métodos específicos para eliminar cada tipo de toxina (vea más abajo). En este libro no voy a hablar de los protocolos de desintoxicación más fuertes, como la forma de realizar el *panchakarma* (la principal limpieza ayurvédica) en casa, ya que es importante que los pacientes sean supervisados por sus médicos para asegurarse de que están aplicando correctamente sus protocolos de desintoxicación, que son diferentes para cada paciente. La limpieza por cuenta propia, sin el conocimiento suficiente del proceso de desintoxicación, puede acabar por ser contraproducente, sobre todo si se extraen las toxinas con demasiada rapidez o de forma desordenada. Esto puede provocar la ruptura de los delicados microcanales del cuerpo, que tienen que transportar las toxinas desde los tejidos más profundos hacia el exterior a través de los canales de las heces, la orina y el sudor.

No recomendamos la desintoxicación para los niños, ya que están en la etapa de la vida en la que están construyendo sus cuerpos y necesitan más nutrición y cuidados. Tampoco a mujeres embarazadas o en período de lactancia, ya que las toxinas pueden pasar al torrente sanguíneo y a la leche materna, lo que afecta de forma negativa al bebé.

Ama

Todos los órganos del sistema digestivo (estómago, hígado, vesícula biliar, páncreas) crean lo que se llama nuestro "fuego digestivo": la energía y los mecanismos por los que los alimentos se transforman y se "cocinan" una vez que entran en el tracto digestivo. Si su llama es demasiado baja (lo que puede detectarse en el pulso), será difícil digerir los alimentos e incluso puede formarse *ama* a partir de alimentos sanos. Y algunos alimentos son demasiado densos o pesados para digerirlos y asimilarlos bien, como la leche fría, helado y yogur congelado, quesos curados, productos de soya sin fermentar (tofu, *edamame*, leche de soya), ternera y otras carnes rojas, cerdo, jamón, salchichas, tocineta, perros calientes, fiambres procesados y mantequillas de frutos secos (de maní, almendras, girasol). Si comemos alimentos pesados en un momento en que nuestro fuego digestivo se está apagando, no los digerimos muy bien. Nuestra llama interna imita al sol: por la mañana, nuestro fuego digestivo comienza a encenderse; al mediodía, cuando el sol está en lo más alto del cielo, nuestro fuego digestivo está en su punto álgido y es más capaz de digerir y asimilar los alimentos; y cuando el sol se pone, nuestra llama digestiva también se apaga (por eso es mejor no comer alimentos pesados a primera o última hora del día).

Cuando la comida se atasca en nuestro "canal" digestivo (como llamaban los antiguos médicos al tracto conformado por el esófago, estómago e intestinos delgado y grueso) el cual transporta los alimentos después de tragarlos, se forma el *ama*. Ya sea debido a una digestión débil o a una comida pesada, el *ama* provoca una mala absorción de los nutrientes en las células. Cuando el *ama* se asienta en el canal digestivo, obstruyéndolo, puede provocar que los canales subsiguientes también se obstruyan, como los senos paranasales o conductos auditivos, y puede generar infecciones. Cuando nos sonamos la nariz o tosemos con mucosidad, vemos al *ama* mezclado con la mucosidad.

Una forma de saber si ha hecho *ama* con la comida que acaba de ingerir es si se siente cansado después de comer. Otros buenos indicadores son la rigidez corporal, pereza, incluso depresión, ya que el *ama* obstruye e impide el flujo normal de fluidos por todo el cuerpo. Y por último, una capa blanca en la lengua indica que está produciendo *ama* a partir de la comida.

El *ama* es una toxina fría y, para eliminarla, se suele recurrir a tratamientos térmicos como el té caliente con miel y especias cálidas como el jengibre y pimienta negra. Hay muchas recetas para eliminar el ama de los canales, y esta es una de mis favoritas: una buena receta para hacer cuando se sienta denso, pesado, agobiado, perezoso, rígido y adolorido.

ॐ *Té para desintoxicar el ama*

Hervir 1 litro de agua durante 5 minutos y, a continuación, verter el agua caliente en un termo aislante de acero inoxidable. Añadir 2 vainas de cardamomo verde, 2 rodajas finas de raíz de jengibre, 2 granos de pimienta negra, 1 baya de pimienta de Jamaica entera, 1 clavo y 1 trozo de canela en rama de poco más de un centímetro. Cerrar el termo y dejar que las especias reposen durante 20 minutos. Empiece a beber poco, tanto como desee cada vez, durante las 4 horas siguientes. Después de 4 horas, las hierbas perderán su eficacia.

Ama visha

Cuando el *ama* se atasca en nuestro canal digestivo, empieza a fermentar y se convierte en *ama visha*. *Visha* significa "veneno"; *ama visha* es mucho más peligroso que *ama*, ya que es ácido y puede penetrar profundamente en el cuerpo, creando erupciones cutáneas, inflamación, enfermedades autoinmunes y cáncer.

El *ama visha* es una toxina muy caliente, por lo que hay que extraerla utilizando especias y hierbas refrescantes. He aquí una receta.

ॐ Té para desintoxicar el ama visha

Hervir un litro de agua durante 5 minutos y verter el agua caliente en un termo aislante de acero inoxidable. Añadir $^1/_2$ cucharadita de semillas de cilantro enteras, $^1/_2$ cucharadita de corteza de olmo rojo y $^1/_4$ de cucharadita de raíz de regaliz deglicerizada. Cerrar el termo y dejar reposar 20 minutos; después, beber a sorbos durante las 4 horas siguientes.

La semilla de cilantro en este té sacará el *ama visha* y lo dirigirá a la orina y lejos de la piel. El olmo rojo y el regaliz lubricarán los canales para que no se rompan ni se inflamen cuando se libere esta toxina caliente. Si se extrae el *ama visha* bruscamente sin dirigirlo hacia las heces y la orina, puede causar una erupción en la piel, en especial si se utilizan hierbas y especias cálidas (jengibre, pimienta, cayena) para extraerlo. He tenido varios pacientes con una sobrecarga de *ama visha* que han hecho la clásica limpieza de jarabe de arce y pimienta de cayena para intentar eliminarlo; como podrá imaginar, esta limpieza es muy caliente y les ocasionó una erupción cutánea que tardó varias semanas en resolverse.

Gara visha

Mientras que el *ama* y el *ama visha* se forman a partir de la combinación inadecuada de alimentos dentro del cuerpo, el *gara visha*, el tercer tipo de toxina, procede de xenobióticos ambientales como la contaminación atmosférica, pesticidas, productos farmacéuticos y nutracéuticos, edulcorantes artificiales, aditivos y conservantes de los alimentos y los productos sintéticos para el cuidado de la piel. Estas toxinas pueden llegar a niveles profundos del organismo, incluida la médula ósea, y desencadenar enfermedades autoinmunes y cáncer.

El *gara visha* tiene una naturaleza ácida y caliente, y, al igual que *ama visha*, puede causar erupciones en la piel al salir por las glándulas sudoríparas, por lo que hay que tener mucho cuidado al extraerlo, ya que puede romper los canales fisiológicos en su camino hacia el exterior a través de las heces, la orina y el sudor. La siguiente receta de té es una buena forma de desintoxicar el *gara visha*; las hierbas que contiene son suaves con el hígado, alejan las toxinas de la piel y lubrican los canales que las expulsan.

✑ Té para desintoxicar el gara visha

Hervir 1 litro de agua durante 5 minutos y verter el agua caliente en un termo aislante de acero inoxidable. Añadir $1/4$ de cucharadita de hoja de albahaca seca (o 3 hojas de albahaca fresca), $1/4$ de cucharadita de semillas de cilantro enteras, $1/4$ de cucharadita de *guduchi*, $1/4$ de cucharadita de raíz de malvavisco, $1/4$ de cucharadita de hoja de *neem*, $1/4$ de cucharadita de menta seca (o 3 hojas de menta fresca), $1/4$ de cucharadita de raíz de zarzaparrilla india, $1/4$ de cucharadita de corteza de olmo rojo y 2 capullos de rosa orgánica.

En este té, el *guduchi* extrae las toxinas de la médula ósea y tejidos profundos (consulte la página 111 para más información sobre esta hierba). El cilantro se utiliza para dirigir estas toxinas muy calientes hacia la orina; la raíz de zarzaparrilla india limpia los tejidos grasos (donde se almacenan los productos químicos desagradables); la hoja de *neem* se utiliza para purificar el hígado y la sangre; y la raíz de malvavisco y el olmo rojo protegen y lubrican los canales para evitar su ruptura a medida que salen estas toxinas muy calientes. Los capullos de rosa se utilizan para mantener fresca la fórmula.

El flúor y la tiroides

El flúor es un subproducto de las industrias del aluminio y fertilizantes que se vende a las ciudades estadounidenses para fluorar el suministro de agua. Es una potente neurotoxina que puede tener efectos devastadores en la tiroides y, entre otras cosas, se ha demostrado que disminuye el cociente intelectual en los niños.

En la década de 1930, el flúor se utilizaba como medicamento para controlar una tiroides hiperactiva. Este desplaza al yodo en la glándula tiroides, disminuyendo la producción de hormonas tiroideas. Sus efectos fueron tan potentes que muchos pacientes sufrieron una pérdida completa de la función tiroidea y tuvieron que interrumpir el tratamiento.

A pesar de los numerosos artículos publicados que demuestran los efectos perjudiciales del flúor, Estados Unidos sigue añadiendo flúor a los suministros municipales de agua que llegan a 211 millones de estadounidenses; es decir, a más de 67 % de la población. En el Reino Unido, unos 6 millones de personas reciben agua fluorada; investigadores británicos creen que 15.000 personas pudieran padecer hipotiroidismo en el Reino Unido como consecuencia de ello. Numerosos países han dejado de fluorar su agua; entre ellos, Alemania, Suecia, Japón, Países Bajos, Finlandia e Israel.

En 1958, los doctores Galetti y Joyet publicaron un estudio en la revista *Journal of Clinical Endocrinology and Metabolism* que demostraba cómo el flúor puede ralentizar la función tiroidea. A los pacientes de su estudio se les administraron 2 miligramos de flúor al día, lo que resultó ser suficiente para disminuir su actividad tiroidea. Hoy en día, en comparación, si usted bebe agua del grifo fluorada, ¡está ingiriendo más de 6 miligramos de flúor al día! No es de extrañar que muchas personas señalen el uso de agua fluorada como un factor que contribuye a la reciente epidemia de hipotiroidismo.

En las células grasas se acumula 50 % del flúor que ingerimos, lo que altera poco a poco las reacciones bioquímicas normales del organismo y provoca cambios anormales en las proteínas del cuerpo. Esto a su vez hace que el sistema inmunológico produzca anticuerpos para destruir estas proteínas anormales, lo que en última instancia puede conducir a una reacción autoinmune en la glándula tiroides, ya sea tiroiditis de Hashimoto o enfermedad de Graves. La primera provoca una tiroides hipoactiva, o hipotiroidismo, y la segunda provoca una tiroides hiperactiva, o hipertiroidismo.

Las investigaciones recientes que relacionan el consumo de agua fluorada con problemas de tiroides están bien documentadas. Este es responsable, de manera directa o indirecta, de dañar las células de la glándula tiroides, alterar la conversión de T4 en T3 e imitar la TSH. También puede impedir la captación de hormonas tiroideas en los receptores de todas las células del cuerpo e impedir la producción de TSH de la glándula pituitaria (recuerde, es la TSH, u hormona estimulante de la tiroides, la que da a la glándula tiroides la señal para producir más hormonas).

Los desórdenes tiroideos se han disparado en las dos últimas décadas, con un aumento de 75 % en el hipotiroidismo neonatal, que ahora afecta a 1 de cada 2.370 nacimientos. Estadísticas similares son válidas para las poblaciones de más edad.

El flúor puede encontrarse en el agua del grifo, la pasta de dientes, los pesticidas utilizados en la agricultura, los productos dentales y muchos otros productos domésticos. Por lo tanto, asegúrese de que el agua potable, pasta de dientes y otros productos que use no contengan flúor; compre alimentos orgánicos en la medida de lo posible.

Metales pesados

La glándula tiroides es sensible a todas las toxinas. Sin embargo, el mercurio, un metal pesado, es problemático porque su estructura es muy similar a la del yodo, que la tiroides necesita para producir hormonas. Si la tiroides comete el error de absorber mercurio en lugar de yodo, no será capaz de producir suficientes hormonas y este podría causar una reacción autoinmune, ya que el mercurio es una de las toxinas químicas más mortíferas conocidas por la humanidad.

Asimismo, el mercurio se considera una toxina extremadamente caliente, que atraviesa los siete tejidos justo al entrar en el cuerpo y se instala en la médula ósea, alterando allí su funcionamiento. De hecho, es bastante fácil sentir esta alteración en el pulso de un paciente que experimenta toxicidad por mercurio.

Las terapias actuales de quelación utilizadas en la medicina convencional para eliminar de la sangre metales pesados como el mercurio incluyen inyecciones intravenosas de EDTA (ácido etilendiaminotetraacético), un aminoácido. Otro agente quelante común actualmente en uso es el DMPS (ácido 2,3-dimercapto-1-propanosulfónico). Dado que ambos se fabrican de manera sintética, tienen efectos tóxicos; entre los más comunes se encuentran la sensación de ardor en el lugar de la inyección, fiebre, dolor de cabeza, náuseas y vómitos. También existe la posibilidad de que se produzca un fallo cardíaco potencialmente mortal, un descenso repentino de la tensión arterial, niveles anormalmente bajos de calcio en sangre, daños renales permanentes y depresión de la médula ósea.

El ayurveda utiliza hojas frescas de cilantro para la quelación del mercurio y otros metales pesados sin los efectos secundarios y la toxicidad de los agentes quelantes sintéticos. Existen numerosos estudios que demuestran la eficacia del cilantro para extraer estos compuestos altamente tóxicos.

De hecho, el cilantro es tan potente en la eliminación de metales pesados que solo hacen falta unas cucharadas al día, consumido fresco, para un efecto de gran alcance. Si se emplea el cilantro para la desintoxicación, hay que asegurarse de consumir alimentos que aglutinen los metales pesados que se estén quelando y los lleve al intestino. Buenos aglutinantes son el quimbombó, la raíz de taro, el arrurruz y la cebada. El rábano *daikon* y los espárragos sirven para dirigir las toxinas hacia los riñones. El té de desintoxicación del *gara visha* de la página 68 también será útil para liberar toxinas de forma segura.

Indravajraabhijanya visha

Indravajraabhijanya visha, el cuarto tipo de toxina, proviene de los campos electromagnéticos (CEM) y la radiación emitida por cosas tales como teléfonos celulares, computadoras, rayos X, torres de telefonía celular y señales de wifi. Como se ya mencionó, los CEM se mezclan con el prana y llegan a todos los órganos, glándulas y sistemas a través de los canales vibratorios. Dado que es el prana el que da a las células su inteligencia para realizar sus funciones, este tipo de toxina puede causar cáncer ya que las funciones celulares se alteran. De hecho, es bien sabido que la radiación electromagnética es una causa común de cáncer de tiroides.

El mundo natural es en sí mismo el mejor remedio y la mejor barrera contra la toxicidad de los CEM. He aquí varios consejos para las personas que se exponen diariamente a este tipo de radiación:

- Túmbese directamente en la arena de la playa durante media hora siempre que pueda. La arena absorberá los CEM de su cuerpo.
- Camine descalzo directamente sobre la tierra.
- Siéntese con la espalda contra los árboles, ya que su corteza es capaz de extraer la radiación de su cuerpo.
- Camine bajo la luz de la luna.
- La albahaca se emplea para eliminar la radiación electromagnética. Pruebe a arrancar hasta tres hojas de albahaca fresca y ponerlas en el agua que bebe durante el día, o ponga un puñado de hojas de albahaca fresca en una tina con agua caliente y sumérjase en ella durante veinte minutos, tres veces por semana.

- Coloque plantas alrededor de su computadora para absorber parte de los CEM.
- Salga a la naturaleza, donde el prana es puro, siempre que pueda.

Seis verduras empleadas en la desintoxicación

En el ayurveda se suelen consumir seis verduras para la desintoxicación: el rábano *daikon* blanco o rábano japonés y los espárragos, que limpian los riñones; la calabaza *loki* y el melón amargo, que limpian el hígado; y la raíz de taro y el quimbombó, que atrapan las toxinas y las dirigen hacia el intestino.

- **Rábano *daikon* blanco o rábano japonés:** se parece a una zanahoria, pero más grande; para cocinarlo, pélelo y trocéelo como una zanahoria.
- **Espárrago:** es el mismo que se encuentra en los supermercados convencionales.
- **Calabaza *loki*:** disponible en mercados asiáticos o indios; para cocinarla, pélela y córtela en trozos de 2½ centímetros.
- **Melón amargo:** disponible en los mercados indios; córtelo en rodajas, cocínelo y deseche las semillas internas; coma la cáscara.
- **Raíz de taro:** parece un coco alargado por fuera; para cocinarla, pélela y trocéela como una papa.
- **Quimbombó:** se puede encontrar en muchos supermercados convencionales. Córtelo en rodajas finas.

Puede añadir estas seis verduras a una sopa de frijoles *mung dahl* partidos llamada *kitcheree*. Los frijoles *mung dahl* partidos son básicamente frijoles chinos a los que se les ha quitado la cáscara exterior dura y se han cortado por la mitad para facilitar su digestión y asimilación. Para mejores resultados, intente encontrar *mung dahl* partido orgánico. Puede preparar esta sopa de lentejas tres o más veces a la semana, según lo perezoso, fatigado y rígido que se sienta (todos ellos signos de toxicidad). Hay cientos de recetas de sopas de frijoles; esta es una de las más comunes para la desintoxicación.

🕉 Kitcheree para la desintoxicación

Una taza de verduras desintoxicantes (de la lista anterior), cortadas en trozos grandes

2 a 3 puñados de frijoles *mung dahl* partidos orgánicos

2 a 3 puñados de arroz *basmati* blanco orgánico (opcional)

1 cucharadita de *ghee*

3 pizcas de sal

2 pizcas de cilantro molido

2 pizcas de comino molido

2 pizcas de hinojo molido

2 pizcas de cúrcuma molida

Pimienta negra recién molida, al gusto

Mezclar todos los ingredientes en una olla mediana y añadir unos 2 centímetros de agua, la suficiente para cubrirlos. Llevar a ebullición, bajar el fuego y dejar cocinar a fuego lento hasta que los frijoles estén blandos y las verduras bien cocidas, de 20 a 25 minutos, removiendo de vez en cuando. Comprobar periódicamente si la preparación necesita más agua. La sopa se puede dejar tan espesa o tan ligera como se desee.

LA SOYA: ¿DETONANTE DEL MAL FUNCIONAMIENTO DE LA TIROIDES?

Continúa la batalla sobre si los productos de soya pueden afectar negativamente a la glándula tiroides. Los productos de soya, como el tofu, la leche de soya y el *edamame*, contienen unos compuestos similares al estrógeno llamados isoflavonas. Los defensores de la soya la recomiendan para reducir los síntomas de la menopausia, prevenir el cáncer y las enfermedades cardíacas y perder peso, entre otras cosas. En el otro lado del debate están los que creen que la soya es un disruptor endocrino que afecta la función tiroidea normal, favorece el crecimiento de algunos tipos de cáncer, perjudica la fertilidad femenina, deprime el crecimiento de los niños y provoca depósitos de grasa en el hígado.

Parte de la controversia radica en que la soya tiene diferentes propiedades según esté fermentada. La soya y sus productos tienen inhibidores enzimáticos que bloquean la digestión de las proteínas, lo que puede causar numerosos problemas de salud. También contiene hemaglutinina, que hace que los glóbulos rojos se aglutinen. La fermentación de la soya desactiva los inhibidores enzimáticos y la hemaglutinina; por lo tanto, los productos de soya fermentada como el *tempeh*, miso, salsa de soya y *tamari* suelen ser seguros para el consumo, pero la soya no fermentada es un problema de salud definitivo y un detonante del mal funcionamiento de la tiroides.

El doctor Mishra podía saber cuándo un paciente consumía mucha soya sin fermentar porque detectaba una grave obstrucción del pulso, que él denominaba "pulso de *tofu*". De inmediato indicaba a esos pacientes que dejaran de consumir productos de soya y, con el paso del tiempo, la viscosidad de su sangre desaparecía.

Les presentaré la investigación, pero clínicamente también puedo compartir con ustedes lo que veo a diario en mi consultorio ayurvédico. La investigación es buena y cito investigaciones a lo largo de este libro para respaldar mi trabajo, pero no se pueden descartar los patrones que surgen al ver a miles de pacientes durante meses y años. La experiencia es importante y puedo decir esto enfáticamente: la soya, en definitiva, tiene un efecto antitiroideo. Ralentiza la función tiroidea y desencadena la enfermedad tiroidea, incluso más que los alimentos que producen bocio, como las verduras crucíferas (coliflor, brócoli, repollo, coles de Bruselas y col rizada).

En numerosas ocasiones en las que me encuentro un hipotiroidismo clínico o subclínico acechando en el pulso de un paciente, hago un experimento: le pregunto al paciente si consume soya y, en caso afirmativo, le hago suspenderla durante un mes y volver para una segunda evaluación. En muchos casos, la glándula tiroides ya no presenta problemas en la segunda visita y el paciente no necesita tratamiento para el problema que le había llevado a mi consultorio.

Lo anterior era especialmente cierto en casos de arritmias cardíacas leves y graves. He tenido pacientes con arritmia cuyo pulso revelaba un mal funcionamiento de la tiroides, y cuando dejaron de consumir diariamente productos de soya, como leche de soya y tofu, sus ritmos cardíacos volvieron a la normalidad. Algunos de estos pacientes estaban tomando betabloqueantes y otros medicamentos para restablecer su ritmo cardíaco, sin éxito porque no estaban llegando a la raíz del problema: el consumo de soya desencadenaba el mal funcionamiento de la tiroides.

Sé que algunos lectores exigirán investigaciones que respalden mis argumentos, así que aquí están. Empecemos con los investigadores Daniel Doerge y Daniel Sheehan, dos de los expertos en soya de la Administración de Alimentos y Medicamentos de los Estados Unidos (FDA, por sus siglas en inglés). He aquí un extracto de una carta que estos investigadores escribieron protestando las afirmaciones positivas de la FDA sobre la soya:

> Existen abundantes pruebas de que algunas de las isoflavonas presentes en la soya, como la genisteína y el equol, un metabolito de la daidzeína, demuestran toxicidad en los tejidos sensibles a los estrógenos y en la tiroides. Esto ocurre en varias especies, incluida la humana. Asimismo, las isoflavonas inhiben la peroxidasa tiroidea que produce T3 y T4, y pueden generar anomalías tiroideas como bocio y tiroiditis autoinmune. Existe un *corpus* importante de datos de animales que demuestran los efectos goitrogénicos e incluso carcinogénicos de los productos de soya. Además, existen informes significativos sobre los efectos goitrogénicos del consumo de soya en bebés y adultos.

De igual forma, estudios han revelado que los niños con enfermedad tiroidea autoinmune tienen más probabilidades de haber sido alimentados con leche de fórmula a base de soya. Esta fue la culpable en el caso de Elizabeth y Megan, cuya historia clínica se presentó en el prefacio de este libro. De hecho, se han realizado tantas investigaciones para respaldar esta afirmación que el doctor Mike Fitzpatrick, un toxicólogo de renombre internacional que ha investigado con amplitud las fórmulas de soya y su impacto en la función tiroidea, está pidiendo a los fabricantes de fórmulas de soya que eliminen las isoflavonas, "los agentes más activos contra la tiroides", de sus productos. También advierte contra el consumo de productos de soya en la edad adulta y afirma que "las personas con hipotiroidismo deberían considerar seriamente la posibilidad de evitar los productos de soya", aparte de señalar que, de no hacerlo, acabarán aumentando los trastornos tiroideos.

El Centro Francés de Investigación sobre el Cáncer advirtió que los productos de soya no deben ser consumidos por niños menores de tres años ni por mujeres que padezcan cáncer de mama o corran el riesgo de padecerlo. El Ministerio de Sanidad israelí sugiere que se limite el consumo de soya en los niños pequeños y que se evite por completo en los lactantes.

En el libro *The Whole Soy Story*, su autora, Kaayla Daniel, Ph.D., señala que consumir más de 30 mg de isoflavonas de soya al día tiene un efecto tóxico en la glándula tiroides. La dieta tradicional asiática, en la que tendemos a pensar que abunda la soya, en realidad solo contiene entre 10 y 30 mg de isoflavonas al día, la mayoría procedentes de semillas de soya que no han sido procesadas de manera industrial ni genéticamente modificadas. Sin embargo, en Estados Unidos, la gente ingiere entre 80 y 100 mg de isoflavonas al día a través de leche de soya, frutos secos de soya, batidos de proteína de soya, alimentos enriquecidos con soya y suplementos a base de soya, lo que a veces supone hasta 300 mg de isoflavonas al día. Más de 90 % de la soya que se consume en Estados Unidos es genéticamente modificada y, además, es uno de los alimentos más contaminados por pesticidas.

Dado que muchas personas consumen soya para aumentar sus niveles de estrógeno, yo tendría cuidado: muchos pacientes de tiroides tienen problemas con una proporción alta de estrógeno y baja de progesterona (por razones descritas más adelante en este libro). Los niveles altos de estrógeno pueden causar crecimientos, como nódulos tiroideos, tumores fibroides y quistes en las mamas y los ovarios. La soya es altamente estrogénica, por lo que para estas personas es mejor evitarla por completo. Si desea aumentar sus hormonas reproductivas para aliviar los sofocos, el insomnio, los trastornos emocionales o los demás problemas que puede acarrear un bajo nivel hormonal, hágalo siempre de forma que se mantenga el equilibrio entre el estrógeno y la progesterona; existen numerosas hierbas que pueden tomarse para mantener este delicado equilibrio (consulte la página 152 para ver algunos ejemplos). Yo misma soy reacia a utilizar incluso las hierbas ayurvédicas que aumentan el estrógeno, como el *shatavari*, a menos que haya equilibrado las hormonas tiroideas y pueda mantener normales los niveles de progesterona.

Un estudio publicado en *Cancer Research* en 2001 demostró que las isoflavonas de la soya, incluso en bajas concentraciones, pueden estimular el crecimiento de tumores de mama y antagonizar los efectos antitumorales del tamoxifeno (un medicamento antiestrogénico utilizado en pacientes con cáncer de mama sensibles a los estrógenos). Los autores advirtieron a las mujeres con cáncer de mama actual o pasado que fueran conscientes de los riesgos del posible crecimiento tumoral que puede producirse si consumen productos de soya.

ESTRÉS SUPRARRENAL PROLONGADO

Durante períodos de estrés, las glándulas suprarrenales deben producir hormonas como la adrenalina y el cortisol, que generan la respuesta de "lucha o huida". Muchas funciones corporales, como la digestión, se detienen cuando nos encontramos en peligro. Si esta respuesta al estrés es ocasional, el cuerpo se recalibrará cuando pase la situación estresante. Sin embargo, muchos de nosotros vivimos en un estado de lucha o huida constante, con demasiados factores estresantes que generan una liberación continua de cortisol, lo que desequilibra el sistema endocrino. La elevación prolongada de cortisol disminuye la capacidad del hígado para eliminar el exceso de estrógenos de la sangre. El exceso de estrógenos aumenta los niveles de globulina fijadora de tiroxina (las proteínas que se unen a la hormona tiroidea para transportarla por el cuerpo). Cuando la hormona tiroidea se fija a la TBG, queda inactiva, lo que hace que las células utilicen menos hormona tiroidea disponible.

Los niveles elevados de cortisol también reducen la conversión de T4 en T3; por lo tanto, el desequilibrio suprarrenal puede causar síntomas de hipotiroidismo sin problemas en la propia glándula tiroides. En tales casos, el tratamiento de la tiroides es innecesario e ineficaz y el tratamiento de las glándulas suprarrenales es la clave para mejorar la función tiroidea (hablaremos sobre cómo apoyar a las glándulas suprarrenales en el próximo capítulo).

EL ANÁLISIS DE SANGRE
PARA EVALUAR LA FUNCIÓN TIROIDEA

Al realizarse análisis de tiroides, se deben evaluar siempre la TSH, la T4 libre, la T3 libre, la RT3 y los anticuerpos tiroideos: anticuerpos contra la peroxidasa tiroidea (TPOAb) y anticuerpos contra la tiroglobulina (TgAb). Estos últimos son anticuerpos producidos por el sistema inmunológico que estarían elevados en casos de enfermedad autoinmune de la glándula tiroides.

Sin embargo, tenga siempre en cuenta que debido a que la glándula tiroides tiene efectos sobre todas las células del cuerpo, y las células están en un estado constante de cambio, los análisis de tiroides pueden cambiar a medida que el estrés en el cuerpo va y viene. Por ejemplo, la TSH podría estar elevada si ha estado enfermo hace poco, o la RT3 podría estar elevada si sigue una dieta vegana restrictiva. O puede que los análisis de sangre parezcan normales, aunque tenga síntomas. Recuerde, la glándula tiroides tiene que pasar por algunas etapas de debilidad antes de que ello se refleje en su análisis de sangre. Se puede experimentar una amplia gama de síntomas de la tiroides, incluso cuando está en sus primeras etapas de declive. Como hemos dicho, la idea es solucionar la raíz del problema (la causa de la debilidad) tan pronto como sea posible, antes de que sea evidente en los análisis de sangre o se convierta en una enfermedad tiroidea en toda regla.

4

Interacciones entre la tiroides y las glándulas suprarrenales

Las glándulas del sistema endocrino coordinan una amplia gama de funciones corporales y trabajan por nosotros para regular numerosos procesos internos, que pueden darse por sentados hasta que el sistema se debilita y nos falla. Las funciones de estas glándulas pueden fluctuar a lo largo de la vida, subiendo y bajando con los factores estresantes y los retos a los que nos enfrentamos. Pero no recurra automáticamente al tratamiento farmacéutico sin antes intentar equilibrar, sanar y apoyar su sistema glandular. Si le da a su cuerpo la alimentación y el descanso adecuados, y hierbas de buena calidad, se sorprenderá al descubrir que puede sanarse a sí mismo. Identificar y abordar las diversas causas del agotamiento de las glándulas endocrinas y trabajar para eliminar esas causas y apoyar a las glándulas para que vuelvan a su función normal es el verdadero arte de practicar la medicina.

Todas las glándulas del sistema endocrino funcionan en concierto; la debilidad de una acaba afectando a otra; sin embargo, aquí vamos a prestar especial atención a las interacciones entre la tiroides y las glándulas suprarrenales. Ambas producen hormonas que afectan los niveles de energía y, cuando están débiles, las dos generan síntomas similares, como fatiga, falta de memoria y depresión; asimismo, ambas glándulas se debilitan con el estrés físico y mental prolongado. De hecho, muchas personas sufren de agotamiento o fatiga suprarrenal, que conduce a un mal funcionamiento de la tiroides; se les administra medicación para la tiroides pero la fatiga continúa, ya que las glándulas suprarrenales siguen débiles, porque no se ha abordado la raíz del problema. Con el tiempo, ambas glándulas pasan por un período de hiperactividad para satisfacer las demandas del estrés prolongado hasta que se agotan, lo que conduce al hipotiroidismo y la hipoadrenia, o bajo funcionamiento de la tiroides y las glándulas suprarrenales. Por suerte, la mayoría de las terapias de este libro dirigidas a sanar su glándula tiroides también fortalecerán las glándulas suprarrenales.

Las glándulas suprarrenales liberan hormonas del estrés, como el cortisol y la adrenalina, en respuesta a un factor estresante. Sin embargo, si el estrés continúa durante largos períodos de tiempo, sin descansos intermedios, las glándulas suprarrenales ya no pueden satisfacer las demandas de un suministro continuo de hormonas del estrés, por lo que ellas (y usted) se agotan. Estos altos niveles continuos de hormonas suprarrenales de estrés alteran las funciones normales de la glándula tiroides. Estas son algunas de las razones:

- La liberación prolongada de cortisol causada por estrés crónico impide que el hígado elimine el exceso de estrógenos de la sangre. Este exceso de estrógenos aumenta los niveles de TBG tiroidea (globulina fijadora de tiroxina), la proteína a la que se adhiere la hormona tiroidea cuando es transportada por el cuerpo hasta su destino final. Si hay demasiada TBG circulando, la hormona tiroidea permanecerá inactiva ya que debe ser liberada de la TBG para permitir que entre en la célula y tenga su efecto.
- Los niveles altos de cortisol disminuyen la TSH, lo que reduce la producción de hormona tiroidea.
- El cortisol inhibe la conversión de T4 a T3 y aumenta la conversión de T4 a T3 reversa.
- El cortisol elimina el magnesio del cuerpo, que se utiliza para la conversión de T4 en T3. A medida que bajan los niveles de magnesio, el individuo se vuelve más ansioso e hiperactivo y se debilitan aún más tanto la tiroides como las glándulas suprarrenales.

- Una vez que las glándulas suprarrenales están exhaustas y los niveles de cortisol son muy bajos, los receptores celulares no responden a la T3.
- La baja función suprarrenal causa inflamación. He aquí varias maneras en que la inflamación puede alterar la función tiroidea:
  1. Las células del sistema inmunológico liberan citocinas (como proteína C reactiva, interleucina-6 y factor de necrosis tumoral alfa), que estimulan el movimiento de las células hacia las zonas de inflamación, infección y traumatismo. Se sabe que estas citocinas causan hipotiroidismo.
  2. La inflamación (resultante de la fatiga suprarrenal) deprime la sensibilidad de los receptores de la tiroides, por lo que incluso si su tiroides está produciendo sus hormonas (que salen normales en los análisis de sangre), estas no pueden acceder al interior de las células.
  3. La inflamación puede interferir con el transporte adecuado de yodo a la glándula tiroides.
  4. La inflamación puede disminuir la serotonina (un neurotransmisor que nos hace sentir felices y ayuda en la concentración), lo que inhibe la formación de TSH. Cuando hay inflamación, el cuerpo emplea la serotonina para fabricar proteínas inflamatorias, lo que la agota.

Cuando intentamos restablecer el equilibrio de nuestro sistema endocrino, nos perdemos la visión de conjunto si nos centramos solo en estas glándulas o en este sistema. El cuerpo fue dividido únicamente para facilitar a los médicos el estudio y el aprendizaje, pero esta es una visión limitada de la forma en que el organismo funciona. El ayurveda se enorgullece de identificar las causas profundas, que suelen ser numerosas y específicas para cada persona, entendiendo que estas causas profundas suelen estar muy alejadas de donde se producen los síntomas.

SÍNTOMAS DE LA DEBILIDAD TIROIDEA

Cuando la glándula tiroides no funciona a la perfección, aunque los análisis de sangre parezcan normales, pueden producirse una serie de efectos en el organismo:

Pérdida de densidad ósea: la T3 proporciona a las células formadoras de hueso (llamadas osteoblastos) el combustible que necesitan para fabricar hueso. La T3 también estimula la producción de fosfatasa alcalina, una enzima producida en el hígado que es crucial para la mineralización ósea. Sin suficiente T3, el proceso de descomposición de los huesos puede ocurrir más rápido de lo que los huesos se forman, lo que resulta en la disminución de la densidad ósea y osteopenia u osteoporosis. Hay muchas otras razones por las que nuestros huesos pueden romperse cuando la función tiroidea está apagada, especialmente si el *vata* está perturbado, porque las perturbaciones *vata* pueden romper cualquiera de los siete tejidos, incluyendo el hueso.

Caída del cabello, cabello seco o frágil y uñas quebradizas: los antiguos textos del ayurveda dicen que el cabello y las uñas se consideran *malas* (más o menos interpretado como "productos de desecho") de los huesos. Por lo tanto, la caída del cabello (incluida la escasez de cejas y pestañas) y las uñas quebradizas son indicios de huesos débiles y, potencialmente, de un desequilibrio tiroideo. Asimismo, el crecimiento del cabello depende de la salud de la tiroides, ya que la T3 y la T4 regulan el crecimiento del cabello. La caída del cabello se produce cuando una enzima convierte la testosterona en DHT (dihidrotestosterona): la DHT ataca los folículos pilosos provocando su encogimiento hasta que los folículos desaparecen por completo, haciendo que el cabello se vuelva más fino, deje de crecer y se caiga. Cuando la tiroides está hiperactiva o hipoactiva, la testosterona se convierte en DHT a un ritmo mucho más rápido. Por suerte, una vez que el problema de tiroides se estabiliza, la caída del cabello tiende a ser reversible en la mayoría de los casos. También hay que tener en cuenta que los niveles bajos de hierro son importantes tanto para la función tiroidea normal como para el crecimiento sano del cabello. La ferritina baja (la forma almacenada del hierro) es una de las causas más comunes de caída del cabello en las mujeres, por lo que siempre pida a su médico que analice tanto sus niveles de hierro como de ferritina.

Fatiga: dado que la producción de energía del organismo depende de los niveles normales de la hormona tiroidea, una tiroides hipoactiva causará fatiga severa.

Mala digestión: una función tiroidea deficiente ralentiza el tránsito de los alimentos a través de los intestinos, lo que provoca gases, hinchazón, estreñimiento y una sensación general de que los alimentos se quedan en el intestino y no se mueven correctamente.

Problemas de fertilidad masculina: el hipotiroidismo en los hombres disminuye el deseo sexual, causa impotencia y bajo recuento de espermatozoides.

Abortos espontáneos: cuando la función tiroidea es baja, es común que los niveles de progesterona estén bajos, lo que resulta en una mayor tendencia al aborto involuntario.

Metabolismo lento: el hipotiroidismo ralentiza el metabolismo general del cuerpo y los procesos de quema de grasa, lo que dificulta que el cuerpo queme grasa mediante el cierre de los sitios en las células que responden a la lipasa, una enzima que metaboliza la grasa.

Retraso del crecimiento en los niños: la incidencia del hipotiroidismo está aumentando en los niños a un ritmo similar al de los adultos. Una tiroides hipoactiva puede interferir en el crecimiento y desarrollo normales, incluso retrasar la pubertad. El riesgo es cuatro veces mayor en las mujeres que en los varones.

Mal metabolismo de la glucosa: el metabolismo de la glucosa es el ritmo al cual el cuerpo utiliza la glucosa para producir energía. El cerebro es el principal consumidor de glucosa, por lo que cuando el metabolismo de la glucosa es deficiente, aparece la confusión mental. Las personas con una función tiroidea baja absorben la glucosa más despacio de lo normal y sus células no la utilizan tan fácilmente para producir energía, lo que crea problemas con el azúcar en sangre, como la hipoglucemia, y produce síntomas de fatiga, irritabilidad y mareos. El problema no es que haya muy poca glucosa en la sangre, sino que la glucosa no puede llegar a las células.

Niveles elevados de azúcar en sangre: el hipertiroidismo, que genera un exceso de hormonas tiroideas, provoca un aumento de la producción de glucosa en el hígado, una rápida absorción de glucosa de los intestinos, lo que eleva el nivel de azúcar en sangre y un aumento de la resistencia a la insulina, por lo que el organismo no puede utilizar la insulina de forma eficaz.

Niveles elevados de colesterol y triglicéridos: el hipotiroidismo hace que el hígado y la vesícula biliar se vuelvan perezosos, por lo que la grasa no se metaboliza fácilmente y se elimina del organismo, lo que permite que el colesterol y los triglicéridos se acumulen en la sangre. De hecho, en su innovador libro de 1976, *Hypothyroidism: The Unsuspected Illness*, el doctor Broda O. Barnes presentó una investigación que demostraba que las complicaciones cardiovasculares de la diabetes se deben a una función tiroidea baja y no a la insulina.

Problemas de estrógeno alto y progesterona baja: una función tiroidea baja provoca una desintoxicación hepática lenta y un retraso en el vaciado de la vesícula biliar, lo que impide la eliminación del estrógeno del cuerpo. Además, cuando la tiroides está débil, la paciente no puede producir suficiente progesterona o esta no puede entrar en las células. Por último, en casos de estrés prolongado (una causa común de problemas de tiroides), los altos niveles de cortisol impiden la formación de progesterona. Esto crea una situación de estrógeno alto y progesterona baja, que puede causar fibromas, mamas quísticas, cáncer de mama, quistes ováricos, nódulos tiroideos, sangrados a mitad de ciclo, flujo menstrual abundante o ciclos menstruales largos.

Acidez: la bilis neutraliza los ácidos del estómago cuando llegan al duodeno. Cuando la bilis es demasiado espesa para fluir o se retrasa, los jugos digestivos que viajan a través de los intestinos permanecen ácidos, quemando tanto las bacterias amigas como el revestimiento del intestino. Al mismo tiempo, el esfínter esofágico inferior se afloja y la motilidad en la parte inferior del esófago se ralentiza cuando hay hipotiroidismo, por lo que el contenido ácido del estómago puede filtrarse hacia el esófago y causar acidez.

Hinchazón de piernas, tobillos y pies: una función tiroidea baja puede crear hinchazón o edema en estas zonas, ya que la función renal está deprimida cuando la tiroides es lenta.

Insomnio, ansiedad, arritmias cardíacas, depresión, pérdida de memoria, frío en el cuerpo, mala circulación, incapacidad para concentrarse: estos son los muchos síntomas de una alteración del *vata*, que en última instancia es una señal de una función tiroidea alterada.

Síndrome de las piernas inquietas: las últimas investigaciones muestran que una combinación de bajos niveles de hierro y altos niveles de hormonas tiroideas (como se observa en el hipertiroidismo o el embarazo) se combinan para disminuir la cantidad de formación de dopamina en el cerebro, lo que contribuye al síndrome de las piernas inquietas.

DEBILIDAD DE LAS GLÁNDULAS SUPRARRENALES

Las glándulas suprarrenales son responsables de nuestra respuesta de "lucha o huida" al estrés. Cuando el estrés es prolongado y las glándulas suprarrenales se ven obligadas a trabajar horas extras, pueden agotarse, lo que da lugar a lo que suele denominarse fatiga o debilidad suprarrenal.

Hans Selye, endocrinólogo canadiense, fue el primero en identificar las tres etapas de la fatiga de las glándulas suprarrenales. Describió las diferentes etapas de estrés por las que podemos pasar, conocidas como síndrome general de adaptación (SGA), y cómo responde el organismo en cada una de estas tres etapas. Al experimentar con ratas de laboratorio en la McGill University de Montreal, pudo observar una serie de cambios fisiológicos en estas tras exponerlas a acontecimientos estresantes. Tras muchos experimentos, Selye identificó estos cambios como una respuesta típica que cualquier persona podría tener ante el estrés y describió las etapas como alarma, resistencia y agotamiento.

Pasó a medir la tolerancia al estrés de una persona ante una situación difícil, a la que llamó "resistencia al estrés" y que describe la capacidad para estar relajada y serena ante situaciones difíciles repetidas sin desesperarse o sentirse impotente.

Fase 1, alarma, que es una caída inicial de la resistencia al estrés. La etapa de reacción de alarma se refiere a los síntomas iniciales que experimenta el cuerpo cuando se encuentra bajo estrés, lo que hace que el ritmo cardíaco aumente y que las glándulas suprarrenales liberen cortisol, lo que da un impulso de adrenalina y energía para huir del peligro.

Fase 2, resistencia, en la que existe una resistencia media al estrés. En esta fase, después del shock inicial de un acontecimiento estresante y de tener una respuesta de lucha o huida, el cuerpo empieza a repararse y liberar menos cantidades de cortisol, lo que permite que la frecuencia cardíaca y la tensión arterial vuelvan a la normalidad. Durante esta fase de recuperación, el cuerpo sigue en estado de alerta por si se produce otro acontecimiento estresante. Si los factores estresantes se resuelven, el cuerpo sigue reparándose hasta que los niveles hormonales, la frecuencia cardíaca y la presión arterial vuelven al estado de pre-estrés.

Sin embargo, si las situaciones estresantes continúan sin cesar y su cuerpo permanece en alerta máxima, tiene que adaptarse y ahora aprender a vivir con este alto nivel de estrés constante. Esto puede hacer que su cuerpo experimente cambios para intentar hacer frente al interminable patrón de estrés y que usted siga liberando cortisol, la hormona del estrés, por lo que su tensión arterial permanece elevada. Durante esta fase sentirá irritabilidad, frustración y falta de concentración. Si este período se prolonga demasiado tiempo sin que disminuya la gravedad del estrés, puede desembocar en la fase de agotamiento.

La mayoría de los pacientes que atiendo con agotamiento de las glándulas suprarrenales describen varios meses, si no años, de trabajar sin descanso, o se describen a sí mismos como "de alta energía". Se quedan despiertos hasta altas horas de la noche, realizando una tarea tras otra con una energía sin límites, sin darse cuenta de que están abusando de sus glándulas suprarrenales y preparando el terreno para el agotamiento que viene después.

Fase 3, agotamiento, en la que se pierde la resistencia al estrés. Esta etapa final es el resultado de un estrés prolongado y crónico que agota los recursos físicos, emocionales y mentales hasta el punto de que el cuerpo ya no tiene recursos para combatir el estrés. Puede que se sienta desesperanzado, como si quisiera rendirse, porque ya no tiene fuerzas para librar la batalla. Esta es la etapa en la que sentirá fatiga, agotamiento, depresión, ansiedad y una disminución general de la tolerancia al estrés.

El libro de Selye, *La tensión en la vida*, publicado por primera vez en 1956, sentó las bases de la medicina cuerpo-mente. Fue nominado tres veces al Premio Nobel por su trabajo de documentación sobre el papel de las hormonas del estrés en el organismo.

La lista de síntomas derivados del agotamiento de las glándulas suprarrenales es casi idéntica a la del hipotiroidismo:

- Agotamiento
- Metabolismo lento
- Sensación frecuente de tener frío
- Defensas bajas
- Confusión mental
- Depresión y/o ansiedad
- Infertilidad
- Síndrome premenstrual
- Acumulación de grasa en el vientre
- Tensión arterial baja, mareos al ponerse de pie, bajada de azúcar entre comidas
- Hipoglicemia
- Antojos de sal
- Sensación de agobio o incapacidad para afrontar el estrés
- Sensibilidad a la luz

La mayoría de los pacientes que atiendo sufren agotamiento de las glándulas suprarrenales, pero la medicina moderna no tiene tratamiento para ello. Hay algunos médicos integrales que ponen a sus pacientes en niveles bajos de cortisona durante un año o más para ayudar a las glándulas suprarrenales a "volver a funcionar". Este enfoque es catastrófico. He visto a decenas de personas luchando por recuperar la función de sus glándulas suprarrenales mientras intentaban dejar la cortisona. Ofrezco una seria advertencia: este enfoque solo empeora las cosas. Muchos de los pacientes que he visto que completaron esta terapia fueron hospitalizados y no pudieron recuperar su función suprarrenal porque sus glándulas suprarrenales se habían apagado; con las hormonas prescritas que inundaron el cuerpo, no había necesidad de que sus glándulas suprarrenales funcionaran. Tratar de volver a despertar las glándulas después de un año o más con estas hormonas es casi imposible. La mejor manera de regenerar las glándulas suprarrenales es obtener descanso adecuado. Tenemos algunas hierbas específicas, rutinas dietéticas y otras técnicas para apoyar a las glándulas suprarrenales, pero el descanso es el tratamiento primario. Y como nota de precaución: cuando esté envuelto en la interminable agonía del estrés, trate de descansar tanto como pueda para evitar pasar por las tres fases, que sus glándulas suprarrenales se agoten por completo y se vea confinado al reposo en cama. Seguir las pautas que se describen a continuación le ayudará a superar el estrés prolongado y evitar el agotamiento que, de lo contrario, podría producirse.

DESCANSO Y RECUPERACIÓN DE LAS GLÁNDULAS SUPRARRENALES Y LA TIROIDES

Los antiguos médicos ayurvédicos recomendaban una dieta apropiada y acostarse a la hora adecuada como bases para una salud perfecta; observaron que la mayoría de los desequilibrios en la fisiología comienzan con una dieta inadecuada y acostarse tarde. Recomendaban irse a la cama antes de las 10 de la noche. Las glándulas suprarrenales, en particular, necesitan descansar en las horas previas a la medianoche para poder sanar; por lo tanto, usted podría dormir ocho horas, acostándose a las 2 de la madrugada y despertándose a las 10 de la mañana, y seguir sintiéndose agotado.

Incluso si está cansado, recomendamos que evite los estimulantes como la cafeína, que solo fuerzan más las glándulas suprarrenales y las debilita a largo plazo. Lo mismo ocurre con el azúcar blanco de mesa.

Para apoyar tanto a la tiroides como a las glándulas suprarrenales, siga una dieta pacificadora del *vata* como la descrita en el capítulo 3, consistente en alimentos calientes y cocinados que incorporen frutas y verduras de buena calidad, productos lácteos, grasas y proteínas.

Utilice *ghee* (mantequilla clarificada) cuando cocine y así proporcionarle el colesterol necesario a sus glándulas suprarrenales para producir hormonas. Si no es intolerante a la lactosa, beba leche caliente para calmar el *vata* y permitir que el sistema endocrino sane. De hecho, creo que la leche hervida caliente es quizás el alimento más calmante que podemos consumir, porque al hervir la leche se produce triptófano, el que a su vez forma serotonina, un neurotransmisor que controla la ansiedad, la felicidad y el estado de ánimo. La serotonina también produce un sueño profundo y reparador.

HIERBAS AYURVÉDICAS PARA EQUILIBRAR LAS GLÁNDULAS SUPRARRENALES Y LA TIROIDES

Todas las hierbas ayurvédicas enumeradas a continuación ayudan a equilibrar las glándulas suprarrenales y la tiroides, por lo que contribuyen a la salud y el bienestar general del cuerpo y la mente. Las hierbas al principio de esta lista son las que más se suelen utilizar y que han resultado más eficaces, y las últimas son las menos conocidas y empleadas. Sin embargo, cualquier médico ayurvédico debería estar familiarizado con todas estas hierbas, que son bastante accesibles para todo el mundo.

Ashwagandha (Withania somnifera)

En sánscrito, el nombre *ashwagandha* significa "el olor de un caballo", en referencia al hecho de que la hierba imparte el vigor y la fuerza de un semental. A menudo se la denomina *"ginseng* indio" por sus efectos rejuvenecedores sobre el sistema endocrino (tiroides, glándulas suprarrenales y reproductoras). Es famosa por equilibrar las hormonas tiroideas.

Cientos de estudios han demostrado los beneficios sanadores de esta hierba. Refuerza el sistema inmunológico, ayuda a combatir los efectos del estrés, mejora el aprendizaje y la memoria, mejora el tiempo de reacción, reduce la ansiedad y la depresión sin causar somnolencia, ayuda a reducir la degeneración de las células cerebrales, estabiliza el azúcar en sangre, reduce el colesterol, aumenta la potencia sexual tanto en hombres como en mujeres, mejora la calidad del esperma y posee cualidades antiinflamatorias y contra la malaria.

Ya que contribuye a un sueño más profundo, la *ashwagandha* es capaz de rejuvenecer todo el sistema endocrino. Recuerde que el sistema glandular tiene muchas dificultades para recargarse cuando el sistema nervioso está agotado; por lo tanto, dormir bien es imprescindible para el buen funcionamiento endocrino. La *ashwagandha* también calma el sistema nervioso y endocrino, lo que pacifica nuestra respuesta al estrés. Como ya mencionamos, las glándulas suprarrenales liberan cortisol cuando estamos bajo estrés, y los niveles siempre altos de cortisol contribuyen a la debilidad del sistema inmunológico, presión arterial alta, azúcar alta en la sangre y otros problemas fisiológicos. La mayoría de la gente vive en un estado de estrés crónico, lo que le pide siempre a sus glándulas suprarrenales liberar más cortisol para sobrellevar sus días ocupados y, en última instancia, puede culminar en fatiga severa cuando las glándulas suprarrenales se agotan. La *ashwagandha* puede prevenir y sanar este nivel severo de fatiga crónica, no al forzar al sistema glandular a que cree más energía, sino porque en realidad puede prevenir la respuesta de lucha o huida mediante la promoción de sentimientos de calma, incluso en medio del estrés. Debido a esta propiedad, se utiliza ampliamente tanto para el hipotiroidismo como para el hipertiroidismo (y la hiperadrenia e hipoadrenia).

La *ashwagandha* se considera la principal hierba adaptógena utilizada en el ayurveda para proteger el sistema glandular de los efectos del estrés prolongado.

Tulsí (Ocimum sanctum)

Después de la *ashwagandha*, el *tulsí* es quizá la segunda hierba adaptógena que se receta con más frecuencia. Se considera una de las plantas más sagradas de la India y se la conoce como "la reina de las hierbas" por sus propiedades reconstituyentes y espirituales. Casi todas las familias de la India cultivan *tulsí* en una maceta de barro. En la antigüedad, cuando la *tulsí* viajó hacia Europa, los cristianos la conocieron como albahaca "sagrada" o "santa" y la incluyeron en ofrendas y rituales de culto al considerarla un regalo de Cristo.

El *tulsí* o albahaca sagrada (su nombre común) ayuda al organismo a adaptarse a cualquier tipo de estrés, ya sea químico, físico, infeccioso o emocional. Aumenta la resistencia y se ha demostrado en estudios con humanos y animales que reduce el estrés, problemas sexuales, problemas de sueño, falta de memoria y agotamiento. Las personas que toman albahaca sagrada afirman sufrir menos ansiedad, estrés y depresión. Se utiliza para la fatiga suprarrenal, el hipotiroidismo, el desequilibrio del azúcar en sangre y la ansiedad.

Al ser antibacterial, antiviral, antifúngica y antiinflamatoria, también se utiliza para prevenir infecciones como la bronquitis y la neumonía.

En general, es uno de los mejores remedios para aumentar la capacidad del organismo de mantener el equilibrio en un mundo estresante.

Shilajit

Shilajit, también llamada brea mineral, es conocida en la India como "destructora de la debilidad". El doctor John Douillard, autor y médico ayurvédico, describe mejor cómo surgió la *shilajit* y por qué posee propiedades vitales especiales:

> Hace unos 50 millones de años, el continente indio chocó con Asia y formó la cordillera del Himalaya. Al formarse las montañas, los bosques tropicales fueron aplastados y compactados entre enormes rocas.
>
> Los bosques comprimidos se transformaron poco a poco en una biomasa rica en nutrientes y minerales, cargada de potentes ácidos húmicos y fúlvicos.
>
> Ahora, cada verano, cuando las montañas se calientan, el remedio herbal más preciado de la India rezuma literalmente de estas resinas de biomasa en las grietas de las altas montañas.
>
> Conocida como *shilajit*, esta biomasa resinosa y rica en nutrientes ha sido aclamada durante milenios por *Materia Médica* del ayurveda como el mejor portador de energía y nutrición para el cuerpo humano. La ciencia moderna lo ha demostrado recientemente al identificar los ácidos fúlvicos y húmicos, que se encuentran en abundancia en la *shilajit*, como las principales sustancias responsables de la producción de energía dentro de la célula.

Por ejemplo, la *shilajit* puede detener la acumulación anormal de proteínas *tau* que desencadena daños en las células cerebrales, con lo que favorece la memoria y previene la enfermedad de Alzheimer.

Los investigadores han determinado que la *shilajit* actúa en las células para mejorar la producción de ATP en su origen, dentro de la mitocondria. La molécula de ATP es la unidad monetaria de la energía celular; es el medio por el que las células almacenan y transportan la energía. Si las mitocondrias funcionan mal, las células no pueden producir suficiente energía, lo que dificulta que el organismo realice sus tareas normales. Se ha demostrado que la *shilajit* previene la disfunción mitocondrial, lo que nos permite experimentar abundante energía durante todo el día. En un estudio reciente, después de someterse a enormes cantidades de ejercicio, los ratones a los que no se les administró *shilajit* se quedaron sin energía dos veces más rápido que el grupo al que se le administró.

También se sabe que la *shilajit* mejora la fertilidad porque tiene profundos efectos en el sistema hormonal. En un estudio, los hombres que recibieron *shilajit* dos veces al día mostraron niveles de testosterona bastante más altos que los del grupo placebo. Es bien sabido que la *shilajit* puede aumentar la producción de hormonas que suelen disminuir con la edad, lo que permite que el cuerpo responda como lo hacía cuando era más joven.

Al estar formados básicamente por tierra, los ácidos fúlvicos y húmicos contienen muchos nutrientes que mejoran la salud intestinal, lo que potencia la capacidad de las bacterias beneficiosas para repoblar y formar un entorno microbiano sano. Los probióticos del suelo se han convertido recientemente en una parte importante del arsenal de los médicos holísticos y alopáticos. Los microorganismos del suelo tienen una cubierta exterior resistente a los ácidos del estómago y tracto digestivo superior. Al ingerirlos, estos probióticos viajan hasta el intestino inferior. Por lo tanto, se sabe que la *shilajit*, fuente de nutrientes para estos microorganismos del suelo, fomenta el crecimiento de probióticos en todo el intestino.

La *shilajit* se conoce como *yoga vahi*, lo que significa que puede arrastrar otros nutrientes al interior de las células y mejorar su absorción. Esto se debe a que la molécula de ácido fúlvico es tan pequeña que es capaz de penetrar las células y llegar a las mitocondrias. De hecho, el ácido fúlvico se conoce como un "potenciador de nutrientes" porque ayuda a absorber y utilizar muchos de ellos como probióticos, antioxidantes, electrolitos, ácidos grasos y minerales. Un estudio demostró que la coenzima Q10 (que aumenta la energía en el corazón, hígado y riñones) incrementa 29 % lo introducido dentro de las células cuando se combina con *shilajit*, mejorando entonces la resistencia, rendimiento y protección del corazón ante los radicales libres. Esta es la razón por la que la *ashwagandha*, una de las mejores hierbas para apoyar tanto a la glándula tiroides como a las glándulas suprarrenales, se utiliza en combinación con *shilajit* para crear una potente fórmula para una tiroides débil.

Kanchanar (Bauhinia variegata)

La *kanchanar* (falsa caoba, uña de vaca o árbol orquídea) se utiliza ampliamente en la ayurveda no solo para equilibrar la glándula tiroidea, sino también para cualquier agrandamiento glandular, como fibromas uterinos, quistes (incluidos los ovarios poliquísticos), lipomas, tumores, cáncer y bocio. Incluso se utiliza para la inflamación de la próstata en los hombres y es excelente para curar heridas, fístulas y forúnculos. Es la hierba más utilizada para reducir la inflamación del cuello y el bocio. Ayuda a limpiar el sistema linfático de toxinas, flema y desechos acumulados, con beneficios específicos para la tiroides, y es sobre todo útil en el tratamiento de la obesidad asociada al hipotiroidismo. También mantiene el equilibrio en la producción de hormonas tiroideas, lo que aumenta los niveles si son demasiado bajos o los disminuye si son demasiado altos. Por esta razón, se utiliza tanto para el hipotiroidismo como para el hipertiroidismo.

Hacemos que los pacientes tomen *kanchanar* por vía interna o externa. En este último caso, se frota una crema transdérmica de *kanchanar* directamente en la zona de la tiroides para reducir la inflamación de la glándula o los nódulos.

Patrang (Caesalpinia sappan)

La *patrang* (palo de Brasil) es una hierba muy versátil que puede utilizarse para reequilibrar las glándulas suprarrenales, la tiroides o los ovarios. Está indicada tanto para la hiperactividad (cuando las glándulas están liberando demasiadas hormonas debido a altos niveles de estrés) como para la hipoactividad (cuando las glándulas están agotadas y no pueden liberar suficientes hormonas) de cualquiera de estas glándulas y puede utilizarse a cualquier edad, incluso en niños pequeños. Se emplea tanto para iniciar el ciclo menstrual como para regularlo después del parto, posee cualidades únicas para equilibrar tanto el flujo menstrual abundante como el escaso. También favorece la función hepática y protege al hígado de posibles daños, lo cual, como ya hemos dicho, es vital para equilibrar la función tiroidea.

Cóleo (Coleus forskohlii)

Coleus forskohlii, comúnmente conocida como *forskolina* (a veces llamada *pashan bhed*), estimula la producción de hormonas tiroideas T4 y T3 y, al mismo tiempo, mejora la absorción adecuada de yodo en las células tiroideas.

También estimula la producción de una molécula llamada AMP cíclico (AMPc). En nuestro organismo, el AMP cíclico ayuda a las células a comunicarse entre sí; por ejemplo, el AMPc es necesario para la transmisión de información en el eje hipotalámico-hipofisario, lo que ayuda en la producción de TSH. También ordena a las células que aumenten la producción de lipasa sensible a las hormonas, una enzima que quema grasa. Por lo tanto, al estimular la liberación de la hormona tiroidea y aumentar el metabolismo basal, lo que permite quemar más calorías en reposo, esta hierba es famosa por contrarrestar el hipotiroidismo y ayudar al cuerpo a quemar grasa y calorías.

5

Tiroiditis de Hashimoto

Enfermedad autoinmune de la glándula tiroides

Melanie vino a verme hace un par de años. Esta mujer, alguna vez vibrante, se había convertido en una inválida confinada en casa a la edad de 35 años. Unos minutos al sol la dejaban con una erupción cutánea por todo el cuerpo, y un simple paseo por el pasillo de un supermercado repleto de detergentes le provocaba unas náuseas debilitantes. Casi todos los alimentos le provocaban arcadas.

En los meses previos a su consulta, el endocrinólogo de Melanie le había diagnosticado la enfermedad de Hashimoto, un trastorno autoinmune en el que la glándula tiroides sufre ataques incesantes del sistema inmunológico, que la destruye con el tiempo. Los análisis de sangre mostraron que sus niveles de anticuerpos tiroideos estaban por las nubes, por lo que su médico le recetó Synthroid, una versión sintética de la hormona tiroidea. Inquieta, Melanie preguntó a su endocrinólogo cuándo debía volver a hacerse las pruebas para ver si sus niveles de anticuerpos disminuirían con su nuevo tratamiento, a lo que el médico respondió: "No se moleste, porque los niveles no bajarán nunca. Ni siquiera vale la pena comprobarlo".

En cierto sentido, el médico tenía razón: su tiroides no mejoraría con la mera administración de hormonas. Melanie, como todos los pacientes con Hashimoto, necesitaba un plan de tratamiento integral que abordara su cuerpo como un todo, que evaluara todas las influencias sobre su salud, desde la dieta y la hora de acostarse hasta los factores de estrés diarios, y que fuera al núcleo de su problema: su sistema inmunológico defectuoso. Solo entonces, con el uso adecuado de hierbas, cambios en la dieta y desintoxicación, Melanie pudo mejorar y mantenerse bien.

A lo largo del año siguiente, Melanie se sumergió en su nuevo protocolo de tratamiento ayurvédico, buscando sin cesar cualquier signo de alivio de sus síntomas debilitantes. Siguió diligentemente su régimen y aprendió a recalibrar las tres partes de su sistema inmunológico, lo que implicaba volver a desarrollar sus bacterias intestinales buenas, que habían sido devastadas en su juventud por frecuentes rondas de antibióticos; limpiar con cuidado su hígado de los insultos del pasado consumo de comidas rápidas; y eliminar las toxinas enconadas de su médula ósea (mediante las hierbas y alimentos descritos en este capítulo), que estaban causando estragos en su sistema inmunológico.

Lo primero que Melanie notó luego de unos meses fue que podía comer algunos alimentos que antes le molestaban. Con el tiempo y para su alegría, pudo consumirlos cada vez más. Después se dio cuenta de que el sol ya no le molestaba en la piel y estuvo más que feliz cuando volvió a jugar voleibol en la playa con sus amigos por primera vez en mucho tiempo. Se sorprendió cuando fue al supermercado y toleró incluso los aromas químicos más fuertes de los pasillos de productos de limpieza.

Tal vez lo mejor de todo fue que, tras un año de tratamiento, sus anticuerpos tiroideos bajaron más de 100 puntos y luego bajaron otros 150 en el segundo año, con lo que sus niveles se situaron a unos pocos puntos del rango normal. Ahora sabía que se estaba recuperando y que, por fin, había vuelto a gozar de buena salud, después de haber sido una inválida durante varios años.

Melanie no es la única. En Estados Unidos, las enfermedades autoinmunes afectan a una de cada cinco personas, 75 % de las cuales son mujeres. Y lo que es más grave, estas enfermedades son responsables de 90 % de los casos de hipotiroidismo, la mayoría debidos a la tiroiditis de Hashimoto, que debe su nombre a un médico japonés de antes de la Primera Guerra Mundial.

Como demuestra el caso de Melanie, la enfermedad de Hashimoto pasa factura. Empieza con una inflamación de garganta y puede causar toda una serie de efectos desagradables, como hinchazón de la cara, fatiga, aumento de peso, pérdida de memoria, estreñimiento, depresión, lengua dilatada, piel seca... y eso es solo el principio. El caso de Melanie es un ejemplo típico de los pacientes de Hashimoto. En primer lugar, los análisis de sangre muestran niveles elevados de anticuerpos tiroideos; a continuación, se les receta hormona tiroidea. A partir de entonces, cada tanto se solicitan análisis de sangre rutinarios para comprobar los niveles hormonales y ajustar la dosis del medicamento. Y cuando siguen sin encontrarse bien, se les administran más medicamentos para cada síntoma que describen: depresión, arritmias, reflujo ácido, caída del cabello, aumento de peso y osteoporosis.

Este capítulo describe herramientas eficaces para el tratamiento de la enfermedad de Hashimoto, con el fin de desplazar el enfoque de tratar la tiroides hacia reparar el sistema inmunológico en desorden, lo cual implica prestar atención a los hábitos de sueño y hora de acostarse, digestión y salud intestinal, eliminación, dieta, exposición a toxinas y niveles de estrés. Estas y otras cuestiones se han examinado a lo largo del libro. Si ignora estos factores, sus resultados serán mínimos en el mejor de los casos.

Las terapias descritas en este capítulo deben aplicarse tan pronto como sea posible para evitar daños irreversibles a la tiroides, lo cual requeriría el uso de la hormona tiroidea. La detección temprana y tratamiento de las distintas partes del sistema inmunológico son importantes para restablecer su equilibrio. Mientras el sistema inmunológico recupera lentamente su inteligencia y sus ataques a la glándula tiroides disminuyen, se da apoyo a la tiroides para que vuelva a producir hormonas en niveles adecuados, lo cual descarta, por lo general, la necesidad de suplementos de hormona tiroidea.

¿QUÉ ES EL SISTEMA INMUNOLÓGICO?

Los seres humanos coexisten con millones de bacterias, virus y otros microbios. Algunos de estos son beneficiosos para nosotros o nuestro entorno, y otros, si entran en nuestro organismo o proliferan por encima de los niveles normales, pueden causar daño. El sistema inmunológico es nuestra fuerza protectora; por lo general, nos protege de estos patógenos al mantenerlos fuera o, al menos, bajo control.

El sistema inmunológico se divide en dos partes: la primera comprende las defensas con las que nacemos, conocidas como sistema innato; la segunda, el sistema inmunológico adaptativo o adquirido, se desarrolla a medida que crecemos y entramos en contacto con organismos patógenos. Una vez que el sistema inmunológico se ha enfrentado a un patógeno concreto, lo recordará y, si vuelve a encontrarse con ese patógeno, lo reconocerá por segunda vez, lo que permitirá al organismo responder más rápido para combatir la infección. El sarampión es un buen ejemplo: una vez que se contrae y se supera esta enfermedad común en la infancia, se adquiere inmunidad de por vida.

La parte innata del sistema inmunológico entra en acción de inmediato después de la aparición de un antígeno en o sobre el organismo. Un antígeno es cualquier sustancia que hace que el sistema inmunológico produzca anticuerpos: puede ser una sustancia química del medio ambiente, bacterias, virus o polen, entre otros. La piel, por ejemplo, forma parte del sistema inmunológico innato y constituye una barrera impermeable que impide la entrada de agentes patógenos en el organismo. Las membranas mucosas de la nariz y boca producen una mucosidad pegajosa que puede atrapar bacterias y otros patógenos. Los jugos gástricos altamente ácidos, producidos por el estómago, ayudan a eliminar muchas de las bacterias que entran en nuestro organismo a través de los alimentos que ingerimos. Incluso la saliva de la boca puede reducir la cantidad de bacterias y otros patógenos que se encuentran en ella.

Si las bacterias u otros patógenos consiguen atravesar estas defensas de primera línea, se encontrarán con una segunda línea de defensa presente en la sangre (a través de glóbulos blancos especializados) o en sustancias químicas liberadas por las células y los tejidos. Los glóbulos blancos, como los neutrófilos, linfocitos, eosinófilos, monocitos y basófilos, se encuentran con patógenos en la sangre. Los neutrófilos engullen y destruyen las bacterias con sustancias químicas especiales; los eosinófilos y los monocitos tragan partículas extrañas; los basófilos crean inflamación.

La inflamación producida cuando el organismo lucha contra infecciones y agentes patógenos es normal. Los tejidos dañados por bacterias, traumatismos, toxinas o calor liberan sustancias químicas como la histamina y las prostaglandinas, que causan que los vasos sanguíneos filtren líquido hacia los tejidos provocando hinchazón. La inflamación cuando el cuerpo combate una infección está bien para los ocasionales ataques agudos de corta duración; pero los problemas surgen cuando una infección se vuelve crónica (tales como infecciones por levaduras y sobrecrecimiento bacteriano en el intestino delgado, SBID), combinada con una dieta poco saludable, exposición a pesticidas, metales pesados y otras toxinas o demasiado estrés. Es allí cuando nuestro sistema inmunológico puede entrar en un estado hiperreactivo, la base de todas las enfermedades autoinmunitarias.

Este capítulo se centrará principalmente en tres partes específicas del sistema inmunológico que juegan un rol vital en la función inmunológica normal: la flora intestinal, el hígado y la médula ósea. Cuando el sistema inmunológico trabaja bien, estamos bien, y cuando no, ninguna cantidad de hormona tiroidea reparará la glándula y restaurará la salud.

LAS TRES PARTES DEL SISTEMA INMUNOLÓGICO

Las bacterias intestinales beneficiosas

Cuando los bebés nacen, sus intestinos son estériles y "permeables", con pequeñas perforaciones en el revestimiento intestinal. Cuando las madres empiezan a amamantarlos, las bacterias beneficiosas comienzan a crecer en sus intestinos. Durante los dos primeros días de lactancia se libera una sustancia crucial: el calostro, que "sella" estos pequeños orificios, de modo que cuando la leche llegue al tercer día, no se "filtre", lo cual podría generar un ataque del sistema inmunológico, causando alergias y sensibilidades alimentarias.

Es sumamente importante que nada interfiera en el crecimiento de esta delicada flora durante los primeros años de infancia, para que el niño desarrolle un sistema inmunológico que funcione con normalidad, uno lo bastante fuerte para protegerlo de organismos invasores que entran por la boca y fosas nasales con cada respiración, pero lo bastante equilibrado para saber que no debe atacar alimentos ni tejidos corporales.

Sin embargo, con cada inmunización o ronda de antibióticos, bacterias buenas son eliminadas y con la exposición crónica a esos productos farmacéuticos, son incapaces de regenerarse adecuadamente. Esto crea un terreno fértil para el crecimiento de patógenos no deseados en el tracto digestivo, estableciendo las condiciones para el sobrecrecimiento de la levadura *Candida albicans*.

¿Por qué es importante mantener a raya a las levaduras? Nuestros intestinos pueden acoger pequeñas cantidades de levaduras sin problemas, pero si su equipo de vigilancia, la flora intestinal, se destruye, la levadura se vuelve incontrolable, se multiplica sin parar y finalmente migra fuera del tracto digestivo extendiéndose por todo el cuerpo. A medida que se desplaza fuera del intestino, realiza pequeñas perforaciones y crea lo que se conoce como "intestino permeable", lo que permite que los alimentos escapen de los intestinos. El sistema inmunológico considera que las partículas de alimentos que no se encuentran en el tracto digestivo son invasoras, y una vez que empieza a identificar estos alimentos como invasores, la persona se vuelve propensa a alergias, sensibilidades alimentarias, inflamación crónica y a un sistema inmunológico hiperreactivo, lo que crea condiciones fértiles para las enfermedades autoinmunes.

El enfoque médico moderno para tratar las infecciones por hongos consiste en utilizar medicamentos como la nistatina y el Diflucan u otros antifúngicos; algunos incluso recetan antibióticos.

Los médicos con una orientación más holística a menudo intentan matar de hambre el crecimiento excesivo de levaduras mediante dietas restrictivas que evitan cualquier alimento que pueda alimentar a la levadura. También pueden intentar eliminar la levadura con remedios naturales como el té de *pau d'arco*, berberina, extracto de semilla de toronja, ácido caprílico y ajo.

He tratado miles de infecciones por levaduras a lo largo de mis años de práctica y descubrí muy pronto que ninguno de estos enfoques es necesario y, de hecho, funcionan temporalmente o no funcionan en lo absoluto. Matar de hambre a la levadura no sirve porque acabas matando de hambre también al paciente, ya que casi todos los alimentos conocidos por la humanidad alimentan la levadura. Y tratar de matar la levadura utilizando productos farmacéuticos o remedios naturales acabará matando la levadura... y también las bacterias beneficiosas, ¡permitiendo que la levadura vuelva a crecer!

Lo mejor es repoblar el intestino con bacterias beneficiosas mediante un probiótico de buena calidad o yogur casero de alta calidad (recomiendo la marca ProTren; consulte la página 63). Una vez que alcancen un número suficiente, estas bacterias beneficiosas del intestino matarán la levadura por usted. Por lo tanto, el objetivo no es matar a los organismos del intestino, sino crear un entorno en el que "los malos se vayan", como siempre me decía el doctor Mishra.

También puede probar el té de olmo rojo. Esta hierba beneficiosa cicatriza el revestimiento del intestino, lo que favorece el crecimiento de las bacterias buenas, de forma parecida a la introducción de nueva tierra en el jardín. Este tipo de prebiótico es importante porque el uso excesivo de ciertos productos farmacéuticos afecta no solo a las bacterias beneficiosas, sino también el revestimiento del intestino, lo que dificulta el crecimiento de estas bacterias. Esta es la razón por la que algunas personas tienen dificultades para regenerar sus bacterias beneficiosas: puede que tengan un buen probiótico, pero es como plantar semillas en un suelo arenoso: no cuajan.

❧ Té de olmo rojo

Mezclar ½ cucharadita de corteza de olmo rojo con 1 litro de agua. Llevar a ebullición, tapar y dejar hervir durante 5 minutos; a continuación, apagar el fuego y dejar reposar durante al menos 20 minutos. Colar la corteza. Beber a sorbos durante las 4 horas siguientes, hasta 4 tazas al día. Preparar una nueva infusión cada día. Continuar este régimen durante al menos los primeros seis meses del protocolo de tratamiento de la enfermedad de Hashimoto.

Las bacterias beneficiosas de nuestro intestino (100 mil millones) son la base de nuestra salud. Descomponen y absorben los nutrientes de los alimentos que ingerimos y son la primera línea de defensa contra los virus del resfriado y la gripe. Las últimas investigaciones demuestran que incluso tienen un efecto beneficioso sobre la química de nuestro cerebro. Así que tomemos un momento para explorar, a través del lente ayurvédico, la anunciada conexión intestino-cerebro.

Solemos pensar que el sistema nervioso central está formado por el cerebro y la médula espinal. Sin embargo, el tracto digestivo alberga el sistema nervioso entérico, que contiene más de 100 millones de células nerviosas; aún más que la médula espinal. Esta información nos llega gracias a las maravillas de la ciencia moderna; pero deténgase a considerar que, mucho antes de la invención de los microscopios, los primeros médicos ayurvédicos reconocieron el papel de las bacterias beneficiosas en nuestra química cerebral.

Las bacterias beneficiosas producen un sorprendente 90 % de los neurotransmisores de nuestro cerebro. Las implicaciones son igualmente asombrosas: los antiguos videntes nos advirtieron que tuviéramos cuidado cuando *apana vata*, hogar de las bacterias beneficiosas, se desequilibrara y afectara a *prana vata*, el lugar del cerebro. Vemos las consecuencias en el mundo real: hiperactividad, retrasos sensoriales y motores, trastornos del espectro autista, alergias alimentarias y tasas alarmantes de enfermedades autoinmunes a nuestro alrededor, en niños que toman montones de antibióticos y reciben hasta setenta vacunas en una fase temprana de su desarrollo.

Clínicamente veo esto a diario. Por lo general, los pacientes que presentan numerosas alergias alimentarias, intestino permeable, inflamación y enfermedades autoinmunes tienen un historial de uso frecuente de antibióticos, pastillas anticonceptivas, inhibidores de la bomba de protones (medicamentos antiácidos), esteroides y medicamentos antiinflamatorios no esteroideos, junto con numerosas rondas de inmunizaciones. Con el tiempo, estos medicamentos causan estragos en el sistema inmunológico, ya que destruyen las delicadas bacterias beneficiosas que dan vida y crean las condiciones ya descritas.

En nuestro consultorio indicamos a los pacientes que eviten alimentos a los que son alérgicos o sensibles hasta que podamos equilibrar las bacterias buenas frente a las malas en su tracto gastrointestinal. Por lo general, les decimos a nuestros pacientes con Hashimoto que eviten el gluten, cuyas moléculas se parecen al tejido tiroideo, ya que ambos reciben ataques en virtud de un sistema inmunológico hiperreactivo. Una vez que arreglamos las tres partes de sus sistemas inmunológicos a través de cambios en la dieta, tratamientos a base de hierbas, y la desintoxicación correcta, las sensibilidades a los alimentos retroceden y los pacientes, por lo general, pueden volver a comer alimentos que antes les molestaban.

El hígado

Pensemos ahora en el hígado, que los antiguos médicos consideraban el órgano más importante del cuerpo. Si hablamos de su importancia, el hígado desempeña una exhaustiva lista de funciones. En un milagroso despliegue de versatilidad, este órgano fabrica enzimas responsables de la coagulación de la sangre, produce un cuarto de litro de bilis cada día para ayudar a la digestión de grasas y absorción de vitaminas liposolubles en el torrente sanguíneo, y almacena y libera glucosa para obtener energía cuando el nivel de azúcar en la sangre es demasiado bajo. Descompone el exceso de estrógeno y lo expulsa del organismo para evitar la formación de quistes en las mamas u ovarios, por no hablar de los fibromas. También filtra y purifica la sangre; en cualquier momento, el hígado filtra 15 % del suministro total de sangre del cuerpo. Y tiene una capacidad asombrosa para regenerarse: tan solo 25 % de la masa hepática original puede volver a su tamaño original.

Como si el hígado no estuviera lo bastante ocupado, también desempeña un papel clave en la función inmunológica. Comparado con otros órganos, está enriquecido con células del sistema inmunológico innato, y es aquí donde los antígenos extraños del tracto gastrointestinal encuentran los primeros ataques del sistema inmunológico. Los macrófagos (células asesinas) del sistema inmunológico comienzan en la médula ósea y maduran en el hígado una vez que migran allí. El nombre de macrófagos deriva del griego y significa "grandes devoradores". Estas células de gran tamaño son las primeras en llegar a la escena, ya que engullen el antígeno y trabajan en conjunto con otras células del sistema inmunológico para rodear y destruir al intruso.

Como ya hemos comentado, la desintoxicación se produce en el hígado. Los productos farmacéuticos, los nutracéuticos, el alcohol y otras sustancias químicas pasan por el hígado. Cuando se sobrecarga con el trabajo de eliminar estas toxinas ácidas de nuestros cuerpos, el hígado se inflama y es este sobrecalentamiento lo que hace que el sistema inmunológico hiperreaccione y cree una respuesta autoinmune.

Los estudios han correlacionado la función hepática inadecuada con la enfermedad tiroidea, incluida la enfermedad autoinmune de Hashimoto. Según un estudio de 1984 publicado por R. R. Babb en el *American Journal of Gastroenterology*, las pruebas de la función tiroidea mejoran a medida que se resuelve la inflamación hepática.

Es lamentable que tanto pacientes como médicos no le presten mucha atención al hígado, excepto cuando aparecen enfermedades diagnosticables como la hepatitis o la cirrosis. La verdad es que estas enfermedades no se desarrollan de la noche a la mañana. Se necesita mucho tiempo para que se acumulen las pequeñas agresiones derivadas de la ingesta frecuente de comida chatarra, el consumo de alcohol y otros estimulantes, la aplicación de productos químicos para el cuidado de la piel, la respiración de aire contaminado, el consumo de medicamentos con receta o nutracéuticos, etc. Como clínica que toma el pulso a miles de personas cada año, puedo decirles categóricamente que todos los pacientes que veo, incluso los niños pequeños, tienen algún grado de estrés hepático; es evidente en sus pulsos. Dada la pesada carga a la que sometemos a este asediado órgano, ¿es de extrañar que las enfermedades autoinmunes alcancen niveles epidémicos? La cuestión es que tenemos que cuidarlo mejor o arriesgarnos a las consecuencias.

Antes de que se deprima, tengo buenas noticias para usted: el hígado es excelente para rejuvenecerse; de hecho, es el único órgano visceral que posee esta notable capacidad. En la mayoría de los órganos, como el corazón, el tejido dañado se sustituye por tejido cicatricial, como cuando nos hacemos una herida en la piel; y una vez que el tejido cicatriza, es muy difícil revertirlo. Sin embargo, el hígado es capaz de sustituir el tejido dañado por células nuevas con bastante rapidez. Puede duplicar su tamaño en tan solo tres o cuatro semanas y regenerarse tras una lesión quirúrgica o química. Esto significa que usted puede sanar y restaurar la función adecuada de su hígado a través de una dieta saludable y hierbas apropiadas, que abordamos en varios capítulos a lo largo del libro.

La médula ósea

Nuestra médula ósea es el lugar donde se producen las nuevas células sanguíneas. Contiene dos tipos de células madre: hematopoyéticas, que producen células sanguíneas, y estromales, que producen grasa, cartílago y hueso. En la médula ósea se producen los glóbulos blancos y rojos y las plaquetas. Los linfocitos, un tipo particular de glóbulo blanco que ataca a virus y agentes patógenos, se dividen en células T y B; los linfocitos T maduran en el timo, mientras que los B lo hacen en la médula ósea.

Las toxinas que penetran en la médula ósea son otro desencadenante de la enfermedad autoinmune. Conozca a los culpables: metales pesados (procedentes de amalgamas de mercurio y/o plata, contaminación atmosférica, pescado, vacunas que contienen aluminio o mercurio y contaminación atmosférica causada por centrales eléctricas de carbón), pesticidas y sustancias químicas presentes en los alimentos, como edulcorantes artificiales y conservantes. También hay numerosos productos farmacéuticos que llegan a la médula ósea, como se describe en un estudio del año 2000 publicado en *Immunopharmacology*, "Drugs Toxic to the Bone Marrow that Target the Stromal Cells" [Fármacos tóxicos para la médula ósea dirigidos a las células estromales]. Las células estromales son las células de la médula ósea que contribuyen a su funcionamiento.

Es de suma importancia mantener nuestra médula ósea limpia y funcionando como es debido. Sin embargo, los productos químicos y farmacéuticos modernos se introducen con facilidad en este tejido, lo que altera su funcionamiento. Piénselo de esta manera: si casi todas las células del sistema inmunológico nacen en la médula ósea, comenzando su vida como células madre y luego madurando en plaquetas, glóbulos blancos y glóbulos rojos, entonces cualquier toxina que llegue allí perturbará la formación de estas células y creará cáncer y enfermedades autoinmunes.

Un artículo de 2013 publicado en *Experimental and Toxicologic Pathology* demostró cómo la inhalación de pesticidas tóxicos causa enfermedades debido a su acumulación en la médula ósea. De hecho, otros numerosos estudios han demostrado cómo las toxinas ambientales se abren camino hasta la médula, y crean enfermedades graves.

Yo misma he tenido varios pacientes que desarrollaron leucemia intratable, acudieron a la Clínica Mayo para ser evaluados, y se les dijo que fue causada por productos farmacéuticos que estaban tomando, lo cual, en sus palabras, "lastimó a la médula ósea".

Debemos tener en cuenta que la mayoría de los cientos de toxinas ambientales recientes y nuestros cuerpos no han desarrollado la capacidad para protegerse de ellas, por lo que sufren las consecuencias a medida que estos potentes químicos se abren camino en nuestra delicada médula ósea y alteran su función. Si recuerda lo que hemos dicho sobre los siete tejidos, podemos sentir en el pulso cómo funcionan; cada uno de los cuatro tipos de toxinas se siente de una forma muy específica. Así, podemos sentir, por ejemplo, cuando el *ama visha* y el *gara visha* han penetrado a profundidad en la médula ósea. Por experiencia, puedo decirles esto: la mayoría de nosotros, si no todos, albergamos toxinas mortales en nuestra médula ósea y es solo cuestión de tiempo antes de que se acumulen lo suficiente como para crear un cáncer o una condición autoinmune. Por suerte, en los capítulos de este libro usted está aprendiendo por qué es importante eliminarlas antes de que eso suceda.

CÓMO RECALIBRAR LAS TRES PARTES DEL SISTEMA INMUNOLÓGICO

Con el fin de tratar la tiroiditis de Hashimoto, usted debe aprender cómo hacer que su sistema inmunológico vuelva a la normalidad para su correcto funcionamiento y que detenga sus incesantes ataques a la tiroides; esta sección explicará cómo lograrlo. Tenga en cuenta que esto podría tomar meses, si no unos pocos años, pero valdrá la pena su esfuerzo. La mayoría de las personas cuyo sistema inmunológico funciona mal desarrollan más de una enfermedad autoinmune; de hecho, bastantes. Esto se debe a que las terapias suelen estar orientadas a suprimir el síntoma de la enfermedad concreta, en lugar de solucionar los problemas del sistema inmunológico en sus niveles más profundos. Es más, la mayoría de mis pacientes autoinmunes presentan más de una enfermedad autoinmune (¡uno de ellos tenía siete!).

La buena noticia es que lo que sea que haga para tratar su tiroiditis de Hashimoto ayudará también a cualquier otra enfermedad autoinmune que pueda tener. Siga las pautas que le presentamos para normalizar su sistema inmunológico, asegúrese de seguir todas las pautas de dieta, rutina diaria y de dar a su cuerpo una ventaja óptima para devolverle la salud normal.

1. Reponer la flora intestinal

Tal como fue mencionado previamente, recomendamos un probiótico de alta calidad para ayudar a los pacientes a regenerar su flora intestinal (consulte el capítulo 5). También indicamos a los pacientes que incluyan prebióticos en su dieta; es decir, alimentos que fomentan el crecimiento de bacterias beneficiosas, de forma parecida a cuando se añade fertilizante a la tierra para estimular el crecimiento de las semillas. Una manzana cocida por la mañana es un buen ejemplo: las manzanas contienen pectina, que funciona como prebiótico en el intestino. Como la digestión es débil por la mañana, enseñamos a los pacientes a pelar y descorazonar una manzana, picarla en cuartos, cubrirla con agua en una olla pequeña, añadir un clavo de olor o dos y hervirla hasta que esté blanda. La cocción de la manzana facilita la digestión y el clavo puede encender el fuego digestivo débil por la mañana sin crear demasiado *pitta* o calor.

Otros prebióticos son las alcachofas, raíz de taro, quimbombó, tamarindo, espárragos, raíz de bardana, raíz de achicoria, *ghee* y hierbas como el olmo rojo (consulte la receta de té de olmo rojo en la página 101).

2. *Refrescar el calor del hígado*

Se considera que el hígado es la sede de la digestión, que quema y transforma los alimentos a medida que entran en el cuerpo. Como señalamos en el capítulo 1, los textos antiguos lo describían como un órgano con cinco llamas (para digerir y transformar los cinco elementos: espacio, aire, fuego, agua y tierra). Así pues, el hígado es, por lo general, un órgano "caliente". Cuando además se sobrecarga de toxinas, el *agni*, o calor, se acumula. Ahora bien, cualquier perturbación, ya sea otra carga de alimentos azucarados, una dosis de productos farmacéuticos o incluso solo una comida omitida, envía ese *agni* fuera de control, con lo que derrama calor intenso en todo el cuerpo, creando inflamación y perturbación a su paso.

Considere esta paradoja: la gran mayoría de las hierbas utilizadas para desintoxicar el hígado lo calientan al mismo tiempo. El diente de león, el cardo mariano y la raíz de bardana, todas ellas utilizadas regularmente por médicos holísticos y pacientes en las limpiezas de moda que circulan por internet, entran en esta categoría.

Muchos pacientes han oído o leído que la cúrcuma es un potente antiinflamatorio, por lo que se apresuran a comprar cápsulas y tomarlas diligentemente todos los días. Aunque la cúrcuma tiene propiedades antiinflamatorias y desintoxicantes, cuando se toma de esta manera, calienta demasiado el hígado y altera su función, lo que es un tiro por la culata para los pacientes que, sin saberlo, crean aún más inflamación y predisposición autoinmune al avivar las llamas del hígado. Lo mejor es cocinar con cúrcuma; consulte la página 115.

Asimismo, muchos médicos recetan a sus pacientes numerosos remedios, sin entender que todo lo que tragamos tiene que pasar por el hígado para ser analizado. Cada remedio tiene el efecto general de crear más calor, por lo que la cantidad total de remedios que toma un paciente debe controlarse con cuidado. A menudo nos encontramos con que nuestros nuevos pacientes están tomando una lista demasiado larga de productos farmacéuticos, nutracéuticos y hierbas. Les retiramos poco a poco los fármacos cuando se puede, quitamos de inmediato la mayoría de los nutracéuticos y administramos tantas hierbas como podemos por vía transdérmica (a través de la piel, para evitar así al hígado). También recomendamos y utilizamos diluciones homeopáticas de hierbas (sorbidas poco a poco en agua durante todo el día) y tés muy diluidos. Tenemos cuidado de limitar la cantidad de hierbas que se toman por vía oral.

Para refrescar el hígado, recomendamos lo siguiente:

Compresas de arcilla: para extraer el calor, coloque arcilla en la piel sobre la zona del hígado (a la derecha, debajo de las costillas) durante 10 minutos cada día. Puede encargarla en www.chandika.com.

Hierbas para refrescar el hígado: solemos recomendar dos hierbas indias, *bhumi amla* y *mankand*; véanse los perfiles más abajo.

Verduras refrescantes: los alimentos pueden tener un efecto medicinal en la reducción de la temperatura del hígado. La mejor verdura para enfriar el calor del hígado, la calabaza *loki*, está disponible en los mercados indios. Si no la encuentra, buenas alternativas son la calabaza amarilla y el calabacín verde. Todas ellas deben cocinarse para que sean eficaces a la hora de extraer el calor del hígado.

̿ Calabaza loki

   1 cucharadita de *ghee*

   $1/4$ cucharadita de cilantro molido

   $1/4$ cucharadita de comino molido

   $1/4$ cucharadita de hinojo molido

   $1/4$ cucharadita de cúrcuma molida

   1 calabaza *loki*, pelada y cortada en trozos de 2 centímetros

Derretir el *ghee*, añadir las especias y cocinar a fuego lento durante 1 a 2 minutos, infusionando las especias en el *ghee*. Añadir la calabaza y cocinar, removiendo, durante uno o dos minutos más. Tapar y dejar que la calabaza se cueza en su propio jugo de 15 a 20 minutos hasta que esté blanda; añadir un poco de agua de manantial, si es necesario, para evitar que se queme. Se come caliente.

No recomendamos el ayuno para la limpieza porque genera calor en el hígado.

3. Limpiar la médula ósea

Recomendamos dos hierbas muy especializadas para limpiar la médula ósea: el *guduchi* y la moringa; véanse los perfiles más abajo. Tenga cuidado al utilizarlas, ya que son muy potentes y usted debe ser capaz de regular la cantidad de toxinas que salen de la médula ósea. Las toxinas salen del cuerpo a través de varios canales y en las heces, la orina y el sudor. Si las toxinas salen demasiado rápido, pueden romper estos delicados microcanales, lo que crea una crisis de desintoxicación, y problemas de salud concomitantes, al vagar libremente por el cuerpo. Se pueden sufrir, por ejemplo, erupciones cutáneas, eczemas y otras afecciones de la piel.

Aunque la *guduchi* es la **principal** hierba utilizada para limpiar la médula ósea, las hojas de la planta pueden calentar el hígado. Por lo tanto, en casos de autoinmunidad solo utilizamos el tallo, la parte alcalina de la planta. El jugo del tallo se extrae y se seca hasta convertirlo en polvo. Este antiguo remedio clásico se llama *guduchi satwa*, y es el agente más importante para la eliminación de toxinas de la médula ósea.

Caldo de huesos

El caldo de huesos se elabora mediante la cocción prolongada de articulaciones, cartílagos y huesos en agua con verduras y hierbas. Es diferente al caldo que se hace con más carne y que dura cocinándose una o dos horas, lo que resulta en un líquido más fino. El caldo de huesos es más viscoso debido al colágeno que se filtra de las articulaciones y los huesos durante la cocción prolongada, lo que hace que estos nutrientes, de otro modo inaccesibles, sean más biodisponibles. Estos nutrientes (gelatina, colágeno, aminoácidos, minerales y proteínas) de la médula ósea se filtran en el caldo y pueden ayudar a revertir la autoinmunidad de dos maneras: al sellar el intestino permeable (el caldo de hueso contiene glutamina, un aminoácido que cura el revestimiento intestinal) y nutrir la médula ósea.

....

HIERBAS AYURVÉDICAS Y OTROS TRATAMIENTOS PARA LOS TRASTORNOS TIROIDEOS AUTOINMUNES

Bhumi Amla (Phyllanthus niruri)

La *bhumi amla* (chancapiedra) es una de mis hierbas favoritas. Esta asombrosa hierba enfría el calor del hígado, y le permite trabajar correctamente otra vez. Es tan eficaz para sacar el calor y la inflamación del hígado que se utiliza en el tratamiento de los tres tipos de hepatitis: A, B, y C. Ya que alivia al hígado recalentado, puede ser utilizado para la menorragia (sangrado menstrual intenso), todas las enfermedades autoinmunes, problemas del colesterol y de azúcar en la sangre, alergias a alimentos e inflamación, que son dirigidos por un hígado recalentado y enojado. También es uno de los mejores remedios para los dolores de cabeza, ya que el recalentamiento del hígado es responsable de la mayoría de ellos (el calor en el hígado sube a la cabeza, lo que afecta los vasos sanguíneos de esa zona).

El uso de esta hierba durante varios meses refresca el hígado y asienta lentamente el sistema inmunológico, lo que puede eliminar las alergias y/o sensibilidades alimentarias y resolver problemas autoinmunes de larga duración. La *bhumi amla* es un pilar en mi práctica.

Mankand (Alocasia indica)

La *mankand* (oreja de elefante) es quizá la **única** hierba para limpiar el hígado cuyos efectos sobre ese órgano son exclusivamente refrescantes y regeneradores. Sin embargo, es bastante rara y difícil de encontrar.

Hace años, un pariente de mi maestro, Vaidya Rama Kant Mishra, enfermó de gravedad y estuvo en el hospital en coma con insuficiencia hepática debido a una cirrosis. Estaba en lista de espera para un trasplante de hígado. Su familia se puso en contacto con el doctor Mishra para ver si podía ayudar; él les dijo que la *mankand* (si conseguían) podía salvar la vida del paciente. Milagrosamente, lograron encontrarla y, por suerte, el paciente salió del coma a los pocos días. Ingirió la *mankand* que su familia había encontrado y su función hepática mejoró tanto que los médicos lo retiraron de la lista de espera para un trasplante de hígado. Poco después, cuando el doctor Mishra y yo impartimos un curso sobre el hígado en Pensilvania, este hombre voló desde la India para asistir a nuestro curso. Tuve la oportunidad de conocerlo, tomarle el pulso y ser testigo directo de su increíble recuperación. He tenido la fortuna de encontrar una fuente de esta hierba salvavidas para su uso en mi propia consulta y, de hecho, he visto revertir la enfermedad hepática problemática, sobre todo el hígado graso y la cirrosis. También he visto que hace maravillas en el tratamiento de enfermedades autoinmunes debido a sus propiedades para enfriar el hígado.

Guduchi (Tinospora cordifolia)

El doctor Mishra y su padre, Kameswar Mishra, ambos maestros ayurvédicos, tenían un conocimiento enciclopédico de más de setecientas hierbas. Pero su hierba favorita era la *guduchi*, a la que se referían como *divya aushaudhi* (planta divina) y consideraban la mejor hierba *rasayana* (rejuvenecedora) y para las alteraciones autoinmunes. Se encuentra entre las hierbas más veneradas de la medicina ayurvédica y está clasificada como una de las tres *amrit*, o plantas de ambrosía, una indicación de su elevado estatus como hierba sagrada.

El tratado ayurvédico del siglo XVI, *Bhava Prakasha*, de Bhava Mishra, ofrece una visión de la naturaleza espiritual de la *guduchi* al denominarla *chinnodbhava*, "capaz de crecer incluso cuando se corta". Vaidya Mishra, descendiente de Bhava Mishra, profundizó aún más y enseñó a sus alumnos que la *guduchi* posee *amrit siddhi*, lo que significa que está tan llena de energía vital que tiene la capacidad de crecer sin tierra ni agua. Siempre la comparaba con los grandes yoguis, que podían vivir sin comida ni agua y, en cambio, subsistían gracias a la energía pránica del aire.

La *guduchi* se utiliza mucho en el ayurveda por sus propiedades desintoxicantes, rejuvenecedoras e inmunológicas. Hoy en día se estudia y emplea en la medicina moderna para la prevención del resfriado y gripe, trastornos cutáneos, alergias, inflamación, artritis, psoriasis, eczema, colesterol alto, hepatitis, trastornos hepáticos y la gota y, más recientemente, para mitigar los efectos de la quimioterapia.

Como ya hemos comentado, la acumulación de toxinas en la médula ósea puede ser un desencadenante tanto de enfermedades autoinmunes como de cáncer. La *guduchi* es una de las pocas hierbas que pueden penetrar a profundidad en la médula ósea para limpiarla de toxinas y, por esta razón, es la mejor hierba para prevenir y tratar estas enfermedades. También es útil sobre todo en el tratamiento de todos los tipos de leucemia y otras enfermedades de la médula ósea.

Moringa (Moringa oleifera)

Se cree que el árbol de moringa es originario del norte de la India y que se utilizaba en la medicina ayurvédica hace más de cinco mil años. También se sabe que lo utilizaban los antiguos griegos, romanos y egipcios. Este árbol se consideraba, y aún se considera, una panacea, se le conoce como "árbol de las maravillas", "árbol divino" y "árbol milagroso", entre otros nombres.

Varias partes del árbol se utilizan con fines medicinales, sobre todo sus largas vainas y sus hojas. Considerada un superalimento, la moringa tiene numerosos beneficios para la salud, como diurética, reductora del colesterol, antitumoral, antipirética, antiepiléptica, antiinflamatoria, antiulcerosa, antiespasmódica, antihipertensiva, antidiabética, antioxidante, antibacterial, antifúngica y hepatoprotectora. ¡Vaya!

Debido a sus múltiples usos, se están llevando a cabo numerosas investigaciones sobre la composición fitoquímica y las propiedades farmacológicas de la moringa. Se dice que contiene veinticinco veces más hierro que las espinacas, diecisiete veces más calcio que la leche, quince veces más potasio que los plátanos, diez veces más vitamina A que las zanahorias y cuatro veces más proteínas que la leche. Además, las hojas del árbol están cargadas de antioxidantes y contienen quercetina, que es un antihistamínico natural.

Además de la *guduchi*, la moringa es el único remedio capaz de eliminar las toxinas de la médula ósea, lo que la convierte en una herramienta inestimable para la prevención y el tratamiento de las enfermedades autoinmunes y el cáncer. Hay docenas de empresas de suplementos que venden moringa seca y en polvo por internet. Se puede tomar en cápsulas, como té, o mezclar las hojas secas con sopas, guisos y *dahl*. En un buen supermercado indio quizá pueda encontrar las hojas o vainas frescas y utilizarlas en la cocina. Pruebe la sopa de vaina de moringa, que es sabrosa, nutritiva y un gran remedio para cualquier enfermedad autoinmune; encuentre la receta más abajo. También se consiguen bastantes recetas en línea.

ॐ Sopa de vaina de moringa

Ingredientes de la primera fase

3 tazas de agua

4 vainas de moringa, cortadas en trozos de 5 cm (es mejor que sean frescas, pero también sirven congeladas)

1 cucharadita de *ghee*

1 cucharadita de sal

$1/4$ cucharadita de cilantro molido

$1/4$ cucharadita de comino molido

$1/4$ cucharadita de hinojo molido

$1/4$ cucharadita de cúrcuma molida

Mezclar todos los ingredientes en una olla, llevarlos a ebullición y bajar el fuego y dejar cocer a fuego lento de 30 a 40 minutos, removiendo de vez en cuando. Pasar la sopa a una licuadora, o utilizar una licuadora de inmersión manual directamente en la olla, y licuar de 5 a 10 veces. Triturar las vainas de moringa, no hacerlas puré.

Colocar un colador sobre una olla grande. Verter la sopa a través del colador y recoger el caldo en la olla. Presionar los sólidos en el colador con una cuchara para extraer la mayor cantidad de caldo posible.

Ingredientes de la segunda fase

1 cucharada de *ghee*

$^1/_4$ cucharadita de comino molido

$^1/_4$ cucharadita de *garam masala*

6 hojas de curry frescas (disponibles en mercados indios)

2 cucharadas de harina de frijoles *mung dahl* (frijoles partidos *mung dahl* molidos)

Jugo de lima recién exprimido, para decorar

Cilantro fresco picado, para decorar

Calentar el *ghee* en una sartén pequeña a fuego medio alto. Añadir el comino, el *garam masala* y sofreír hasta que desprendan aroma, cerca de un minuto. Añadir al caldo de la olla, junto con las hojas de curry.

Mezclar la harina de *mung dahl* con un poco de agua a temperatura ambiente hasta obtener una pasta fina y homogénea. Incorporar al caldo.

Poner la olla con el caldo al fuego. Cocinar a fuego lento durante unos 5 minutos para espesar la sopa y mezclar los sabores. Si la sopa parece demasiado espesa, diluir con agua hirviendo. Servir caliente, adornada con jugo de lima recién exprimido y cilantro picado.

Recomiendo limitar el consumo de esta sopa a dos veces por semana, ya que es bastante eficaz para eliminar toxinas[1].

ASHWAGANDHA Y CÚRCUMA: USO CORRECTO PARA TRATAR ENFERMEDADES AUTOINMUNES

Tanto la *ashwagandha* como la cúrcuma tienen grandes beneficios para el sistema endocrino y el hígado, por eso se podría pensar que son remedios maravillosos para enfermedades como la tiroiditis de Hashimoto. Sin embargo, si no se emplean correctamente podrían exacerbar las enfermedades autoinmunes, calentar todavía más el hígado y desequilibrar la tiroides. Aunque pueden ser útiles en estos casos, hay que tener precaución.

---

[1] Receta de sopa de vaina de moringa extraída del libro *Ayurvedic Recipes for Balance & Bliss*, de Vaidya R. K. Mishra y Rick Talcott (Adishakti LLC, 2016).

Ashwagandha

La *ashwagandha* ha obtenido un gran reconocimiento en los últimos años, en especial por su uso para los problemas de tiroides. Incluso los endocrinólogos están empezando a recomendarla a sus pacientes. Sin embargo, calienta mucho el hígado y puede ser contraproducente para los pacientes de Hashimoto, ya que el calor que genera los empuja aún más a una crisis autoinmune. Por lo tanto, aunque esta hierba puede ser muy importante para el apoyo de la tiroides, debe tomarse por vía transdérmica, en una versión homeopática diluida en un litro de agua, o como un té muy suave (una pizca de hierba por litro de agua hervida, remojada durante 20 minutos y luego sorbida poco a poco para que llegue al hígado sin calentarlo). Para más información sobre la *ashwagandha*, consulte la página 89.

Cúrcuma

La cúrcuma se utiliza desde hace mucho tiempo en la medicina india y china por sus propiedades antiinflamatorias, antioxidantes y anticancerígenas, todas demostradas. Cientos de estudios de investigación ensalzan sus beneficios para la salud: mata las bacterias, ayuda en el tratamiento de todos los tipos de cáncer, previene y ralentiza la progresión del Alzhéimer, beneficia a las personas con depresión y esclerosis múltiple, mitiga los síntomas de la artrosis, la artritis reumatoide y potencia los efectos de la quimioterapia, al tiempo que disminuye sus efectos secundarios. Las investigaciones en curso indican beneficios potenciales en el tratamiento del cáncer de páncreas y el mieloma múltiple. En particular, detiene el crecimiento de los vasos sanguíneos que alimentan los tumores cancerosos y cura la piel dañada, por lo que es especialmente útil para la psoriasis y otras afecciones inflamatorias de la piel.

Según los textos ayurvédicos, la cúrcuma tiene propiedades calientes y secas. Aunque puede ser muy beneficiosa para el hígado, ya que ayuda a desintoxicar la sangre, tomar demasiada cantidad de una vez en forma de cápsulas puede dañar el hígado. Peor aún es tomar el ingrediente activo, la curcumina, por sí solo, lo que magnifica los efectos secundarios de calentamiento de la cúrcuma. Ambos remedios tomados por vía oral agravarán la enfermedad autoinmune de Hashimoto.

Una forma de evitar el recalentamiento de la cúrcuma es incorporarla a una mezcla, llamada *masala*, con especias que contrarresten su calor (vea la receta a continuación). Otra opción es cocinar la cúrcuma (o su *masala*) con agua, *ghee*, *dahl* (lentejas) y/o verduras. Las moléculas de grasa transportarán la cúrcuma a las zonas liposolubles del cuerpo y el agua transportará la cúrcuma a las zonas hidrosolubles del cuerpo. También puede cocinar a fuego lento una o dos pizcas de cúrcuma en leche durante unos minutos, lo que enfría su calor inherente y permite su distribución en las células.

ॐ Mezcla de masala

Combinar 6 partes de cilantro molido, 6 partes de hinojo molido, 1 parte de comino molido y 1 parte de cúrcuma molida. Mezclar bien y guardar en un recipiente hermético. Utilizar esta mezcla de especias para cocinar verduras, cereales, sopas, pollo, *dahls* y otras recetas. Utilizar de $\frac{1}{2}$ a 1 cucharadita, según la cantidad de comida que se esté cocinando.

....

Consejos sobre la cúrcuma

Para lograr una piel radiante y sin imperfecciones, poner a hervir 1 taza de leche, añadir una pizca de cúrcuma molida y dejar hervir 2 minutos. Apagar el fuego, dejar enfriar y beber a sorbos.

Cuando haya resfriado o gripe, derretir 1 cucharada de *ghee* en una sartén a fuego lento. Añadir 1 cucharadita de cúrcuma y cocinar, removiendo durante 1 minuto. Verter esta mezcla sobre la comida en el almuerzo y la cena para combatir la infección. La cúrcuma mata las infecciones víricas y bacterianas en cuanto entra en contacto con ellas.

....

Una nota final: la cúrcuma pertenece a la familia de las zingiberáceas o del jengibre. Sin embargo, a diferencia de este, el tubérculo o raíz fresca de la cúrcuma no debe comerse crudo; lo mejor es secarla y pulverizarla. Compre siempre cúrcuma orgánica.

ANTIOXIDANTES: PROTECTORES CELULARES

Después de aprender que las toxinas ambientales son uno de los muchos culpables de un sistema inmune hiperactivo o enfermedad autoinmune, usted debe saber entender cómo eliminarlos del cuerpo. Aunque sí debamos liberar a nuestro cuerpo de los radicales libres, hay que hacerlo de tal manera que el hígado se mantenga fresco y asegurarnos de que no se creen más radicales libres en nuestros cuerpos por la utilización de antioxidantes artificiales, hechos por el hombre y de uso común hoy en día. Pero primero aprendamos un poco sobre los radicales libres y los antioxidantes.

Cuando las toxinas entran en su organismo provenientes de farmacéuticos, la contaminación del aire, compuestos artificiales que se encuentran en los alimentos procesados, el humo del cigarrillo, los rayos X, pesticidas, etcétera, estos crean "estrés oxidativo", lo que significa que, en su organismo, las moléculas de oxígeno se dividen en átomos individuales con electrones no apareados, llamados radicales libres. Estos son altamente reactivos y capaces de dañar las células, las proteínas e incluso el ADN. Por suerte, nuestros cuerpos están equipados con el equivalente a un equipo de limpieza de materiales peligrosos, los antioxidantes, que detienen estas desagradables reacciones celulares en cadena antes de que se dañen moléculas vitales.

Actualmente existe una "minirrevolución médica" en torno a la prevención de los radicales libres y la oxidación. Las empresas de suplementos vitamínicos fabrican cientos de tipos diferentes de suplementos antioxidantes sintéticos. Sin embargo, ensayos clínicos han demostrado que las vitaminas antioxidantes sintéticas producen radicales libres, lo que significa que sus suplementos multivitamínicos y minerales sintéticos diarios pueden ser más perjudiciales que beneficiosos. Asimismo, al tomar demasiados suplementos antioxidantes podría suprimir la capacidad de su cuerpo de activar su propio sistema de defensa antioxidante.

Por lo tanto, lo mejor es comer tantos alimentos ricos en antioxidantes como sea posible para ayudar en la lucha contra los radicales libres.

Antioxidantes alimentarios

Muchos de los antioxidantes que actúan en nuestro organismo son nutrientes que proceden de nuestra dieta. Entre ellos están la vitamina E (d-alfa-tocoferol), presente en frutos secos, semillas, verduras, pescado, cereales integrales y melocotones; la vitamina C, presente en cítricos, verduras de hoja verde, melón, kiwi y bayas; y el betacaroteno, presente en el hígado, yema de huevo, leche, mantequilla, *ghee*, espinacas, zanahorias, calabaza, brócoli, batatas, melón, duraznos y cereales. Las hierbas y especias también contienen antioxidantes.

De hecho, la mayoría de las frutas y verduras contienen antioxidantes. El ayurveda recomienda encarecidamente la baya *amla*, una fruta muy apreciada en la India. En Estados Unidos se utiliza más que todo desecada, en pastillas o en polvo. La baya *amla*, o *amalaki*, como también se la llama, tiene veinte veces más vitamina C que una naranja y, sin embargo, crea alcalinidad una vez ingerida, a diferencia de la vitamina C derivada de manera sintética, que causa acidez, efectos secundarios como náuseas, vómitos, ardor de estómago, calambres estomacales y dolores de cabeza, por nombrar algunos.

Glutatión: la madre de todos los antioxidantes

El glutatión es un antioxidante que se encuentra en todas las células del cuerpo; de hecho, es el único que reside dentro de las células. También se le conoce como la "madre de todos los antioxidantes" porque recicla otros antioxidantes, como las vitaminas C y E, una vez que se han agotado. Incluso es capaz de regenerarse a sí mismo.

Las mayores concentraciones de glutatión se encuentran en el hígado, el principal órgano de desintoxicación del cuerpo. El hígado tiene dos fases de desintoxicación: en la fase uno, convierte las toxinas en compuestos hidrosolubles, lo que facilita su eliminación, y en la fase dos, el glutatión se utiliza para aglutinar esas toxinas de modo que puedan ser eliminadas por la orina o la bilis. Si el nivel de glutatión es bajo, las toxinas pueden acumularse; esto causa graves repercusiones en la salud, como enfermedades autoinmunes y cáncer.

El poder antioxidante y desintoxicante del glutatión procede de un aminoácido, la cisteína, que la mayoría de los estadounidenses no consumen en cantidades suficientes en su dieta, lo que provoca una deficiencia de glutatión en la mayoría de las personas, aunque estén sanas. Las aves de corral, yogur, yemas de huevo, brócoli, coles de Bruselas, avena y germen de trigo son buenas fuentes de cisteína. Otros alimentos ricos en glutatión son los espárragos, espinacas, aguacate, calabaza amarilla, calabacín, melón, toronja y duraznos.

Los niveles de glutatión también se agotan debido al exceso de toxinas en el organismo; cuando la fase dos de la desintoxicación está en pleno apogeo, el glutatión se consume a buen ritmo. Como antioxidante, también se pone a trabajar neutralizando los radicales libres en el cuerpo, según sea necesario, para combatir el estrés oxidativo. Así que, como podrá imaginar, en esta era moderna muchos de nosotros tenemos niveles bajos de glutatión.

Resulta que el glutatión es uno de los principales factores que influyen en la conversión de T4 a T3, por lo que unos niveles insuficientes podrían provocar problemas de tiroides. Debido a su participación en la desintoxicación y la función hepática, también puede desempeñar un papel clave en los trastornos tiroideos autoinmunes. Por lo tanto, es de suma importancia que los pacientes con Hashimoto normalicen sus niveles de glutatión.

Dado que los suplementos de glutatión no pueden absorberse eficazmente en el tracto gastrointestinal, no basta con tomar una pastilla para satisfacer las necesidades diarias. Es mejor aplicarlo por vía transdérmica (a través de la piel), para evitar el tracto digestivo y llevarlo directamente al torrente sanguíneo. Recomendamos pasar la crema de glutatión por la columna vertebral, de arriba abajo, dos veces al día, para obtener resultados óptimos. Algunos médicos recomiendan frotar glutatión en las plantas de los pies una vez al día.

Asegúrese de que el glutatión que utiliza es natural y no sintético. Es difícil de encontrar, pero está disponible. Mi fuente favorita de glutatión natural es a través de www.chandika.com (consulte la sección de recursos).

El análisis de sangre no es una herramienta precisa para medir los niveles de glutatión porque este se oxida muy rápido fuera del cuerpo. Por lo tanto, haga todo lo posible por consumirlo lo suficiente, ya que la mayoría de la gente ingiere solo 35 mg de glutatión en su dieta cada día, muy por debajo de los 250 mg recomendados.

....

El factor genético

Los métodos avanzados de análisis del ADN están abriendo un campo completamente nuevo en nuestra comprensión de por qué algunos nos marchitamos como flores sin agua al exponernos a toxinas, mientras que otros parecen salir airosos sin problema aparente.

Resulta que más de 50 % de la población ha heredado mutaciones genéticas que pueden afectar su capacidad de desintoxicación, entre otras cosas. La buena noticia es que nuestros antepasados, que también albergaban estos defectos genéticos, sobrevivieron a lo largo de los siglos. La mala es que ahora estamos inmersos en un mundo repleto de sustancias químicas y otras toxinas que nuestros antepasados nunca tuvieron que combatir. Así que hoy, en esta era moderna, debemos esforzarnos por mantener baja nuestra carga tóxica, sobre todo si descubrimos que tenemos estas insuficiencias genéticas que pueden obstaculizar nuestra capacidad de desintoxicación.

Por ejemplo, muchas personas carecen de un gen, denominado GSTM1 (glutatión S-transferasa M1), que es crucial para fabricar y reciclar el glutatión. Otra mutación genética se conoce como MTHFR, y parece que en un futuro no muy lejano se descubrirán docenas más mediante muestras de ADN. Si usted ha heredado estas mutaciones genéticas, es fácil que acabe con una sobrecarga tóxica porque sus reservas de glutatión se agotarán más rápido que en las personas que no tienen esta mutación.

Sabiendo que pudiera tener o no una mutación genética que inhiba la función del glutatión, puede ver por qué es de suma importancia comer lo más sano posible, obtener los nutrientes de alimentos, hierbas y especias en lugar de suplementos y disminuir la exposición a productos químicos nocivos, todo lo cual puede agotar las reservas de glutatión y otros antioxidantes.

Cuando comenté con el doctor Mishra que las pruebas de ADN muestran que muchos de nosotros tenemos vías incompletas de desintoxicación en el hígado, como las que afectan a la producción de glutatión, me dijo de manera enfática: "La *guduchi* puede completar cualquier vía de desintoxicación, tan solo hay que dársela a esos pacientes".

Como de costumbre, tenía razón. Dado que la *guduchi* se considera una de las hierbas más beneficiosas del repertorio herbal ayurvédico, se han realizado cientos de estudios para examinar su eficacia. Y, en efecto, gran parte de la investigación muestra que la *guduchi* puede aumentar la producción de glutatión en el hígado, tanto si se tiene un defecto genético como si no.

¿PUEDEN NIVELES BAJOS DE VITAMINA D CAUSAR ENFERMEDADES AUTOINMUNES?

La molécula de vitamina D se descubrió en 1920 y fue clasificada como vitamina, una sustancia esencial para el desarrollo normal del cuerpo. No fue sino hasta 1932 que la estructura química de la vitamina D fue descubierta; en ese punto, se encontró que era una hormona esteroide, conocida como secoesteroide, producida por la acción de la luz solar sobre la superficie de la piel.

En los últimos años, se ha producido un drástico descenso de los niveles de vitamina D de los estadounidenses debido, entre otros factores, a:

- Menor exposición al sol y mayor uso de protectores solares, que se combinan para bloquear la formación de vitamina D.
- Una mayor incidencia de la obesidad, que se correlaciona con niveles bajos de vitamina D.
- Trastornos inflamatorios del tracto gastrointestinal, que reducen la absorción de vitamina D.
- Niveles elevados de cortisol, que agotan las reservas de vitamina D del organismo.

Las personas de piel oscura corren más riesgo de tener niveles bajos de vitamina D porque necesitan períodos de exposición al sol más largos que las personas de piel más clara para producir la misma cantidad de vitamina D, ya que el pigmento melanina de su piel actúa como filtro solar.

Numerosos estudios han demostrado una correlación entre los niveles bajos de vitamina D y las afecciones tiroideas autoinmunes, incluida la tiroiditis de Hashimoto. Uno de estos estudios también demostró que los niveles bajos de vitamina D son responsables del crecimiento de virus en una variedad de sitios de "barrera" tisular, como el intestino. Recuerde cuando mencionamos que las infecciones intestinales son una causa primaria de inflamación en nuestro cuerpo, que en última instancia afecta a la función tiroidea. Otros estudios han descubierto que 90 % de las personas con enfermedad tiroidea autoinmune tienen un defecto genético que afecta su capacidad para procesar la vitamina D.

Se necesita mucha más investigación. Sin embargo, algo está claro: los niveles bajos de vitamina D se han relacionado con una serie de enfermedades autoinmunes. Por eso es importante exponerse al sol, al menos entre quince y veinte minutos al día en climas cálidos, sin protección solar. En los meses más fríos, utilice una forma transdérmica de vitamina D; se tolera mejor que las pastillas, que pueden alterar el tracto digestivo.

APOYO A LA GLÁNDULA TIROIDES

Una vez que aprenda a restablecer la inteligencia innata de su sistema inmunológico siguiendo un protocolo que promueva un intestino, un hígado y una médula ósea sanos, entonces necesitará apoyar a su glándula tiroides con las hierbas descritas en el capítulo 4: *shilajit*, *ashwagandha*, albahaca sagrada, *patrang*, *kanchanar* y cóleo. Estas hierbas ayudarán a curar, nutrir y cuidar la tiroides para que vuelva a estar sana. Para evitar que calienten el hígado, y anulen así las medidas positivas que ha tomado para enfriarlo, tómelas de una de las siguientes maneras:

- **Por vía transdérmica** (a través de la piel): aplique una fina capa de crema transdérmica a lo largo de la columna vertebral dos veces al día.
- **Como tintura:** mezcle dos o tres gotas con un litro de agua de manantial y bébalo poco a poco a lo largo del día.
- **Como té diluido:** hierva 1 litro de agua durante 5 minutos y vierta el agua caliente en un termo aislante de acero inoxidable. Añada ¼ de cucharadita de hierba en polvo. Selle el termo y déjelo reposar durante 20 minutos. Beba el té poco a poco durante las 4 horas siguientes.

Asimismo, siga las pautas dietéticas descritas en el capítulo 8 para que su glándula tiroides tenga todas las oportunidades de curarse. En las fases iniciales del tratamiento de la tiroiditis de Hashimoto o de cualquier otra enfermedad autoinmune, evite el gluten y los lácteos; estas proteínas son difíciles de digerir. Además, las moléculas de gluten se parecen al tejido tiroideo, por lo que, si su sistema inmunológico funciona en un estado hiperreactivo, puede acabar atacando tanto a las células tiroideas como a las moléculas de gluten.

También debe eliminar cualquier otro alimento al que sea sensible o alérgico hasta que su sistema inmunológico se estabilice; podrá reincorporar poco a poco estos alimentos a la dieta después de varios meses de tratamiento. Si padece Hashimoto u otra enfermedad autoinmune de la tiroides, lo mejor es que trabaje con un médico ayurvédico calificado que tenga experiencia en el tratamiento de estas enfermedades, quien le aconsejará sobre otros desequilibrios que pueda estar mostrando. Recuerde, cada persona presenta una fisiología única; por tanto, cada paciente tendrá un programa de tratamiento diferente.

Métodos contraindicados
para tratar enfermedades autoinmunes

Las siguientes son formas incorrectas de tratar enfermedades autoinmunes de la tiroides, como la tiroiditis de Hashimoto:

- **Cardo mariano, raíz de bardana y raíz de diente de león:** como ya se indicó, estas hierbas están contraindicadas en el tratamiento de cualquier enfermedad autoinmune, ya que sobrecalientan el hígado durante la limpieza; esto puede ser contraproducente para los pacientes y causar brotes.

- **Limpieza con jarabe de arce y/o pimienta de cayena:** esta fórmula de limpieza ha circulado bastante en internet. Hemos visto víctimas de esta limpieza en repetidas ocasiones en nuestra oficina. La pimienta de cayena calienta la sangre y el hígado, lo que agrava la enfermedad autoinmune.

- **Enemas**: una limpieza agresiva de los intestinos puede agotar la delicada capa de *ojas* del intestino y desequilibrar el *apana vata*, lo que dificulta enormemente el equilibrio hormonal.

- **Cebolla, ajo y asafétida:** también sobrecalientan el hígado y agravan las enfermedades autoinmunes.

- **Alcohol y vinagre:** de nuevo, sobrecalientan el hígado.

- **Linaza y aceite de linaza:** de nuevo, sobrecalientan el hígado y también son demasiado calientes para el bazo.

- **Grandes dosis orales de cúrcuma o *ashwagandha*:** ambas son muy beneficiosas para el hígado y el sistema endocrino respectivamente, pero tomar grandes dosis por vía oral (en cápsulas, o incluso en tés fuertes) simplemente calentará aún más el hígado.

- **Ayuno:** es importante liberar al organismo de toxinas que pueden perturbar la función inmunitaria, pero el ayuno nunca es recomendable en estos casos porque, sin alimentos que digerir, el hígado se calienta.

6

Funcionamiento de la vesícula biliar y la glándula tiroides

Se preguntará por qué dedicamos un capítulo entero de este libro a una bolsita que contiene bilis. Aunque a menudo se pasa por alto, la vesícula biliar desempeña un papel fundamental en nuestra salud. Es la culpable oculta de muchas enfermedades y, sin embargo, los pacientes y los médicos se centran erróneamente en tratar los diversos síntomas creados por un mal funcionamiento de la vesícula biliar en lugar de ir directamente al origen del problema. Veamos, pues, qué hace la vesícula biliar y cómo se ve afectada por un desequilibrio de la glándula tiroides.

¿QUÉ HACE LA VESÍCULA BILIAR?

Descomposición de las grasas

La vesícula biliar es una pequeña bolsa situada justo debajo del hígado que almacena la bilis que este produce continuamente. La bilis se compone de ácidos y sales biliares, fosfolípidos, colesterol, pigmentos, agua y electrolitos que mantienen la solución alcalina (con un pH de 7 a 8 aproximadamente).

Antes de comer, la vesícula biliar está llena de bilis y tiene el tamaño aproximado de una pera pequeña. Mientras comemos, en respuesta a las señales digestivas, la vesícula biliar expulsa bilis al duodeno (el principio del intestino delgado). Al final de la comida, suele estar vacía y tan plana como un globo desinflado. Se rellena poco a poco de bilis entre las comidas, de modo que está lista para la siguiente ronda de alimentos.

Las moléculas de grasa son glóbulos enormes, demasiado grandes para ser absorbidos por nuestras células. No nos sirven hasta que se descomponen y se asimilan en nuestras células. La bilis retenida por la vesícula biliar contiene lecitina, que disuelve estos grandes glóbulos de grasa en pequeñas gotitas. A continuación, las enzimas pancreáticas rodean estas gotitas y las transforman en partículas lo bastante pequeñas como para atravesar la pared intestinal y llegar al torrente sanguíneo, donde son llevadas a las células y absorbidas por ellas.

Descomposición de las vitaminas liposolubles

De manera similar, la bilis de la vesícula biliar también es responsable de descomponer las vitaminas liposolubles (A, D, E y K) para que nuestras células puedan absorberlas. Como ya hemos comentado, la mayoría de las personas tienen niveles bajos de vitamina D debido a una exposición insuficiente al sol y al uso abundante de protector solar. Sin embargo, en este caso, lo que tenemos es un caso anatómico de bloqueador solar, donde una vesícula biliar perezosa puede conducir a una disminución de la absorción y asimilación de la vitamina D.

Eliminación de toxinas liposolubles

Existen dos tipos de toxinas en el organismo: las hidrosolubles y las liposolubles. Las hidrosolubles se eliminan a través de la orina y el sudor; el hígado descompone las toxinas liposolubles en hidrosolubles y las vierte en la bilis. Cuando la vesícula biliar se activa, transporta estas toxinas, a través de la bilis, por el intestino grueso y finalmente se eliminan en las heces.

Cuando este sistema de eliminación no funciona como es debido, las toxinas graves pueden reabsorberse y volver a entrar en nuestra circulación sanguínea, para depositarse en los tejidos grasos y en el cerebro (que está hecho de grasa), donde pueden almacenarse durante años y causar enfermedades graves y cáncer. El estreñimiento, heces blandas, gases, hinchazón, eructos, náuseas y flatulencia son señales de que su sistema biliar (hígado y vesícula biliar) no funciona correctamente, lo que significa que pudiera estar almacenando toxinas liposolubles. En ese caso, pruebe un té de raíz de zarzaparrilla india, que es la mejor hierba para limpiar el tejido adiposo y ayudarle a digerir mejor las grasas. Beba este té cinco veces a la semana durante seis meses.

৩ Té de raíz de zarzaparrilla india

Hervir 1 litro de agua durante 5 minutos, verter el agua caliente en un termo aislante de acero inoxidable. Añadir $^1/_2$ cucharadita de semillas de cilantro enteras y $^1/_2$ cucharadita de raíz de zarzaparrilla india. Cerrar el termo y dejar reposar durante al menos 20 minutos; después, beber a sorbos durante las 4 horas siguientes.

Para ayudar a eliminar las toxinas del cerebro y tejido nervioso (lo que puede ser útil sobre todo en casos de Alzheimer, esclerosis múltiple, demencia, autismo y otras enfermedades neurogénicas), añadir $^1/_4$ de cucharadita de polvo de *guduchi* a la zarzaparrilla. La *guduchi* (consulte la página 163) es la mejor hierba para limpiar el tejido nervioso y cerebral.

Eliminación del colesterol

La bilis es también la principal vía de eliminación del colesterol. Muchas hormonas esteroides, como el estrógeno, están compuestas de colesterol y tienen que descomponerse en la bilis y eliminarse a través de las heces.

Alcalinización de los jugos digestivos

El líquido biliar es muy alcalino, con un pH cercano a 8. Esto es necesario para atemperar la elevada acidez de los jugos digestivos. Cuando esos jugos digestivos entran en el duodeno desde el estómago, se mezclan con la bilis alcalinizante que brota de la vesícula biliar. Si la bilis no fluye con facilidad y permanece como rehén en la vesícula biliar, los jugos digestivos pasan a través del resto de los intestinos como una solución muy ácida, quemando no solo nuestro revestimiento mucoso, sino también las bacterias beneficiosas que están tratando de crecer en las paredes intestinales. Con el tiempo, esta situación puede provocar inflamaciones, ulceraciones e infecciones en el intestino.

¿QUÉ ES EL LODO BILIAR?

Para reiterar, el propósito de la bilis es descomponer las grasas: las de alimentos consumidos, hormonas grasas (estrógeno), toxinas ambientales liposolubles, vitaminas liposolubles, etcétera. Pero en situaciones en las que la bilis recibe más grasa de la que puede manejar, en lugar de descomponerse en pequeñas partículas y fluir fuera de la vesícula biliar se queda atascada allí. La bilis y la grasa se unen para crear un lodo gelatinoso y pegajoso que se vuelve más espeso y acaba obstruyendo la vesícula biliar y sus conductos.

Esto puede ocurrir si la bilis permanece demasiado tiempo en la vesícula. La disminución de la función tiroidea impide que la bilis se vacíe de la vesícula y, por lo tanto, es una de las principales causas de los lodos biliares.

El lodo también puede formarse si ingiere bebidas y alimentos helados (helado, yogur helado, agua helada, etc.). El frío hace que las grasas de la bilis se espesen y coagulen. ¿Ha notado lo que le pasa a la sopa de pollo que reposa dentro del refrigerador? Esta es una de las tantas razones por las que el ayurveda recomienda comer alimentos calientes y cocinados.

Además, muchas personas desarrollan lodos en la vesícula biliar por ingerir perlas de aceites de pescado, aceite de onagra, aceite de linaza y otros aceites ricos en omega-3 y vitaminas liposolubles, como las vitaminas A, D, E y K. Verter toda esta grasa en la vesícula biliar puede desbordar su capacidad para descomponer las grasas. Si la vesícula contiene más grasa de la que la bilis puede procesar, se formará un lodo.

Del mismo modo, las dietas de adelgazamiento rápido también contribuyen a la formación de lodos, ya que la vesícula biliar se ve obligada a procesar cantidades excesivas de grasa con demasiada rapidez. Siempre animo a mis pacientes a perder peso poco a poco, a un ritmo de uno o dos kilos por semana, y a tomar medidas para mantener la bilis diluida y fluida a medida que lo hacen (hablaremos de esas medidas más adelante en este capítulo).

La acumulación de lodo puede provocar un espesamiento de la bilis, inflamación de la vesícula biliar y cálculos biliares, todo lo cual puede causar dolor crónico debajo de la caja torácica, en el lado derecho del cuerpo, que a veces se irradia al hombro derecho o a la punta de la escápula. Además, hay una serie de posibles problemas digestivos, como eructos, distensión abdominal, náuseas, gases, vómitos, fiebre y escalofríos, así como complicaciones fuera del tracto digestivo. A estas alturas debería estar claro lo importante que es mantener la bilis líquida y fluida, para permitir un drenaje adecuado de la vesícula biliar. Téngalo en cuenta la próxima vez que coma un bol de helado por la noche, cuando su fuego digestivo se haya dormido, o cuando devore papas fritas mientras bebe un refresco helado.

Detección del lodo biliar

¿Cómo se detecta el lodo biliar? La ecografía abdominal es la herramienta diagnóstica más común, aunque a menudo se detecta a través de una tomografía computarizada solicitada para otra cosa. Una gammagrafía HIDA utiliza material radiactivo para medir el vaciado de la vesícula biliar, y una prueba CPRE utiliza un endoscopio para colocar un colorante en los conductos del páncreas, la vesícula biliar y el hígado para evaluar el flujo a través de estos órganos.

Muchos pacientes se quejan de síntomas de vesícula biliar durante años, aunque desconocen el origen. Al igual que ocurre con la disfunción tiroidea subclínica, muchas pruebas diagnósticas de la vesícula biliar resultan normales. No es de extrañar, ya que el lodo puede ser difícil de diagnosticar. Más allá de las pruebas, hay signos reveladores de que la bilis no fluye. La bilis oscurece y vuelve marrones las heces. Por eso, las heces pálidas o amarillas son un buen indicador de falta de flujo biliar.

Un flujo biliar adecuado da ganas de defecar y mantiene las heces blandas, mientras que, con el lodo biliar, usted puede sufrir de estreñimiento con heces muy duras. Sin embargo, tenga en cuenta que, si está estreñido, sus heces permanecerán en los intestinos más tiempo de lo normal y pueden adquirir un color oscuro y, en ese caso, el color no será un indicador de un flujo biliar adecuado.

Por otra parte, la falta de flujo biliar también puede producir diarrea, ya que la bilis es necesaria para descomponer la grasa en los intestinos. Cuando esta no se descompone ni se absorbe, pueden producirse heces grasas y blandas después de las comidas. Incluso puede ver gotas de grasa en el inodoro después de defecar, un signo seguro de que no está digiriendo bien las grasas.

Otros síntomas de que su bilis está espesa y no fluye son hinchazón, eructos, acidez, náuseas y vómitos o colesterol alto. Muchas personas con lodo biliar tienen la sensación de que, aunque no estén estreñidas, no se vacían por completo, por lo que a menudo tienen que ir al baño repetidas veces a lo largo del día para sacarlo todo.

Golpee o presione debajo de las costillas en la parte superior derecha del abdomen y compruebe si siente algún dolor o una sensación de plenitud, casi como si hubiera ahí dentro un globo que contiene mucha agua y presiona contra sus órganos. Esto es exactamente lo que ocurre si la bilis no fluye, porque el hígado produce cerca de un cuarto de galón de bilis al día. Imagine la cantidad de distensión en la vesícula biliar si se queda atascada allí. Si usted presenta, así sean algunos de estos síntomas, puede apostar que su bilis está demasiado espesa.

Un gramo de prevención para evitar un kilo de lodo

Las facultades de medicina tratan las enfermedades de la vesícula biliar en todas sus manifestaciones: cálculos biliares (cuando las sustancias de la bilis cristalizan y forman piedras), colecistitis (infección de la vesícula biliar, que suele ser debida a un cálculo biliar, que causa dolor y fiebre y puede requerir cirugía si la infección se repite), cáncer de vesícula biliar (por suerte, bastante raro) y pancreatitis por cálculos biliares (cuando un cálculo biliar obstruye los conductos que drenan el páncreas, lo que provoca su inflamación).

Los tratamientos van desde cirugía de la vesícula biliar hasta antibióticos para tratar la infección, quimioterapia y radioterapia para el cáncer de vesícula biliar, medicamentos para disolver los cálculos biliares y litotricia, en la que se proyectan ondas de choque de alta energía desde una máquina a través del abdomen para romper los cálculos biliares. En raras ocasiones, se utiliza una aguja para inyectar sustancias químicas directamente en la vesícula y disolver los cálculos.

A pesar del tratamiento, algunos pacientes con cálculos biliares siguen teniendo síntomas porque siguen reteniendo bilis espesa o porque su hígado no produce suficiente bilis.

Tenga presente que una prueba diagnóstica negativa de la vesícula biliar no significa que esta funcione al 100 %. Por otra parte, si se le ha diagnosticado lodo biliar o una vesícula biliar lenta, no tiene por qué asumir de inmediato que debe extirpársela. No es tan difícil diluir el lodo para que vuelva a fluir correctamente; la extirpación de la vesícula biliar no siempre resuelve los problemas digestivos, de hecho, a veces empeora las cosas. Sin embargo, si tiene cálculos biliares y está sufriendo ataques graves de vesícula biliar, puede que sea demasiado tarde para asumir que puede revertir la situación. En cualquier caso, si se la extirpan o no, seguirá produciendo bilis y necesitará tratar los problemas más profundos que provocaron el malestar biliar. Lo cual nos lleva a la glándula tiroides.

LOS EFECTOS DE LA TIROIDES SOBRE EL FLUJO BILIAR

Varios estudios recientes informan de una relación entre el hipotiroidismo (e incluso el hipotiroidismo subclínico) y los problemas de flujo biliar y formación de cálculos biliares. Resulta que la tiroides puede afectar tanto al contenido como al flujo biliar.

La falta de hormonas tiroideas disminuye el metabolismo hepático del colesterol y, si el hígado no puede descomponerlo, la bilis se sobresatura con él. A su vez, esto dificulta la salida de la bilis de la vesícula biliar e impide que los músculos de la vesícula biliar se contraigan y vacíen la bilis.

Una función tiroidea baja también disminuye la secreción de bilis del hígado a la vesícula biliar, lo que provoca una acumulación de cristales de colesterol (que podría contribuir al crecimiento de cálculos biliares).

Por último, una función tiroidea baja impide que el esfínter de Oddi, que expulsa la bilis de la vesícula biliar al duodeno, se abra, lo que evita que la bilis salga y permanezca demasiado tiempo en la vesícula, formando un lodo espeso.

Volvamos atrás y reflexionemos sobre esto un momento. Este es uno de esos casos en los que la investigación moderna ha acumulado numerosas evidencias sobre un tema innovador con enormes implicaciones para nuestra salud, pero, esta información no ha llegado a los pacientes que tanto la necesitan. ¿Será que la investigación es tanta que gran parte de ella no se lee?

En los primeros años de mi consulta, me sorprendía el número de pacientes, en su mayoría mujeres, pero también muchos hombres e incluso niños, que acudían con problemas de tiroides (la mayoría, pero no todos, subclínicos). No tardé en ver una asociación: cada vez que detectaba problemas de tiroides mediante el análisis del pulso, siempre encontraba debilidad de la vesícula biliar. Observé esta combinación tan a menudo que busqué si había alguna investigación que respaldara mis hallazgos. Encontré estudios que explicaban muchos de los síntomas superpuestos de mis pacientes: fatiga, aumento de peso, depresión, caída del cabello y arritmias debidas a una baja función tiroidea, junto con estreñimiento, colesterol alto, acidez y crecimientos glandulares (fibromas, quistes y tumores en las mamas, ovarios y tiroides) causados por la falta de producción y flujo biliar.

¿QUÉ OCURRE CUANDO LA BILIS NO FLUYE?

Reabsorción de toxinas y hormonas

Cuando la bilis no fluye, el cuerpo retiene toxinas, lo que puede ser peligroso. Piénselo así: el hígado toma todo lo que se introduce en el cuerpo, ya sea ingerido, inhalado o absorbido a través de la piel; lo filtra, separando nutrientes necesarios y eliminando residuos metabólicos, toxinas y hormonas innecesarios, vertidos con cuidado en la bilis, que luego se libera en los intestinos para una rápida eliminación a través de los movimientos intestinales. Sin embargo, si la bilis es muy espesa y no puede fluir, se atascará en la vesícula biliar, permitiendo a las toxinas ser reabsorbidas por el cuerpo.

Como imaginará, esto puede tener graves repercusiones para su salud. Usted terminará acumulando toxinas hasta que alcancen una masa crítica causando cáncer o enfermedades autoinmunes. Esta es la razón por la que algunas personas con una buena función de vesícula biliar expuestas a toxinas año tras año y no se enferman, mientras que las que tienen una vesícula lenta se enferman con la exposición crónica. Estas últimas siguen reabsorbiendo toxinas mortales, que se quedan en el organismo e incluso en el cerebro, provocando la enfermedad de Parkinson u otros trastornos neurológicos.

Lo mismo ocurre con las hormonas. ¿Qué hace el estrógeno? Hace que las cosas crezcan: en las mujeres, el estrógeno hace crecer las mamas y redondea las caderas en la pubertad. Pero no es lo ideal que el estrógeno haga crecer de más las cosas, así que el hígado se encarga de deshacerse del estrógeno usado al descomponerlo en una toxina hidrosoluble y verterlo en la bilis, que lo expulsa del cuerpo.

Cuando la bilis no fluye, el estrógeno se reabsorbe, lo que eleva sus niveles. Estos niveles deben estar equilibrados con los de la progesterona. Si el estrógeno se vuelve dominante, puede generar tumores fibroides y quistes en mamas y ovarios, y si hay muchas otras toxinas circulando en el sistema debido a una mala alimentación o consumo de alcohol (por ejemplo), estos crecimientos pueden convertirse en cánceres de ovario, mama o útero.

En el caso de las mujeres, las hormonas de las pastillas anticonceptivas, fármacos para infertilidad y terapia hormonal sustitutiva se procesan en el hígado y se vierten en la bilis. Estos compuestos, hechos de colesterol, espesan la bilis incrementando el riesgo de formación de lodo y cálculos biliares. Por lo tanto, tienden a atascarse en la bilis y ser reabsorbidos por el cuerpo, contribuyendo con las altas tasas de cáncer uterino, mama y ovario en mujeres que toman estas hormonas sintéticas.

Algunos de mis pacientes interesados en la desintoxicación preguntan si pueden hacer una limpieza de hígado. Invariablemente les digo que primero tenemos que aumentar el flujo biliar o la limpieza será inútil. El papel de la vesícula biliar en la limpieza de impurezas a menudo se pasa por alto, pero es crucial.

Colesterol alto

Las investigaciones demuestran que 90 % de los pacientes con hipotiroidismo clínico o subclínico tienen niveles altos de colesterol. ¿Cómo no tener el colesterol alto si la bilis no puede descomponer el colesterol o si la tiroides impide que el hígado procese las grasas?

Los médicos suelen recetar estatinas para reducir el colesterol cuando este se eleva. Muchos nutricionistas recomiendan que sus pacientes con colesterol alto tomen suplementos de niacina, aceite de pescado y arroz de levadura roja. Sin embargo, el mejor enfoque es abordar el problema del colesterol alto en su origen: mantener la tiroides funcionando con normalidad para que el hígado pueda procesar el colesterol de manera eficiente y mantener la bilis diluida y fluyendo. Cientos de nuestros pacientes han reducido su colesterol simplemente atendiendo su tiroides, el hígado y la función de la vesícula biliar. Una vez más, el objetivo de cualquier médico debe ser arreglar la razón de la disfunción, en lugar de simplemente tratar el síntoma.

Acidez

Como ya mencioné, la bilis neutraliza los ácidos estomacales que llegan al duodeno y también favorece un flujo descendente natural, a medida que los jugos digestivos se abren paso a través del tracto gastrointestinal. Esto se debe al hecho de que la bilis estimula la acción peristáltica de los intestinos, impulsando la comida a través y fuera del cuerpo. Si la bilis no fluye, el ácido que llega al duodeno no se neutraliza, por lo que los jugos digestivos atrapados suben al esófago y no bajan al intestino, provocando la acidez. Además, el cuerpo, en sus intentos por lubricar cualquier "canal" (esófago) que esté seco o inflamado, producirá mucosidad para proteger al esófago del daño ácido, lo que creará una tos crónica que no se resolverá hasta que se arregle el flujo biliar.

A la gran mayoría de los pacientes que atiendo con acidez (enfermedad por reflujo gastroesofágico o ERGE) se les administran habitualmente inhibidores de la bomba de protones (IBP) para reducir los niveles de ácido estomacal. Esto puede ayudar a algunos pacientes a reducir sus síntomas con bastante rapidez, ya que la cantidad de ácido en el intestino puede disminuir de manera rápida y drástica. Sin embargo, muchos de mis pacientes no sienten alivio o empeoran porque ahora su bilis no fluye y además tienen un nivel bajo de ácido estomacal debido a los IBP, lo que dificulta la digestión de los alimentos. Asimismo, el sobrecrecimiento bacteriano del intestino delgado (SBID) puede ocurrir en esta situación porque los ácidos estomacales que se escurren en el duodeno matan bacterias patógenas que vienen de los alimentos que acabamos de comer, pero ahora esos ácidos están neutralizados. Las últimas investigaciones muestran que muchos pacientes que toman IBP a largo plazo desarrollan SBID.

En cualquier caso, el papel de la vesícula biliar como causante de la acidez ha sido minimizado, si no pasado por alto. Muchos pacientes con acidez recibirán grandes beneficios si aprenden a mantener la bilis diluida y fluida.

Osteoporosis

Si la bilis no fluye, el pH de los jugos digestivos permanece ácido. Estos son absorbidos desde el intestino delgado directamente en el torrente sanguíneo, con el resultado de pH ácido en la sangre. Entonces, para mantener el pH, el cuerpo toma el calcio de los huesos, lo que provoca osteopenia y osteoporosis.

Aumento de peso y formación de celulitis

Si la bilis no descompone suficientemente las grasas que comemos, estas se quedan flotando en el torrente sanguíneo y, con el tiempo, se vuelven rancias. Entonces, el cuerpo vierte esas grasas rancias en el tejido adiposo, lo que crea celulitis y grasa tóxica. Un té de semillas de cilantro y zarzaparrilla india puede ayudar a limpiar el tejido adiposo; consulte la página 163.

CÓMO MANTENER EL BUEN FUNCIONAMIENTO DEL SISTEMA BILIAR

Para una función biliar adecuada, idearemos un plan en cuatro partes que consistirá en:

- Promover una producción adecuada de bilis.
- Mantener la bilis fluida y en movimiento.
- Reducir los cálculos pequeños para facilitar su eliminación.
- Eliminar el lodo biliar.

Promover la producción adecuada de bilis por el hígado

Como ya dijimos, lo primero y más importante es apoyar la función tiroidea para permitir que el hígado y la vesícula biliar hagan su trabajo con eficacia.

Además, uno de los principios básicos del ayurveda es asegurarse de que la dieta incluya los seis sabores: dulce, ácido, salado, picante, amargo y astringente. Tendemos a hacerlo automáticamente a lo largo del día, cuando anhelamos un poco de sabor dulce por aquí o amargo por allá. Algunos alimentos que entran en cada categoría:

- **Dulce:** leche, *ghee*, coco, frutas secas (dátiles, pasas, higos, etc.), frutas frescas dulces y jugosas, la mayoría de los cereales y edulcorantes naturales.
- **Ácido:** limones, limas y otras frutas cítricas.
- **Salado:** sal blanca del Himalaya. La variedad blanca, llamada sal *soma*, tiene un efecto refrescante sobre el hígado, mientras que la rosa contiene demasiado *agni*, o calor, de ahí su color rojizo (consulte la sección de recursos para conocer sobre la sal *soma*).
- **Picante:** pimienta negra, chiles, clavo de olor, canela, cúrcuma, cayena, rábano picante, semillas de mostaza, asafétida y *wasabi*.
- **Amargo:** toronja, lima, verduras amargas (diente de león, col rizada, brócoli, escarola, achicoria, rúcula, escarola, etc.), hojas de remolacha cocidas y melón amargo.
- **Astringente:** granadas, caquis, arándanos, membrillos, y, en menor medida, brócoli, coliflor, alcachofa, espárragos, nabo, centeno, trigo sarraceno, quinoa, manzanas, germinados y legumbres.

Nuestra dieta moderna se compone principalmente de dos sabores, dulce y salado, mientras que los otros cuatro sabores suelen estar ausentes de nuestro paladar. Sin embargo, una mezcla de los seis sabores es imprescindible para una digestión adecuada. Los sabores de los alimentos que consumimos favorecen la liberación de jugos digestivos, enzimas y bilis, así que procure incorporar estos seis sabores a su dieta a lo largo del día. Aprenda a cocinar con una variedad de especias y hierbas frescas para realzar el sabor y mejorar la digestión. Los alimentos con buen aspecto y sabor se digieren mucho mejor que los sosos, aburridos e insípidos.

Aunque los seis sabores son necesarios para una buena digestión, el amargo es bueno para promover la producción de bilis en el hígado. Por eso muchas culturas recomiendan tomar hierbas amargas, como los famosos *Swedish Bitters* amargos suecos, antes de las comidas. Desde el punto de vista ayurvédico, los problemas con el hígado y la vesícula biliar se consideran problemas de desequilibrio del *dosha pitta*, y se sabe que el sabor amargo apacigua los trastornos relacionados con *pitta*.

También existen muchas hierbas y especias que favorecen la producción de bilis, como la achicoria (presente en muchos sucedáneos del café a base de hierbas), manzanilla, romero amarillo, *neem, guduchi, kutki* (*Picrorhiza kurroa*), *bhumi amla* y cúrcuma.

Mantener la bilis fluida y en movimiento

Evite los alimentos pesados y difíciles de digerir, como los quesos curados, lácteos fríos (leche fría, helados, yogur griego espeso, yogur congelado), mantequillas de frutos secos, carnes rojas, alimentos fritos y grasas de mala calidad, como los aceites vegetales, las grasas hidrogenadas y las margarinas. Prefiera alimentos calientes y cocinados, como el pollo, pavo, pescado, cordero, cereales, verduras, leche hervida, quesos cuajados recién hechos, aceite de oliva, *ghee*, frutos secos, leches de frutos secos, semillas y frutas frescas y deshidratadas.

Evite perder peso demasiado rápido; no pierda más de medio kilo o un kilo por semana.

Concéntrese en los alimentos mientras come para facilitar el proceso digestivo. Fíjese en los alimentos cuando los ingiera, resistiendo la tentación de leer o desviar la atención de la comida. El cerebro tiene una conexión directa con el intestino; al mirar la comida, el cerebro puede "ver" lo que está entrando y le da señales al intestino para que libere tipos específicos de enzimas en función del tipo de alimento que acaba de tragar.

Siéntese en calma durante unos cinco minutos después de comer para permitir que los jugos digestivos fluyan y que los distintos esfínteres del estómago, la vesícula biliar y el páncreas se abran para poder liberar su contenido. Si tiene tiempo, después de comer túmbese boca arriba durante cinco minutos, luego sobre el lado izquierdo durante cinco minutos y después sobre el lado derecho durante otros cinco minutos. Esto permite que los órganos digestivos y los esfínteres se relajen, permitiendo que la bilis y otros jugos digestivos fluyan como es debido.

Mastique bien los alimentos antes de tragarlos. La digestión comienza en la boca, ya que las enzimas de la saliva encapsulan los alimentos. Masticar bien los alimentos facilitará mucho el trabajo de los órganos digestivos luego de que usted trague la comida.

No tome bebidas heladas a ninguna hora, pero sobre todo cuando esté comiendo, ya que apagará su "fuego digestivo" y endurecerá el colesterol y la grasa en la bilis proveniente de lo que acaba de ingerir, dificultando su digestión. En su lugar, beba agua de manantial entibiada o a temperatura ambiente durante el día.

No coma en exceso. El aparato digestivo solo puede procesar una cantidad limitada de alimentos a la vez. Coma raciones moderadas y no repita. Una buena regla general es dejar de comer cuando sienta el primer impulso de saciedad, lo que suele ocurrir cuando el estómago está lleno en tres cuartas partes. El cerebro tarda veinte minutos en darse cuenta de que está saciado, así que no es buena idea comer hasta estar total y completamente lleno.

Coma alimentos cocinados, estos son siempre más fáciles de digerir que los crudos. Los órganos digestivos deben "cocinar" los alimentos una vez que entran en el cuerpo, así que es mejor facilitar su digestión cocinándolos antes de que entren en el tubo digestivo.

Evite las pastillas anticonceptivas y la terapia hormonal sustitutiva, que hacen que la bilis se torne concentrada, lo que permite la formación de lodo y cálculos biliares.

Evite tomar perlas de grasas, como aceites de pescado, aceite de onagra, aceite de linaza y otros suplementos de aceite omega-3, vitaminas liposolubles tales como vitaminas A, D, E y K. Ellas sobresaturarán la bilis con grasa, promoviendo la formación de lodo e impidiendo su asimilación final en las células.

Colecistoquinina: ¡Mantenga la vesícula en movimiento!

¡En serio! La palabra colecistoquinina significa, literalmente, "mover la vesícula biliar". Una vez que el estómago segrega sus jugos digestivos ácidos en el duodeno, esta hormona es secretada por el duodeno, lo que estimula la contracción de la vesícula biliar y obliga a liberar la bilis. También estimula la secreción de enzimas pancreáticas en el intestino delgado.

Sin embargo, si su nivel de magnesio es bajo, podrían disminuir tanto las contracciones de la vesícula biliar (recuerde que el magnesio relaja los músculos lisos) como la liberación de colecistoquinina (CCK), lo que provocaría una disminución del flujo biliar. En última instancia, esto puede causar estancamiento de la bilis, la formación de sedimentos y, finalmente, cálculos biliares.

Como ya aprendimos (consulte la sección sobre el magnesio en la página 55), en nuestra cultura existen muchas razones para la deficiencia de magnesio. Esto se suma a las numerosas razones por las que la bilis puede no fluir y por las que la mayoría de nosotros sufrimos de un mal funcionamiento crónico subclínico de la vesícula biliar.

Reducir los cálculos pequeños

No debe intentar esto sin la supervisión de un médico ayurvédico, porque si sus cálculos son demasiado grandes podría ser difícil romperlos. O si rompe un cálculo grande y este comienza a salir por los conductos biliares y no es lo bastante pequeño como para pasar, podría bloquear el conducto y causar un ataque de vesícula biliar. No obstante, es bueno que sepa que tenemos dos remedios para disolver los cálculos biliares en nuestra farmacopea ayurvédica: el *pashanbhed* y las lentejas *kulthi* (gramo de caballo).

Pashan bhed / Cóleo (Coleus forskohlii)

La *pashan bhed* (su nombre significa "rompepiedras") es una conocida hierba ayurvédica que suele emplearse como litotriptor para romper tanto cálculos biliares como renales. Se puede mezclar con otras hierbas que favorezcan la función biliar y la producción de bilis para disolver pequeños cálculos biliares. Vea la receta a continuación.

En este té, la *pashan bhed* ayuda a romper los cálculos; la *punarnava* elimina las toxinas de los riñones; la *kutki* limpia el hígado y la vesícula biliar, lo que favorece una función hepática saludable y el flujo adecuado de bilis; la *triphala* promueve el flujo de bilis fuera de la vesícula biliar; y la *bhumi amla* limpia el hígado, manteniéndolo fresco al mismo tiempo. La *bhumi amla* también tiene la inusual propiedad de equilibrar el exceso de *pitta* (calor) y *kapha* (pesadez), ambos necesarios en el tratamiento del hígado y la vesícula biliar. Por último, el olmo rojo aglutina las moléculas de calcio desintegradas por los cálculos, lo que facilita su eliminación del organismo.

ॐ *Té para romper cálculos*

Hervir 2 tazas de agua durante 5 minutos. Añadir al agua caliente 2 pizcas de polvo de hierbas crudas de *bhumi amla*, *kutki* (*Picrorhiza kurroa*), *pashanbhed*, *punarnava* (*Boerhavia diffusa*), corteza de olmo rojo y *triphala*, dejar reposar 10 minutos y colar. Beber a sorbos durante cuatro horas. Repetir a diario.

Lentejas kulthi (gramo de caballo)

Las lentejas *kulthi*, o gramo caballo, son el mejor remedio para romper los cálculos biliares y renales, sobre todo si no son demasiado grandes.

ॐ *"Té" de lentejas para disolver cálculos biliares (y renales)*

Hervir 1 taza de agua de manantial y verter sobre un puñado de lentejas *kulthi*. Tapar y dejar reposar durante toda la noche. A la mañana siguiente, beber el agua. Refrigerar las lentejas durante el día, con un poco de agua de manantial para cubrirlas. Por la noche, sacar del refrigerador, colar, añadir otra taza de agua de manantial hervida, dejar reposar toda la noche y beber el agua por la mañana. Repetir la operación una vez más: cubrir las lentejas con agua durante el día en el refrigerador, colarlas, dejarlas en remojo toda la noche y beber el agua a la mañana siguiente.

Después de beber el agua el tercer día, pasar las lentejas kulthi a una licuadora y triturar. A continuación, pasarlas a una olla y añadir agua suficiente para cubrirlas unos dos centímetros, junto con 1 cucharadita de *ghee* y 1 pizca de cilantro, comino, hinojo y cúrcuma. Cocinar durante unos 30 minutos, tapadas, o hasta que las lentejas trituradas estén blandas y digeribles, añadiendo más agua si es necesario durante el proceso de cocción.

Incorpore esta receta a su rutina diaria durante 5 o 6 meses y, a continuación, haga que le evalúen de nuevo sus cálculos biliares o renales.

Eliminar el lodo biliar

Si ha tenido síntomas de lodo biliar (náuseas, eructos, vómitos, acidez, deposiciones lentas o muy frecuentes) y siente una sensación de plenitud bajo las costillas a la derecha, las siguientes recomendaciones pueden ayudar a que su bilis fluya de nuevo para mejorar su digestión. Una nota de precaución: no es recomendable que intente expulsar el lodo biliar si tiene cálculos biliares, ya sean grandes o pequeños, ya que pueden atascarse en un conducto al salir, creando problemas aún peores.

Liberación de la vesícula biliar

La vesícula biliar se encuentra del lado derecho, debajo de las costillas. Túmbese sobre el lado izquierdo, para dejar que la gravedad permita el flujo adecuado de la bilis fuera del esfínter, y golpee con suavidad bajo las costillas del lado derecho, como si intentara hacer eructar a un bebé; esto animará a la bilis a fluir. Frote periódicamente con los dedos hacia abajo a lo largo del meridiano de acupuntura de la vesícula biliar, que recorre los costados de ambas piernas en la zona de la costura de los pantalones.

Comenzando en la parte superior del muslo, sobre la zona de la cadera, lentamente aplique presión a lo largo del meridiano, de arriba abajo, moviéndose desde la cadera hasta la rodilla. Una vez que llegue a la rodilla, regrese a la cadera y trabaje los nudos y las zonas adoloridas a lo largo del meridiano, siempre hacia abajo, ya que el meridiano fluye hacia abajo.

Mientras trabaja el meridiano, vuelva a dar golpecitos periódicamente en la vesícula biliar, yendo y viniendo de la vesícula biliar del meridiano por la parte lateral del muslo hasta la rodilla, dedicando más tiempo a las zonas que se sientan abultadas. Estas son las zonas en las que el flujo de prana está bloqueado, lo que impide la liberación completa de la bilis.

El meridiano de la vesícula biliar también desciende por la nuca, de modo que si tiene el cuello rígido, trabaje las zonas tensas frotando los músculos de la nuca hasta los trapecios superiores.

Por último, túmbese boca arriba y frote varias veces el meridiano de la vesícula biliar por el lado izquierdo de la pierna, ya que el meridiano también desciende por la pierna izquierda.

A medida que trabaje, es posible que empiece a oír cómo la vesícula empieza a expulsar la bilis. Si el estómago está muy relajado, lo que facilitará la apertura del esfínter, sentirá y oirá cómo se vacía la bilis.

Siga haciendo esto hasta que salga toda la bilis, lo que puede tardar hasta media hora. Si tiene éxito, cualquier síntoma digestivo, como las náuseas, desaparecerá con rapidez.

HIERBAS Y ALIMENTOS PARA LIBERAR LA BILIS

Nuestro objetivo es mantener la bilis fluyendo fuera de su hígado y vesícula biliar hacia su intestino delgado (duodeno), y a través del intestino delgado y grueso, hasta salir con las heces. Las siguientes hierbas y alimentos le ayudarán.

Verduras y frutas: coma remolachas cocidas varias veces a la semana; son el mejor alimento para promover el flujo de bilis fuera de la vesícula biliar. Las alcachofas cocidas son beneficiosas para promover el flujo de bilis. También se recomiendan las manzanas y las zanahorias, crudas o cocidas.

Hierbas: la *triphala*, una fórmula ayurvédica compuesta de tres bayas: *amalaki* (*Phyllanthus emblica*), *bibhitaki* (*Terminalia belerica*) y *haritaki* (*Terminalia chebula*), es una de las mejores fórmulas para promover el flujo biliar, perder peso, reducir el colesterol y promover deposiciones normales (disminuir la dosis en casos de diarrea y aumentar la dosis en casos de estreñimiento). El té que se indica a continuación también es útil.

ॐ *Té para eliminar el lodo biliar*

Hervir un litro de agua durante 5 minutos y verter el agua caliente en un termo aislante de acero inoxidable. Añadir $1/4$ de cucharadita de raíz de achicoria seca, semillas de cilantro enteras, semillas de alholva, *neem* y raíz de zarzaparrilla india (omitir las semillas de alholva si se tiene exceso de *pitta* o calor en el cuerpo). Cerrar el termo, dejar reposar 20 minutos y beber a sorbos durante las 4 horas siguientes. Repetir a diario. Además de las hierbas utilizadas, el calor del agua caliente ayudará a derretir el lodo espeso.

Nota: una vez más, no intente promover el flujo de bilis si sabe que tiene cálculos biliares, ya que puede desprender uno de ellos, atascarse en un conducto y causar problemas.

....

Triphala

La *triphala* es quizá la fórmula herbal ayurvédica más conocida y utilizada. Consiste en tres frutos secos y pulverizados: *amalaki, haritaki* y *bibhitaki*. El folclore indio dice: "¿No tienes madre? ¡No te preocupes! La *triphala* cuidará de ti como una madre cuida de sus hijos".

Cuando empecé a estudiar las hierbas ayurvédicas, me dijeron que tarde o temprano la mayoría de la gente necesitaría esta mezcla maestra de frutas. Me preguntaba por qué, ya que tenemos cientos de hierbas para problemas muy específicos y existen muy pocas fórmulas que todo el mundo pueda necesitar. No fue hasta que estuve en práctica durante varios años que me di cuenta de que la mayoría de las personas desarrollaban lodo en la vesícula biliar y problemas con el flujo de la bilis no solo una vez, sino varias veces en el transcurso de sus vidas. Y resulta que la *triphala* es excelente para incitar el flujo de la bilis y el lodo fuera de la vesícula biliar. También ayuda a perder peso; reduce el colesterol; es excelente para la digestión lenta, los gases y la hinchazón; alivia el estreñimiento; equilibra los tres *doshas*; reduce la acidez del cuerpo al permitir el flujo de bilis; previene los cálculos biliares; limpia los intestinos de materia fecal vieja y toxinas; es excelente para los ojos; es una buena fuente de vitamina C; tiene efectos antiinflamatorios, antimicrobianos y antioxidantes naturales; y purifica la sangre.

Ahora que conoce todos los problemas derivados de la falta de flujo biliar, puede ver por qué la *triphala* se considera uno de los remedios ayurvédicos más beneficiosos. Tal vez deberíamos reconsiderar el adagio "A diario una manzana es cosa sana" y sustituirlo por una de las fórmulas a base de frutas más potentes del arsenal ayurvédico, la *triphala*.

....

EL PAPEL DE LA FIBRA

Hace tiempo sabemos la importancia que desempeña la fibra en nuestra salud. También sabemos que las personas de culturas (como la nuestra) que consumen menos fibra en su dieta tienden a sufrir enfermedades más graves que las personas de culturas con mayores cantidades de alimentos ricos en fibra.

Sin embargo, en tiempos recientes los científicos han investigado con mayor detalle el papel de la fibra en un sistema poco conocido pero de importancia crítica en nuestro cuerpo llamado circulación enterohepática. *Entero* significa "intestinos" y *hepática/o* se refiere al hígado. El sistema enterohepático elimina todos los residuos liposolubles del torrente sanguíneo, regulando la progresión de la bilis desde el hígado hasta el intestino delgado y viceversa.

La fibra alimentaria se clasifica en dos grupos: insoluble y soluble. La fibra insoluble no se descompone e incluye la fibra del salvado de trigo, la cáscara de las palomitas de maíz y la piel de muchas frutas y verduras. Este tipo de fibra actúa como una escoba, barriendo su camino a través del sistema digestivo y añadiendo volumen y suavidad a las heces.

La fibra soluble procede de las estructuras internas de las células vegetales y absorbe agua al entrar al tracto digestivo, disolviéndose en un gel espeso y viscoso. Ambos tipos de fibra ayudan a hacer circular la bilis por el tracto gastrointestinal, pero es la fibra soluble la que realiza la mayor parte del trabajo.

Circulación biliar enterohepática

El hígado produce cerca de un litro de bilis al día, que emulsiona las grasas de los alimentos que ingerimos al actuar sobre ellas de forma muy parecida a como el detergente descompone la grasa de las ollas y sartenes. Una vez descompuesta, la comida se absorbe en la parte superior del intestino delgado, el íleon. Cuando la bilis llega al extremo inferior del intestino delgado (el íleon terminal), ya se ha desintegrado en sus componentes, que, a través del torrente sanguíneo, regresan al hígado para completar su viaje.

Al principio de este proceso, el hígado elimina grasas, colesterol, vitaminas liposolubles, toxinas liposolubles y hormonas basadas en el colesterol de alimentos, medicamentos y suplementos que ingerimos y los vierte en la bilis recién creada. Al final del íleon, los diversos componentes de la bilis que no están fijados atraviesan la pared intestinal, entran en el torrente sanguíneo y vuelven al hígado, donde se añaden a la nueva bilis. Si estos componentes incluyen toxinas y xenobióticos, y se permite que este proceso continúe sin interrupción, la bilis se volverá cada vez más tóxica.

Es entonces cuando entran en juego los beneficios de la fibra: forma un estrecho vínculo con la bilis de los intestinos, al fijarse a todas las toxinas dañinas, colesterol, hormonas y grasas. Dado que la fibra no puede ser absorbida por la pared intestinal, la bilis tampoco puede unirse a ella. Por lo tanto, no tiene más remedio que salir del cuerpo con las deposiciones, junto con las toxinas, el colesterol, las hormonas y las grasas adheridas a ella.

Por eso, la falta de fibra puede contribuir al colesterol alto y a otros muchos problemas. La nutricionista Karen Hurd, de Wisconsin, especializada en trastornos digestivos crónicos, señala:

Cuando la bilis es escoltada por la fibra y expulsada del organismo con las heces, hay menos ácidos biliares que se reciclen en el hígado y se almacenen en la vesícula biliar. Esto significa que la próxima vez que ingiramos una comida con grasa, el hígado tendrá que fabricar bilis nueva extrayendo el colesterol (uno de los componentes clave de la bilis) de la sangre, lo que reduce los niveles de colesterol en sangre. Sin embargo, en condiciones de escasez de fibra, este proceso no se produce con la misma facilidad, por lo que el colesterol puede aumentar en el torrente sanguíneo y acumularse en las arterias.

Hurd continúa explicando que, a medida que la bilis se vuelve más tóxica al reabsorber las toxinas de la bilis anterior, se convierte en un lodo parecido al barro. A medida que la bilis retiene más y más toxinas, se vuelve más ácida, lo que causa inflamación en el intestino, el duodeno, incluso más arriba, en el esófago, lo que puede provocar la sensación de que la comida que comes se queda atascada en la garganta. También puede causar problemas cutáneos, ya que la piel intenta liberar al cuerpo de estas toxinas ácidas. Y ya que estas sustancias pegajosas se reabsorben en el torrente sanguíneo, se atascan en las arterias y las obstruyen. Por último, señala, la reabsorción constante de estrógeno puede provocar numerosos cánceres de tipo estrogénico, como el de mama, útero, trompas de Falopio, ovarios y vagina.

Sin embargo, la solución es fácil: incorporar alimentos ricos en fibra a la dieta. "Si usted ingiere toda la fibra en una sola ración, esta solo actuará sobre los alimentos que coma en el momento, no sobre los que coma horas después", dice Christine Gerbstadt, autora de *Doctor's Detox Diet* y portavoz de la *American Dietietic Association*. "La fibra no se queda esperando a la siguiente comida. Si usted quiere que la fibra se fije a las toxinas todo el día, tiene que comerla durante todo el día".

Añadir fibra a la dieta

He aquí algunas buenas fuentes de fibra soluble: alubias, lentejas, salvado de avena, copos de avena, salvado de arroz, cebada, cítricos, fresas y pulpa de manzana. La fibra insoluble procede de cereales integrales como el trigo, centeno, arroz, cebada y la mayoría de otros granos, junto con el repollo, remolacha, zanahoria, col de Bruselas, nabo, coliflor y la piel de manzana.

La cáscara de psilio en polvo es excelente para atrapar las toxinas: ponga una cucharadita en un vaso de agua de manantial a temperatura ambiente, remueva y beba con el estómago vacío. Notará que el psilio se vuelve muy gelatinoso y viscoso al removerlo; es esta viscosidad la que atrapa las toxinas para eliminarlas del organismo. El polvo de arrurruz, la tapioca, raíz de taro y el quimbombó presentan esta viscosidad y, por lo tanto, también son excelentes aglutinantes de toxinas. Añada estos productos a su dieta cada semana.

Espero que a estas alturas ya se haya dado cuenta de la importancia que tiene el buen funcionamiento del hígado y de la vesícula biliar y del papel que desempeña la bilis en mantenernos sanos. Sin embargo, me gustaría añadir una advertencia: aunque necesitamos fibra en nuestra dieta, no debemos centrarnos solo en las frutas, verduras, cereales y lentejas, excluyendo todos los demás alimentos. En otras palabras, no hay que excederse. Hoy en día vemos dos extremos en la dieta occidental: en un caso, no hay fibra en la dieta; estas personas solo comen carnes, quesos, papas, productos lácteos, almidones y alimentos azucarados.

El segundo caso es el de los vegetarianos que evitan todas las proteínas animales. Renunciar a las proteínas animales puede privar a nuestro organismo de nutrientes esenciales; por esa razón, los vegetarianos deben incorporar leche y productos lácteos a su dieta. Por otro lado, los carnívoros deben asegurarse de consumir alimentos variados, como frutas, verduras, cereales y legumbres. Se ha convertido en sabiduría convencional, pero no está de más repetirlo: la mejor dieta es la equilibrada.

7

Tratamientos ayurvédicos para afecciones específicas causadas por la disfunción tiroidea

Para ser una glándula que pesa menos de 28,4 gramos, la tiroides es una maestra de tareas y desempeña innumerables funciones en nuestro cuerpo: regula el ritmo cardíaco, controla el metabolismo y contribuye a la salud ósea, por mencionar solo algunas. Así que las consecuencias son de largo alcance cuando la tiroides está enferma.

En los capítulos anteriores, hemos hablado de técnicas y remedios para abordar la causa raíz del mal funcionamiento tiroideo, reequilibrar el sistema inmunológico y fortalecer la glándula tiroides. Sin embargo, en algunos casos, incluso después de haber tomado estas medidas correctivas, los síntomas de desequilibrio persisten. Existen numerosos remedios naturales para tratar estos síntomas persistentes. En este capítulo nos centraremos en los tratamientos ayurvédicos para los síntomas que se observan comúnmente con el hipotiroidismo y la tiroiditis autoinmune de Hashimoto.

CAÍDA DEL CABELLO
Y UÑAS QUEBRADIZAS

Bhringaraj

La *bhringaraj* (*Eclipta alba*) es la principal hierba utilizada en el ayurveda para el cuidado y crecimiento del cabello, pero mantiene y rejuvenece no solo el cabello, sino también los dientes, los huesos, la memoria, la vista y el oído. Puede tomarse por vía oral o en forma de aceite que se aplica en el cuero cabelludo. Lo mejor es aplicar aceite de *bhringaraj* en el cuero cabelludo y exponerlo a la luz del sol por la mañana temprano (cuando hace calor) durante veinte minutos, para activar los folículos y hacer crecer el cabello.

Aceite de aloe

En los casos en que el cuero cabelludo esté caliente, pique y se descame por el exceso de *ama visha* y *gara visha*, se recomienda utilizar un aceite refrescante de aloe (disponible en algunas empresas ayurvédicas en línea). Deje actuar el aceite durante veinte minutos y lave el cabello con un champú alcalino de buena calidad (sin lauril sulfato sódico, parabenos, formaldehído, petroquímicos, OGM, fosfatos, amoníaco ni cloro).

Semillas y frutos secos

Un batido de sésamo y almendras también favorece el crecimiento de un cabello bonito y brillante; consulte la receta a continuación. Tenga siempre presente que la salud del cabello es en realidad un indicador de la fortaleza de los huesos, así que para tener un cabello grueso y brillante, lo primero que hay que hacer es nutrir a los huesos. Las semillas de sésamo contienen una cantidad impresionante de minerales necesarios para mantener la densidad ósea, como calcio, magnesio, zinc, fósforo y manganeso. Las almendras son ricas en grasas monoinsaturadas y una excelente fuente de calcio y magnesio, también muy importantes para la densidad ósea.

Tostar y moler las semillas de sésamo y remojar y pelar la piel de las almendras permite una mayor digestión y absorción de los nutrientes en las células. El uso de las especias en esta fórmula también ayuda en la digestión y asimilación de los nutrientes que contienen las almendras y semillas de sésamo para que sean absorbidos adecuadamente en el tejido óseo, que se hará evidente en el crecimiento del cabello abundante.

ॐ Batido de sésamo y almendras

10 almendras

Aproximadamente 1 taza de leche vegetal, como leche de almendras, arroz o avena, de preferencia orgánica

4 onzas (113,4 gramos) de semillas de sésamo tostadas

$1/8$ cucharadita de cardamomo molido

$1/8$ cucharadita de canela molida

$1/8$ cucharadita de clavos de olor molidos

$1/8$ cucharadita de semillas de hinojo molidas

$1/8$ cucharadita de jengibre molido

$1/8$ cucharadita de macis

$1/8$ cucharadita de nuez moscada molida

1 pizca de pimienta negra recién molida

Remojar las almendras en agua toda la noche, luego escurrirlas, enjuagarlas y pelarlas. Llevar la leche a ebullición. Mezclar las almendras con la leche caliente en una licuadora, añadir los ingredientes restantes y procesar. Beber en ayunas al menos cuatro veces por semana.

RITMO CARDÍACO IRREGULAR / ARRITMIA

Calcio y magnesio

El calcio contrae el corazón y el magnesio lo relaja, lo que crea un ritmo regular. Cuando el magnesio se agota, el corazón late de forma irregular. Para estas situaciones, recomendamos el uso transdérmico de cloruro de magnesio (no se digiere bien cuando se toma por vía oral y pasa a través del sistema demasiado rápido, lo que produce diarrea). Además, recomendamos formas biodisponibles de calcio, como el calcio coralino y una fórmula llamada *praval panchamrit*, una forma de calcio altamente absorbible. *Praval* significa "coral" y *panch* "cinco", mientras que *amrit* califica a esta fórmula como "néctar de los dioses". La fórmula contiene cinco fuentes de calcio:

coral rojo, coral blanco, dos tipos de perlas y conchas de caracol bebé. Estas diversas fuentes de calcio extraídas del océano se preparan como un *bhasma*: se trituran y se incineran repetidamente, para crear una fina ceniza cuyas partículas son lo suficientemente pequeñas como para ser absorbidas por las células. No se recomiendan otras formas de suplementos de calcio sintético, ya que no se absorben bien en los huesos y pueden acumularse en las arterias, lo que causa placa, endurecimiento de las arterias e infartos.

Punarnava

La *punarnava* (*Boerhavia diffusa*) se utiliza para tratar tanto las glándulas suprarrenales hiperactivas como las hipoactivas. También es la principal hierba utilizada en el ayurveda para mantener una función renal adecuada y la retención de líquidos.

Las glándulas suprarrenales se encuentran encima de los riñones y producen una hormona llamada aldosterona, que ordena a nuestros riñones que reserven electrolitos (sodio, potasio y otros) que generan electricidad, evitan la retención de líquidos y contraen los músculos, todo lo cual es útil para mantener un ritmo cardíaco regular. Los electrolitos están controlados por diversas hormonas, la mayoría de las cuales se fabrican en los riñones y las glándulas suprarrenales. Esto hace que la *punarnava* sea una excelente opción en el tratamiento de los latidos irregulares del corazón, ya que ayuda tanto a los riñones como a las glándulas suprarrenales.

Otras hierbas

Arjuna: esta hierba (*Terminalia arjuna*) fortalece el músculo cardíaco y se utiliza para todo tipo de irregularidades del ritmo cardíaco.

Shankhpushpi: esta hierba (*Convolvulus pluricaulis*) se utiliza en el ayurveda para combatir la ansiedad y el estrés, dos factores causantes de las arritmias.

ESTRÓGENO ALTO
Y PROGESTERONA BAJA

Dos de las hormonas más importantes en el cuerpo de una mujer son el estrógeno y la progesterona, ambas producidas por los ovarios. El estrógeno es responsable del crecimiento del revestimiento uterino durante la primera mitad del ciclo menstrual, y la progesterona domina la segunda mitad del ciclo. La progesterona, o "progestación", como su nombre indica, prepara al útero para la implantación de los óvulos fecundados y el embarazo. Regula el revestimiento interno (endometrio) del útero y evita las contracciones uterinas que pueden perturbar al embrión y provocar un aborto espontáneo.

Debe existir un equilibrio en la proporción de estrógenos y progesterona. Como ya mencionamos, el hígado absorbe el estrógeno consumido, lo descompone en una toxina hidrosoluble y lo vierte en la bilis para liberarlo en los movimientos intestinales. Sin embargo, cuando la función tiroidea es baja, la vesícula biliar no libera la bilis y el estrógeno puede reabsorberse, creando una situación de estrógeno alto y progesterona baja.

La causa más común de la progesterona baja es el estrés. El cortisol y la adrenalina que liberan las glándulas suprarrenales durante los períodos de mucho estrés disminuyen la progesterona.

Para agravar el problema, hoy en día sabemos que muchas sustancias sintéticas que utilizamos a diario imitan al estrógeno en el organismo e incluso están implicadas en el cáncer de mama. Entre ellas están los plásticos, pesticidas, herbicidas, solventes, adhesivos como el esmalte de uñas, productos de limpieza, gases de escape de automóviles y bifenilos policlorados (PCB). Los PCB, sustancias químicas artificiales que se utilizaban en la producción de equipos eléctricos, revestimientos de superficies, tintas, adhesivos, retardantes de llama y pinturas, están prohibidos en la actualidad, pero cerca de 10 % de los PCB producidos desde 1929 aún permanecen en el medio ambiente.

El exceso de estrógenos puede estimular el sangrado uterino y provocar ciclos menstruales largos, sangrado a mitad de ciclo, menstruaciones cada dos semanas o ciclos menstruales interminables, que a veces se prolongan durante un mes o más. También puede provocar fibromas en el útero y quistes en las mamas o los ovarios.

Se suelen utilizar tres hierbas para reequilibrar la proporción entre el estrógeno y la progesterona: *lodhra* (*Symplocos racemosa*), *ashoka* (*Saraca asoca*) y cilantro (*Coriandrum sativum*). La receta de té que figura a continuación combina los tres y es excelente para el sangrado a mitad del ciclo, el flujo menstrual abundante y los ciclos menstruales largos en general.

ॐ Té para el flujo menstrual abundante

Hervir un litro de agua durante 5 minutos y verter el agua caliente en un termo aislante de acero inoxidable. Añadir $1/2$ cucharadita de *lodhra*, $1/2$ cucharadita de *ashoka* y $1/2$ cucharadita de semillas de cilantro enteras (no molidas). Cerrar el termo, dejar reposar 20 minutos y beber a sorbos durante las 4 horas siguientes. Repetir a diario. Si el sangrado menstrual sigue siendo excesivo después de unos días con este té, añadir $1/2$ cucharadita de corteza de roble blanco para contener la hemorragia. Si el sangrado excesivo se debe a fibromas o quistes ováricos, añadir también $1/2$ cucharadita de polvo de *kanchanar*. La *kanchanar* es famosa por reducir los crecimientos glandulares, como los quistes en las mamas y los ovarios, los nódulos tiroideos y los fibromas uterinos.

Esta receta funciona con rapidez y ha salvado a muchas mujeres de tener que tomar pastillas anticonceptivas o progesterona debido a sangrados abundantes.

Una nota final: evite comer bulbo de hinojo y beber té de semillas de hinojo, ya que el hinojo es altamente estrogénico y trabajará en su contra en sus esfuerzos por reequilibrar la proporción de estrógeno y progesterona. Los espárragos, la piña y la papaya también son estrogénicos (en mucha menor medida que el hinojo) y deben reducirse en la dieta. Puede seguir consumiéndolos, pero no más de dos o tres veces por semana.

DEPRESIÓN

Arjuna

Esta hierba se utiliza bastante como tónico cardíaco y es quizá la mejor hierba para contrarrestar el estrés emocional. Es sobre todo eficaz cuando se combina con pétalos de rosa, que se utilizan como tratamiento para la tristeza y la agitación emocional.

Ashoka

Esta hierba, cuyo nombre significa "sin tristeza" o "sin dolor", es sobre todo útil para quienes sufren la muerte de un ser querido. Además, tiene el beneficio secundario de prevenir el sangrado menstrual abundante gracias a sus efectos tónicos sobre el útero.

Mucuna

Recomendamos la mucuna (*Mucuna pruriens*) a los pacientes cuya depresión va acompañada de falta de energía y motivación. Se ha utilizado durante siglos para equilibrar el sistema reproductivo y el nervioso, lo que aumenta la libido tanto en hombres como en mujeres. Es una de las mejores fuentes alimentarias del aminoácido L-dopa, precursor directo del neurotransmisor dopamina, que mejora el estado de ánimo y aumenta la energía.

AUMENTO DE PESO

Shilajit (brea mineral)

La *shilajit* es quizá la mejor hierba para perder peso. Según el ayurveda, esta posee cualidades *lekhaniya*, o raspadoras de grasa, que eliminan el exceso de grasa en el cuerpo. Este remedio ayuda a quemar calorías en lugar de convertirlas en grasa. Sin embargo, una nota de precaución: debido a que este remedio quema la grasa, es capaz de crear un exceso de calor en el hígado, por lo que es mejor utilizarlo como parte de una fórmula con otras hierbas que puedan equilibrar sus cualidades de calentamiento. Hay docenas de fórmulas con *shilajit* disponibles en empresas de hierbas ayurvédicas en línea.

Garcinia

La garcinia (*Garcinia cambogia*) es una fruta tropical que contiene ácido hidroxicítrico (HCA), conocido por suprimir el apetito y evitar la producción de grasa. El HCA actúa impidiendo el funcionamiento de una enzima, la citrato liasa. La citrato liasa convierte los carbohidratos en grasas que luego se almacenan en el cuerpo.

Puede comprar cápsulas de garcinia o preparar un té. Aquí le presentamos una de muchas recetas.

ॐ Té de Garcinia

Hervir 1 litro de agua durante 5 minutos y luego verter el agua caliente en un termo aislante de acero inoxidable. Añadir $1/2$ cucharadita de garcinia, 2 vainas enteras de cardamomo verde, un trozo de 1,2 cm de canela en rama y 1 grano entero de pimienta negra. Cerrar el termo, dejar reposar 20 minutos. Beber a sorbos durante las 4 horas siguientes.

Hojas de betel

Masticar hojas de betel después de comer para refrescar la boca es una práctica ayurvédica muy común. La hoja de betel es una gran herramienta para perder peso. Estudios han demostrado que acelera el metabolismo y, según los antiguos textos ayurvédicos, las hojas ayudan a reducir el *meda dhatu* (tejido adiposo), lo que acelera la pérdida de peso. Combinadas con las lentejas *kulthi*, se convierten en una poderosa herramienta para reducir la grasa corporal.

Lentejas kulthi

Las lentejas *kulthi* crecen en los suelos rocosos de los montes Himalaya, y se dice que, al ser tan resistentes como para crecer en las rocas, tienen la inteligencia para romper las calcificaciones. Se utilizan sobre todo para romper cálculos renales, toxinas calcificadas y tienen el beneficio secundario de potenciar la pérdida de peso al ayudar a raspar el tejido adiposo.

Las lentejas *kulthi* se consiguen en la mayoría de los mercados indios; a veces se denominan gramo de caballo. Se preparan hirviéndolas en agua con especias, verduras y *ghee*, como una sopa de lentejas. Sin embargo, hay que molerlas finamente durante unos minutos en una batidora antes de usarlas, porque son duras como piedras y tardan horas en cocinarse. Una vez molidas, se cuecen en 30 o 40 minutos.

Alholva y comino

La alholva mejora el metabolismo de las grasas (y el azúcar), y el comino reduce el *kapha* o pesadez en el cuerpo. Se puede cocinar con estas especias, pero, como tienen capacidad para quemar grasas, hay que tener cuidado si tiene exceso de calor (*pitta*) en el cuerpo o sufre de exceso de calor hepático.

Consideraciones alimentarias

Además de las hierbas mencionadas, es importante evitar el trigo y el arroz, los dos cereales más pesados. Los antiguos médicos decían que si se quiere adelgazar, hay que comer cebada en días alternos, ya que es el cereal que más reduce el *kapha*. Sin embargo, la cebada contiene gluten; si usted sigue una dieta sin gluten, pruebe en su lugar cereales más ligeros como el mijo, trigo sarraceno, avena, quinoa o amaranto.

Aunque tenga tendencia a ganar peso con facilidad, la leche entera sigue siendo preferible a las leches descremadas y semidescremadas altamente procesadas. Si desea reducir las calorías de la leche, haga una dilución de mitad leche entera y mitad agua cuando prepare avena u otros cereales calientes.

Asegúrese de incluir *ghee* en su dieta. Eliminar o limitar las grasas le dejará con hambre y propensión a los atracones. A lo largo de los años he visto a muchas personas perder peso mientras añaden *ghee* y leche entera hervida a su dieta. El *ghee* de vacas alimentadas con pasto contiene ácido linoleico conjugado (CLA), que puede reducir la grasa corporal. La leche entera y el *ghee* son excelentes para calmar los centros de control del apetito en el cerebro debido a sus cualidades saciantes y nutritivas.

OSTEOPENIA U OSTEOPOROSIS

Como hemos comentado en capítulos anteriores, las hormonas tiroideas desempeñan un papel fundamental en el metabolismo óseo. Veo a muchos pacientes con problemas de tiroides y mal funcionamiento de la vesícula biliar asociados a diagnósticos de osteopenia u osteoporosis. Es tratable en las primeras etapas, por lo que es mejor que siga estas pautas tan pronto como vea que sus huesos están perdiendo grosor. Además de mantener la tiroides y la vesícula biliar en buen estado, añada esto a su programa general para mantener la fortaleza de sus huesos a medida que envejece.

A continuación, se indican los nutrientes necesarios para una buena salud ósea y las mejores fuentes de los mismos. Sin embargo, tenga presente que los minerales aquí mencionados tienen que adherirse a una matriz de colágeno. El colágeno se encuentra en la proteína animal, por lo que es de suma importancia que mantenga su ingesta de proteínas; de otra forma, ni todo el calcio y magnesio del mundo podrán aumentar su densidad ósea (consulte las recomendaciones dietéticas para las fuentes de proteínas enumeradas en el capítulo 8, página 176, y la información sobre el caldo de huesos en la página 109 como buena fuente de colágeno).

Calcio

Se aconseja a las personas mayores que consuman al menos entre 1.000 y 1.200 miligramos de calcio al día. Sin embargo, cuando una persona toma un suplemento de calcio y se le toma el pulso, se puede notar el calcio estancado en su torrente sanguíneo. En otras palabras, los suplementos de calcio no son absorbidos por las células óseas. Peor aún, el calcio no absorbido puede obstruir las paredes arteriales, ya que se adhiere a las zonas donde se encuentran las grasas oxidadas, lo que contribuye a la formación de placas y al endurecimiento de las arterias. De hecho, los investigadores no han encontrado pruebas de que aumentar la ingesta de calcio por encima de los niveles dietéticos normales fortalezca los huesos o prevenga las fracturas.

"Hemos reunido todos los estudios clínicos sobre los suplementos de calcio y la ingesta de calcio en la dieta, tanto para la densidad ósea como para las fracturas", escribió M. Bolland *et al.*, un equipo de investigadores de

Nueva Zelanda. "En conjunto, creemos que se trata de la prueba más sólida posible de que tomar suplementos de calcio no es beneficioso. Asimismo, un exceso de suplementos de calcio puede ser perjudicial".

Los ensayos clínicos han demostrado que los suplementos de calcio suelen provocar efectos secundarios gastrointestinales leves y aumentan el riesgo de cálculos renales, infartos y dolores articulares; efectos típicos de los nutracéuticos sintéticos.

Lo mejor es obtener el calcio de una fuente natural, como el calcio de coral o el *praval panchamrit* (ambos ya se mencionaron en este capítulo como suplementos útiles para combatir los latidos irregulares del corazón). No olvide que la leche de buena calidad, siempre que no se consuma fría, es quizá la mejor fuente de calcio de la dieta. Los quesos frescos, como ricota, mozzarella fresca, requesón, queso de granja y *paneer*, así como el yogur casero, también son excelentes fuentes de calcio.

Magnesio

En su libro *El milagro del magnesio*, la doctora Carolyn Dean, naturópata, señala la importancia del magnesio en la prevención y el tratamiento de la osteoporosis. Los huesos necesitan tanto calcio como magnesio, explica. El calcio endurece los huesos, pero al igual que un trozo de tiza, si se cae, se quiebra. El magnesio hace que los huesos sean flexibles, como un hueso de pollo que se puede doblar sin quebrarse.

En mi consulta recomendamos la terapia transdérmica con magnesio. Existen varios productos excelentes de magnesio transdérmico en el mercado que contienen cloruro de magnesio, que es la mejor forma de utilizarlo. Algunos médicos recomiendan las sales de Epsom, pero estas contienen sulfato de magnesio, que el cuerpo debe convertir en la forma de cloruro, por lo que es mejor utilizar cloruro de magnesio en primer lugar. Asimismo, el sulfato de magnesio tiene una respuesta de corta duración en comparación con la forma de cloruro que es de acción más prolongada.

Dicho esto, tenga cuidado y busque productos de magnesio puro, ya que los lagos y mares de los que proceden estas sales de magnesio suelen estar contaminados con metales pesados, como el mercurio y el plomo, procedentes de las emisiones de las plantas de carbón. Por eso recomendamos el magnesio procedente de un antiguo lecho del mar de Zechstein, situado a más de 400 kilómetros bajo la superficie de la tierra, donde permanece libre de los efectos de la contaminación atmosférica. Se ha comprobado que sus sales no contienen trazas de plomo ni de mercurio.

Vitamina D

"Vitamina D" es el nombre de un grupo de secosteroides liposolubles, el colecalciferol (vitamina D3) y el ergocalciferol (vitamina D2). La vitamina D3 se produce en nuestra piel tras la exposición a la luz ultravioleta B (UVB) del sol, y tanto la vitamina D2 como la D3 se encuentran de forma natural en el pescado (incluido el aceite de hígado de bacalao) y los huevos. Sin embargo, como ya se ha comentado en capítulos anteriores, es casi imposible obtener cantidades adecuadas de vitamina D a través de la dieta. La exposición a la luz solar es la única forma fiable de generar vitamina D en el organismo.

Un nivel suficiente de vitamina D es crucial para la absorción del calcio en los intestinos, lo cual mantiene la salud de los huesos y dientes. Se pueden tomar suplementos de vitamina D, pero tienen efectos secundarios, tal como ocurre con la mayoría de los nutracéuticos y, en el caso concreto de la vitamina D, no hay consenso sobre la dosis óptima. En 2010, los Institutos Nacionales para la Salud fijaron la recomendación de ingesta diaria en 600 UI para lactantes, niños y adultos de hasta setenta años. Esto supuso un aumento con respecto a su recomendación anterior de 200 UI diarias. Sin embargo, como hemos señalado, el cuerpo no suele procesar muy bien los suplementos sintéticos y esos nutracéuticos pueden acumularse en el organismo con el tiempo, lo cual provoca toxicidad. No disponemos de pruebas científicas sólidas sobre la seguridad a largo plazo de dosis altas de suplementos de vitamina D.

Sin embargo, muchas personas a las que atiendo presentan niveles bajos de vitamina D, aunque vivan en zonas muy soleadas y pasen mucho tiempo al sol. Así que queremos profundizar en el tema para ver por qué tantos tenemos niveles bajos de vitamina D. Las investigaciones apuntan a que la causa principal son los niveles elevados de calcio, que suprimen la producción de vitamina D. Existen varias causas posibles de los niveles elevados de calcio:

- Uso regular de calcio sintético
- Deficiencia de magnesio (muy común)
- Un pH ácido (común en culturas con dieta altamente procesada)
- Deficiencia de proteínas
- Disfunción hepática
- Deficiencia de vitamina K2 (esta vitamina garantiza la correcta utilización del calcio en el organismo; vea más adelante)

Cuando es necesario tomar suplementos de vitamina D, recomendamos la vitamina D transdérmica derivada del aceite de hígado de bacalao. La aplicación transdérmica es preferible porque la vitamina D, una vitamina grasa, puede sobresaturar la bilis con el tiempo y crear sedimentos en la vesícula biliar. Con los transdérmicos no hay sobredosis. El cuerpo simplemente toma lo que necesita, lo que evita las graves consecuencias de la sobredosis cuando se toman suplementos orales.

Vitamina K₂

Existen cuatro vitaminas liposolubles: A, D, E y K. Las vitaminas A, D y E se almacenan en la grasa corporal, pero la vitamina K no, por lo que su deficiencia es frecuente. La vitamina K₂ aleja el calcio de las arterias y lo dirige hacia los huesos. De este modo, evita los depósitos peligrosos de calcio en las arterias y la osteoporosis.

La vitamina K₂ es extremadamente rara en nuestra dieta. Sin embargo, se encuentra en el *ghee* elaborado con leche de vacas alimentadas con pasto.

Asthi shrinkala

La *asthi shrinkala* (*Cissus quadrangular*) nutre y desintoxica el tejido óseo. Se utiliza en el ayurveda para aumentar la masa ósea e incluso puede acelerar la sanación de fracturas.

Puede comprar *asthi shrinkhala* en forma de cápsulas, tomar una después del desayuno y otra después de la cena, o prepararlo como té diario: mezcle ½ cucharada de la hierba en polvo en una taza grande de agua caliente, deje reposar durante diez minutos y beba a sorbos poco a poco.

Guduchi

La *guduchi satwa* (*Tinospora cordifolia*) se obtiene exprimiendo el tallo amiláceo de la planta *guduchi* y secándolo hasta convertirlo en polvo. Esta hierba única tiene la capacidad de llegar a la médula ósea, limpiar y reducir la inflamación en ese nivel tan profundo del hueso donde se forman las células óseas: osteoblastos y osteoclastos. Los primeros forman el tejido óseo, mientras que los segundos se encargan de descomponerlo. De este modo, el tejido óseo está en constante cambio al descomponer el hueso viejo y restaurarlo con huesos nuevos y sanos.

Sin embargo, si hay toxinas o inflamación en la médula ósea, las células madre se desvían y, por error, aumentan la producción de osteoclastos, provocando una descomposición excesiva del hueso, lo que puede dar lugar a osteopenia y osteoporosis.

Este es un ejemplo más de los usos de gran alcance de la *guduchi satwa*, razón por la cual los antiguos videntes la consideraban una de las hierbas más beneficiosas para proteger nuestra salud. Hay que tener en cuenta que es en la médula ósea donde nacen tanto el sistema inmunológico como las células óseas, así que esta hierba puede ser una poderosa herramienta en el tratamiento de enfermedades autoinmunes, cáncer y osteoporosis, todos ellos problemas derivados de las toxinas que se acumulan en la médula ósea.

COLESTEROL ALTO

Como ya mencionamos, cuando la glándula tiroides funciona mal, el esfínter de Oddi, que se encuentra en la vesícula biliar, presenta problemas para liberar bilis. Esta contiene compuestos de tipo detergente que emulsionan las grasas alimentarias en gotitas muy pequeñas para su absorción y asimilación en las células. Cuando la tiroides está débil y la bilis no baja, los niveles de colesterol pueden aumentar, ya que estas grasas circulan libres en la sangre en lugar de ser absorbidas por las células para ser quemadas y convertidas en energía.

El ayurveda utiliza numerosas hierbas para promover el flujo biliar. En general, recomiendo las que se describen a continuación.

Triphala

Como ya se ha dicho, la *triphala* es una popular fórmula ayurvédica que consiste en tres frutas, *haritaki*, *amalaki* y *bibhitaki*, cuyas propiedades equilibran los tres tipos de cuerpo: *vata*, *pitta* y *kapha*, respectivamente. La combinación de las tres frutas actúa en conjunto, ofreciendo diversos beneficios para la salud. Es un antioxidante natural, refuerza el sistema inmunológico y nutre y rejuvenece los tejidos.

Mantiene la regularidad y limpia y tonifica el intestino de forma natural. Entre otras cosas, es un gran tónico para la vesícula biliar, ya que favorece la liberación de bilis. Cuando la bilis empieza a fluir, la *triphala* puede aumentar las ganas de defecar en algunas personas.

Se puede beber como té o tomar en comprimidos antes de acostarse o después de las comidas. Reduzca la dosis si provoca demasiadas idas al baño. Por el contrario, aumente la dosis si sigue estreñido con una dosis baja.

Neem

El *neem* (*Azadirachta indica*) es una famosa hierba ayurvédica que se utiliza sobre todo para las afecciones cutáneas porque limpia la piel grasa y propensa al acné y contiene propiedades antifúngicas y antibacterianas. Su sabor extremadamente amargo limpia el hígado y favorece el flujo biliar, ambos necesarios para mantener bajos los niveles de colesterol. Esta hierba contiene un poco de calor, así que redúzcala si siente ardor de estómago.

Zarzaparrilla india

Esta hierba ayuda a digerir y eliminar las grasas, por lo que contribuye a reducir el colesterol que circula por el torrente sanguíneo. Cuando la bilis no fluye, las grasas de la dieta no son absorbidas por las células y, por lo tanto, permanecen estancadas en el torrente sanguíneo (por lo que el colesterol aumenta) y en los intestinos, volviéndose rancias. El cuerpo, en un intento de deshacerse de estas grasas rancias, las verterá en las células adiposas, lo que crea tejido adiposo tóxico (*meda dhatu*). La zarzaparrilla india (*Hemidesmus indicus*) es la mejor hierba para limpiar el tejido adiposo.

Esta hierba también está indicada cuando las grasas no se digieren ni se absorben como es debido y se vierten en el intestino, donde se observan pequeños glóbulos de grasa. Esta es la mejor hierba para tratar esta condición; es única, ya que a pesar de que ayuda a quemar las grasas y el colesterol todavía tiene una propiedad de enfriamiento y se puede utilizar cuando hay exceso de *pitta* en el cuerpo (a diferencia del *neem* y la alholva).

Semillas de alholva

Las investigaciones han demostrado la eficacia de las semillas de alholva, a veces llamadas *methi*, consumidas en nuestra dieta (o en té) para reducir el colesterol. Sin embargo, como tienen tendencia a calentar, le recomendamos que las utilice con moderación si sabe que tiene un exceso de *pitta*.

᪥ Té para bajar el colesterol

Hervir un litro de agua durante 5 minutos y verter el agua caliente en un termo aislante de acero inoxidable. Añadir $1/4$ de cucharadita de semillas enteras de cilantro, semillas de alholva, *neem* y raíz de zarzaparrilla india. Cerrar el termo, dejar reposar 20 minutos. Beber a sorbos durante las 4 horas siguientes.

Este té no solo reduce el colesterol, sino que también limpia el hígado, la sangre y el tejido adiposo.

Guduchi

Debido a su capacidad para limpiar el hígado y favorecer su función, las hojas y tallos de la *guduchi* suelen emplearse en la práctica ayurvédica para reducir el colesterol. Sin embargo, las hojas pueden calentar, por lo que es mejor evitar esa parte de la planta si se sufre de exceso de *pitta* o síntomas de exceso de calor, como dolores de cabeza, erupciones cutáneas o intestinos blandos, por nombrar algunos. En su lugar, utilice el tallo almidonado de la planta (*Guduchi sattwa*).

Si toma comprimidos de *guduchi*, la dosis recomendada es uno después del desayuno y otro después de la cena. Si puede conseguir *guduchi sattwa* en polvo, mezcle ¼ de cucharadita en ¼ de taza de agua de manantial a temperatura ambiente y tómelo después de las comidas, dos o tres veces al día.

ESTREÑIMIENTO

Existen muchas razones para el estreñimiento:

Falta de flujo biliar debido a debilidad tiroidea: utilice *triphala* o *haritaki*, que pueden estimular el flujo biliar y así aflojar los intestinos. La *triphala* y la *haritaki* no se consideran laxantes y, por lo tanto, no son adictivas como el sen y la cáscara sagrada, conocidos laxantes a base de hierbas que están contraindicados.

Alteración del *vata*: dado que el asiento del *vata* se encuentra en la región *apana*, donde están nuestros intestinos, y que el *vata* es el elemento del aire y la sequedad, a veces nuestros tractos digestivos se secan demasiado, lo que provoca estreñimiento. Pruebe hervir una taza de leche y añadirle una cucharadita de *ghee*, y bébalo poco a poco por la noche para lubricar los intestinos al día siguiente.

Deshidratación: beba mucha agua alcalina pura de manantial, sorbiéndola poco a poco a lo largo del día. No beba demasiada antes, durante o después de las comidas, ya que esta puede diluir sus enzimas digestivas.

Ciertos alimentos están indicados en el tratamiento del estreñimiento: ciruelas pasas cocidas, quimbombó, remolacha, arándanos, mangos, repollo cocido y peras dulces y jugosas. Pruebe estos alimentos para ver si le funcionan. Coma siempre frutas frescas entre comidas con el estómago vacío, ya que se digieren rápidamente y pueden fermentar en el estómago mientras espera a que se digieran otros alimentos.

Las frutas secas, como las ciruelas pasas, deben remojarse toda la noche en un recipiente con agua de manantial o cocinarse, para reconstituirlas con agua. Siempre hay que evitar los alimentos secos, ya que provocan deposiciones secas; estos incluyen tanto las frutas secas como los alimentos desecantes como las tortas de arroz, los *pretzels* y las galletas saladas. Evite también demasiados cereales, pastas y panes, ya que también son aglutinantes. Recuerde que el *vata* es el elemento de la sequedad, por lo que demasiados alimentos secos le estreñirán

INSOMNIO Y ANSIEDAD

La mayoría de los remedios para calmar la mente pueden utilizarse indistintamente para tratar tanto el insomnio como la ansiedad.

Ashwagandha

La *ashwagandha*, una de las mejores hierbas para tratar la glándula tiroides, previene que las glándulas suprarrenales liberen demasiado cortisol cuando estamos bajo estrés, ya que esto puede crear problemas para conciliar o mantener el sueño. Asimismo, el efecto sedante de la *ashwagandha* favorece un sueño reparador, por lo que se utiliza en muchas de las fórmulas ayurvédicas para conciliar el sueño.

Leche hervida con especias

Mezcle una taza de leche con una pizca de cardamomo, canela, nuez moscada y cúrcuma. Hierva la leche con estas especias durante tres minutos, cuélela (si ha utilizado especias enteras) y bébala despacio antes de acostarse. Esto inducirá el sueño y le ayudará a dormir toda la noche.

Raíz de cálamo

La raíz de cálamo es un sedante natural que suele utilizarse para calmar los nervios y aliviar el insomnio.

Jatamansi

La *jatamansi* (*Nardostachys jatamansi*) equilibra los neurotransmisores cerebrales y ayuda a conciliar el sueño. Es un potente sedante y tranquilizante, está emparentado con la valeriana y puede calmar la sobreestimulación de la mente, por lo que favorece un sueño profundo. Esta maravillosa hierba es mejor remedio para el insomnio que los suplementos de melatonina. La glándula pineal produce melatonina; si la tomamos por vía oral, esta dejará de producirla de inmediato; una buena regla general es no tomar nada que su cuerpo ya produzca, sino ayudar a su cuerpo a sanar para que pueda producir esa sustancia por sí mismo.

Raíz de valeriana

Utilizada tanto por los médicos ayurvédicos como por los occidentales, la raíz de valeriana (*Valeriana officinalis*) favorece la relajación y el sueño y disminuye el estrés. Ayuda a conciliar el sueño con mayor rapidez, brinda un sueño de mejor calidad y alivia la inquietud y otros síntomas relacionados con la ansiedad.

Semillas de amapola blanca

Menos conocidas que las semillas de sésamo negro, estas semillas pueden pacificar el *vata* en la mente (*prana vata*); cuando la mente está hiperactiva, puede interferir en la calidad del sueño. Puede añadir semillas de amapola blanca a su cereal y avena durante el día o probar una tanda de *chutney* de semillas de amapola blanca (vea la receta más abajo) justo antes de acostarse.

ॐ Chutney de semillas de amapola blanca

Mezclar 1 cucharadita de semillas de amapola blanca con 1 cucharadita de coco (el coco fresco rallado es mejor, pero el seco también sirve). Derretir $^1/_2$ cucharadita de *ghee* en una sartén pequeña a fuego medio hasta que esté transparente y añadir una pizca de comino molido y otra de cúrcuma molida. Retirar inmediatamente del fuego, añadir a la mezcla de semillas de amapola y mezclar bien. Dejar reposar 5 minutos, añadir una pizca de sal y comer.

Nota: Las semillas de amapola blanca contienen pequeñas cantidades de opiáceos psicoactivos, en especial morfina. Las investigaciones demuestran que la morfina y la codeína pueden detectarse a veces en la orina hasta 48 horas después de la ingestión de semillas de amapola, por lo que es aconsejable que no las consuma si debe someterse a exámenes de detección de drogas en su lugar de trabajo o por cualquier otro motivo.

Tratamientos con aceite

Abhyanga

El *abhyanga*, o masaje diario con aceite, se recomienda a menudo para desintoxicación, nutrir, rejuvenecer el cuerpo y la mente; también es un remedio maravilloso para la ansiedad y el insomnio. Consulte las instrucciones en la página 48. Para tratar la ansiedad y el insomnio en particular, puede buscar un aceite equilibrante del *vata*, que calmará aún más los nervios. Frotar el cuero cabelludo y/o las plantas de los pies con un aceite equilibrante del *vata* también es muy eficaz para tratar el insomnio.

Nasya

Nasya es la práctica de administrar un aceite medicinal a través de las fosas nasales. Como se señaló en el capítulo 1, las fosas nasales son un canal a través del cual el prana entra en el cuerpo, razón por la cual las fosas nasales se llaman las "puertas de la cabeza" (*shirodwar*) en sánscrito. El *nasya* se utiliza para mantener abiertas estas vías tan importantes, lo que permite el flujo sin trabas del prana en nuestro cuerpo.

Los aceites para *nasya* se infunden con hierbas curativas y se utilizan para nutrir, alimentar y calmar la mente, lubricar y limpiar las fosas nasales, y mucho más según las hierbas que se utilicen. La mayoría de las empresas de hierbas ayurvédicas ofrecen varios tipos de aceites para *nasya*. Para aliviar la ansiedad y el insomnio, pruebe los que contienen dos especies de *brahmi* (*gotu kola* y *Bacopa monneiri*), así como esculetaria, *jatamansi*, raíz de cálamo y otras hierbas calmantes. Ponga de tres a cinco gotas de aceite en cada fosa nasal, frótelas con un dedo en las paredes internas y aspírelas o inhálelas. Descanse unos minutos tumbado boca arriba para que el aceite se absorba.

Shirodhara

El *Shirodhara*, cuyo nombre deriva del sánscrito *shiro* (cabeza) y *dhara* (flujo), es una técnica ayurvédica tradicional que consiste en verter aceite medicinal caliente (como el de sésamo y otros infundidos con hierbas pacificadoras del *vata*) sobre el *ajna* o *sthapani marma*, la zona del entrecejo, que tiene efectos directos sobre el sistema nervioso. A medida que el aceite penetra en los nervios, se puede experimentar un profundo estado de reposo, similar a una meditación profunda.

Los puntos *marma* son la combinación de los tres aspectos del prana: *soma*, *agni* y *marut*. Estos puntos pueden activarse para suministrar prana a órganos, glándulas y sistemas específicos, además del espíritu.

El punto *ajna marma* se considera uno de los centros energéticos más potentes del cuerpo. Verter un flujo continuo de aceite caliente sobre este punto puede mejorar la circulación cerebral, permitiendo el funcionamiento óptimo de la glándula pituitaria y la pineal, lo que mejora la concentración y la memoria, equilibra las emociones y calma la mente, aparte de promover un sueño profundo y reparador.

El ayurveda recomienda el *shirodhara* para reequilibrar el *vata*, que puede manifestarse como miedo, inseguridad, preocupación y pensamientos acelerados, y el *pitta*, que puede causar ira, irritabilidad, frustración y juicio.

Para recibir tratamiento *shirodhara* tendrá que buscar un médico ayurvédico calificado.

DOLOR ARTICULAR

El *vata* viciado (desequilibrado) es la causa principal de los problemas de tiroides, dolores articulares y óseos. Recuerde siempre mantener el equilibrio de *vata* con una dieta sana y acostándose temprano, además de evitar el estrés siempre que sea posible; consulte la página 11 para más detalles.

La rigidez y el dolor articular también se deben a la acumulación de *ama* en las articulaciones. Como recordará, el *ama* se produce cuando la comida es pesada y difícil de digerir (consulte la página 64 para más detalles), por lo tanto, asegúrese de que su dieta sea nutritiva y fácil de digerir; es decir, prefiera las comidas calientes y cocinadas sobre los alimentos fríos y crudos. Las limpiezas periódicas sirven para el *ama* atascado en las articulaciones. También puede probar los siguientes remedios.

Olíbano

El árbol de olíbano (*Boswellia serrata*) produce una resina, también llamada incienso, que actúa de forma similar a los esteroides como la prednisona. El olíbano puede disminuir el dolor y mejorar la movilidad de las articulaciones doloridas en tan solo una o dos semanas. Debido a su extraordinaria capacidad antiinflamatoria, también se utiliza para tratar la diarrea, bronquitis, asma, tos, hemorroides y enfermedad inflamatoria intestinal. Es tan seguro que puede utilizarse durante todo el embarazo.

Aceite mahanarayan

Esta antigua fórmula a base de hierbas se utiliza en el masaje *abhyanga* para tratamiento de dolor y rigidez articular. Contiene poderosas hierbas utilizadas para el tratamiento de músculos y articulaciones infundidas en aceite de sésamo. Tanto las hierbas como el aceite se absorben directamente en las articulaciones y músculos afectados, lo que cura y lubrica las zonas doloridas. Además del aceite *mahanarayan*, muchas de las empresas de hierbas ayurvédicas tienen distintos tipos de aceites herbales y cremas transdérmicas para aliviar el dolor articular y muscular.

Nirgundi

La *nirgundi* (*Vitex negundo*), también llamada negundo macho de la India, es quizá la mejor hierba para curar eficazmente tanto el cartílago de las articulaciones como los discos de la columna vertebral. También reduce el dolor y la inflamación de los músculos y las articulaciones. Puedo atestiguar con facilidad las tremendas propiedades curativas de esta hierba. De todas las que utilizo para tratar el dolor en las articulaciones, esta es la que parece aliviar el dolor con más rapidez y, no solo eso, sino que de verdad cura el cartílago y las articulaciones, de modo que los efectos se observan durante años después de dejar de tomar la hierba.

Shringa Bhasma

Este remedio se prepara a partir de terciopelo de cuerno de ciervo, que se tritura y luego se incinera repetidamente para hacer un *bhasma*. El *shringa bhasma*, que contiene calcio, zinc, magnesio y algunos aminoácidos, se emplea principalmente en el tratamiento de trastornos respiratorios como la tos, las sibilancias y la congestión de pecho; es excelente para la bronquitis, la neumonía y la tos debida a resfriados.

Sin embargo, como muchos remedios herbales, el *shringa bhasma* tiene un beneficio secundario (¡a diferencia de los fármacos, que tienen efectos secundarios!). El beneficio es que hace maravillas para curar el cartílago de nuestros discos y articulaciones, por lo que es especialmente útil para las hernias discales y la osteoartritis. Muchos de mis pacientes han experimentado alivio rápido y duradero del dolor articular gracias al *shringa bhasma*.

Yoga

La mayoría de las formas de estiramiento suave, y en especial el yoga, son excelentes para el dolor articular, ya que permiten el flujo del prana a través del cuerpo y ayudan a eliminar y mover las toxinas de las articulaciones.

SÍNDROME DE LAS PIERNAS INQUIETAS

El síndrome de las piernas inquietas (SPI) es un trastorno nervioso que provoca sensaciones incómodas y desagradables en las piernas que empeoran durante el reposo o inactividad, como al estar acostado o sentado. Estas sensaciones se alivian con movimientos como caminar o estirarse. Los síntomas del SPI suelen aparecer por la tarde o por la noche.

Los neurólogos siempre han relacionado el SPI con una disfunción del neurotransmisor dopamina, una sustancia química utilizada por las células cerebrales para comunicarse y producir la actividad y el movimiento del músculo liso. La disminución de los niveles de dopamina interrumpe estas señales neuroquímicas a los músculos y crea movimientos involuntarios.

Las últimas investigaciones han demostrado que la insuficiencia de hierro es el hallazgo más consistente y el factor de riesgo más fuerte asociado con el SPI. Los bajos niveles de hierro, combinados con hipertiroidismo (hormona tiroidea o TSH alta) durante períodos de estrés, contribuyen en gran medida al síndrome de piernas inquietas.

Sin embargo, apenas cerca de 15 % de la población con SPI muestra una deficiencia de hierro en los análisis de sangre. Esto llevó a los investigadores a descubrir que el cerebro puede tener una deficiencia de hierro aunque los análisis de sangre muestren niveles normales de hierro sérico, como lo demuestra el análisis del líquido cefalorraquídeo obtenido por punción lumbar. Los estudios de resonancia magnética y del banco de cerebros de la RLS Foundation (donde los pacientes con SPI donan sus cerebros para su estudio) también han mostrado niveles bajos de hierro en la sustancia negra, la zona del cerebro donde se produce la dopamina, y deficiencia de hierro en las células productoras de dopamina.

Todavía hay lagunas y los investigadores esperan averiguar exactamente cómo el cerebro puede tener niveles bajos de hierro mientras que otras partes del cuerpo tienen niveles normales.

Los síntomas de SPI sigue el ritmo de liberación de la hormona estimulante de la tiroides (TSH). Así, a medida que los niveles de TSH aumentan por la noche, también lo hace la gravedad de los síntomas del SPI. Ahora sabemos que la dopamina inhibe la secreción de TSH, y descompone las hormonas tiroideas. Las enzimas que llevan a cabo estas dos tareas se basan en el hierro. Por lo tanto, si los niveles de hierro se agotan, la hormona tiroidea puede acumularse y también la TSH, lo que causa el SPI. Hasta la fecha, las terapias que pueden aumentar la producción de dopamina son consideradas las mejores para las alteraciones del SPI.

Hacemos que nuestros pacientes con SPI consuman alimentos ricos en hierro, como higos *Black Mission*, dátiles *Medjool*, pasas, ciruelas pasas, melaza negra, verduras cocidas y remolacha cocida. Si los niveles de hierro de un paciente son demasiado bajos, le damos *bhasma* de hierro.

También les damos mucuna a los pacientes con SPI, una hierba que tiene cualidades similares a la dopamina pero sin los efectos secundarios de la dopamina sintética. Además, hacemos que nuestros pacientes se froten las piernas con cremas o aceites transdérmicos de magnesio antes de acostarse, lo que ayuda a que los nervios se despierten y transmitan los impulsos como es debido.

8

Dieta y rutina diaria
para una tiroides sana

*El médico del futuro no dará medicamentos, sino que
interesará a sus pacientes en el cuidado de la estructura
humana, en la dieta y en la causa y prevención de las
enfermedades.*

THOMAS EDISON

Los *shastras*, antiguos textos del ayurveda, afirman que los primeros
pasos hacia la mala salud comienzan con una dieta y una rutina diaria
deficientes. Para prevenir cualquier enfermedad, en nuestros protocolos de
tratamiento recomendamos, ante todo, una dieta sana y acostarse temprano.

Una dieta adecuada es crucial para el buen funcionamiento de la tiroides.
La desnutrición, ya sea por alimentos insuficientes o de mala calidad, le
impedirá producir y utilizar la hormona tiroidea. La tiroides también es muy
sensible al estrés de cualquier tipo: se debilita cuando trabaja demasiadas
horas, hace demasiado ejercicio en el gimnasio o se queda despierto hasta
tarde viendo su serie favorita de Netflix.

Hay muchos factores estresantes que no podemos controlar: accidentes y
lesiones, facturas que pagar, entrevistas de trabajo, tareas interminables que
no dejan tiempo al día para sentarse y relajarse. Sin embargo, siempre doy este
consejo a mis pacientes: controle lo que pueda, que es, más que todo, su dieta

y su rutina diaria. Si puede mantener una dieta sana, dentro de lo razonable, al seguir cerca de 80 % de las pautas que expongo, permitiéndose de vez en cuando un helado con sirope de chocolate caliente o atracón de galletas de chispas de chocolate, y si puede comprometerse a acostarse antes de las 10 de la noche, su tiroides se lo agradecerá la próxima vez que se enfrente a una avalancha de estrés; por ejemplo, en caso de que un zorrillo rocíe a su perro (lo que requiere muchos baños con jugo de tomate), o en caso de que su hijo de ocho años llegue a casa con piojos.

Prestar atención a estas pautas le dará una base sólida y hará más difícil que el cuerpo se desequilibre. Muchos de los pacientes que he visto a lo largo de los años que comen sano y se acuestan temprano muestran una salud robusta, mientras que los que no comen alimentos nutritivos o se acuestan en la madrugada siempre se quejan de fatiga y otros síntomas.

LA DIGESTIÓN DESDE LA PERSPECTIVA AYURVÉDICA: UN REPASO RÁPIDO

Como ya explicamos con detalle en este libro, una vez que ingerimos los alimentos, estos viajan a través de un canal físico: el esófago, el estómago, los intestinos delgado y grueso, y salen por el recto y el ano. A medida que la comida viaja a través de este canal, necesita descomponerse en partículas cada vez más pequeñas para que finalmente pueda viajar a través de las delicadas paredes celulares y entrar en las células. Una vez que los alimentos se digieren y asimilan correctamente, deberíamos sentirnos ligeros, boyantes, satisfechos y llenos de energía y felicidad.

Sin embargo, si la comida no se descompone por completo, puede quedarse atascada en el canal y formar *ama*. A medida que la comida se asienta, empieza a fermentar y generar toxinas ácidas, lo que da lugar a *ama visha*. Estas toxinas ácidas contribuyen a la inflamación, que es la causa del cáncer y las enfermedades autoinmunes, entre otras.

Una vez que los alimentos se digieren y absorben como es debido y salen del aparato digestivo, entran en la sangre y atraviesan diversos canales físicos (arterias, venas, arteriolas, capilares). Luego se transforman para formar parte de la orina (pasando por los túbulos renales, uréteres y vejiga), el sudor (a través de las glándulas sudoríparas), la linfa (a través de los vasos linfáticos) y el aliento (a través de los canales pulmonares o bronquios), entre otras cosas. La cuestión es que, una vez que tragamos la comida, esta acaba abriéndose paso a través de miles de microcanales. Los médicos de la antigüedad decían que había tantos canales que era imposible contarlos.

A estos canales pueden ocurrirles varias cosas: encogerse, obstruirse o inflamarse, todo lo cual impide su flujo normal. Cuando se obstruye el flujo, comienza la enfermedad. Por ello, pedimos a nuestros pacientes que eviten los alimentos que encogen, obstruyen e inflaman los canales.

ALIMENTOS QUE DEBEN EVITARSE

Los siguientes alimentos tienden a contraer, obstruir e inflamar los canales del cuerpo.

Solanáceas: contienen nicotina, que encoge los canales. Evite la berenjena, los pimientos (los chiles pequeños se permiten), los tomates y las papas blancas (las batatas y los ñames están permitidos).

Cebolla y ajo: actúan como antibióticos en el cuerpo y su uso prolongado puede agotar las bacterias intestinales beneficiosas y sentar las bases de alergias alimentarias y enfermedades autoinmunes.

Vinagre: es muy ácido y agrio para ser ingerido. En su lugar, use jugo de lima recién exprimido, que tiene un sabor ácido pero se vuelve alcalino con rapidez. También puede utilizar limón, pero tarda más en volverse alcalino.

Semillas: evite las semillas de chía, cáñamo y calabaza, que obstruyen los canales. Puede comer otros tipos de semillas; consulte la página 194 para obtener más información.

Carnes rojas, cerdo y carne procesada: evite la ternera, el cerdo (incluido jamón, salchichas y tocineta) y otras carnes rojas, así como todos los productos cárnicos procesados.

Hongos: obstruyen los canales y es mejor evitarlos en la dieta.

Calabazas de invierno: evite todas las calabazas de invierno (zapallo, auyama o ayote, cabello de ángel y calabaza), ya que obstruyen los canales.

Quesos curados duros: queso americano, cheddar, colby/jack, edam, queso azul, gorgonzola, brie, gouda, camembert, provolone, asiago, feta, cotija, gruyere, monterey jack, havarti, stilton, taleggio, suizo, boursin, fontina, roquefort, emmental, jarlsberg, pepper jack, muenster y muchos otros quesos añejos que han perdido su contenido de agua obstruyen los canales.

Productos de soya: evite todos los productos de soya sin fermentar, como el tofu, *edamame* y leche de soya, ya que la grasa de la soya no puede atravesar las delicadas paredes celulares y, por tanto, obstruirá los canales.

Frijoles grandes: entre ellos se incluyen los frijoles rojos, frijoles cannellini, frijoles negros, garbanzos (incluido el hummus) y frijoles pintos. Estos son algo pesados y difíciles de digerir, lo que explica los gases que experimentan quienes los consumen. Los gases se forman cuando el alimento se queda atascado en los intestinos (o canales) y empieza a fermentar y formar toxinas.

Mantequillas de frutos secos: la mayoría de los frutos secos son aptos para el consumo (consulte la página 194), pero evite las mantequillas como la de maní, almendras y merey. Las leches de frutos secos, como la de almendras y la de merey, son más fáciles de digerir y absorber. Note lo difícil que es tragar una mantequilla de frutos secos, como la de almendras; ¡y la garganta es uno de los canales más grandes del cuerpo! Ahora piense en lo obstruidos que se tornan los delicados microcanales cuando estas pesadas mantequillas pasan por ellos.

Tahini: también evítelo. Aunque es más líquido que una mantequilla de frutos secos, se considera que obstruye los canales. La mejor forma de consumir semillas de sésamo es tostarlas en seco y después molerlas para que las células las absorban mejor. Espolvoréelas en aliños para ensaladas, copos de avena, cereales y otros alimentos.

Productos lácteos fríos: obstruyen los canales. Evite la leche fría, el helado, el yogur helado, etc. Los productos lácteos contienen mucha grasa, que se solidifica cuando estos se enfrían. Por eso el ayurveda recomienda cocinar y calentar los productos lácteos: hervir la leche, derretir el queso mozzarella fresco, cocinar el queso ricota en el horno y, en general, añadir calor a cualquier producto lácteo lo hará más digerible, ya que el proceso de cocción descompone la grasa pesada del producto lácteo.

¿QUÉ PUEDO COMER?

Las mejores fuentes de proteína

Coma pollo, pavo, pescado, cordero y conejo. Como fuentes de proteínas de origen no animal, prefiera las lentejas más pequeñas, como las verdes, las francesas y *dahl* (lentejas rojas y frijoles *mung dahl* partidos), a los frijoles más grandes ya mencionados.

Cereales

Evite el arroz integral, ya que es pesado y difícil de digerir. Prefiera el arroz blanco *basmati*, que es el menos refinado de los arroces blancos (también puede comer otros arroces blancos). Pruebe el mijo, trigo sarraceno, avena, quinoa y amaranto. Si no es sensible al gluten, puede añadir trigo no modificado genéticamente (algunos buenos son: espelta, farro, *kamut* y *einkorn*), cebada y centeno.

Verduras

Puede consumir todas las verduras excepto las enumeradas en la sección "Alimentos que deben evitarse". Los antiguos médicos decían que cada verdura tiene un problema asociado, porque contiene ingredientes potencialmente nocivos para la salud, pero que al cocinarla se libera la sustancia dañina. Y resulta que tenían razón. Por ejemplo, ahora sabemos que las verduras crucíferas (como el brócoli, las coles de Bruselas, el repollo, la coliflor, la col rizada y los nabos) contienen azufre y son goitrógenos potenciales, o alimentos que pueden alterar la función tiroidea. También sabemos que las verduras de hoja verde oscura (como las acelgas, las espinacas y la col rizada) contienen ácido oxálico, que agota los minerales del organismo, especialmente el calcio y magnesio.

Sin embargo, la cocción de las verduras libera o desactiva estas sustancias nocivas.

De todos modos, la mayoría de las verduras de la dieta deben cocinarse, ya que el proceso de masticación por sí solo no es suficiente para descomponer las fibras, lo que reduce la cantidad de nutrientes que absorben las células. Cocinar las verduras ablanda las fibras, permitiendo una mayor absorción. Mejor aún es cocinar las verduras y cubrirlas con *ghee* o aceite de oliva. La grasa, sobre todo la del *ghee*, mejora la absorción al transportar los nutrientes a través de la pared celular, que está compuesta de colesterol.

No es necesario que evite por completo las verduras crudas, pero deben constituir solo un pequeño porcentaje de las verduras que coma durante la semana.

Frutas

Todas las frutas están permitidas, a excepción de las bananas o plátanos, que obstruyen en cierta medida los canales y pueden provocar la acumulación de mucosidad y congestión, sobre todo si se tiene un resfriado o infecciones pulmonares. Las especies más pequeñas de bananas que se venden en los mercados asiáticos se pueden consumir.

Las frutas se digieren y absorben con rapidez, por lo que es mejor comerlas solas, como merienda entre comidas. Evite las frutas crudas antes de que salga el sol, porque su propio fuego digestivo aún no se habrá encendido. Por la misma razón, evite las frutas crudas una vez que se haya puesto el sol, ya que su fuego digestivo interno estará dormido. Tenga en cuenta que todo lo crudo es siempre más difícil de digerir, así que es mejor evitar las frutas crudas a primera y última hora del día.

El ayurveda recomienda una manzana o una pera a primera hora de la mañana para favorecer la eliminación de toxinas y aumentar el *ojas*, o inmunidad. Como nuestro fuego digestivo está bajo a esta hora, es importante cocinar la fruta. A continuación, se muestra la receta.

ॐ Manzana o pera cocida

Pelar la manzana o la pera, quitar el corazón y cortar en cuartos. Poner los trozos en una olla pequeña y añadir agua suficiente para cubrirlos, junto con 2 clavos de olor enteros (opcional). Cocinar durante unos minutos a fuego medio-alto, hasta que la fruta esté blanda (las distintas variedades de manzanas y peras requerirán distintos tiempos de cocción).

Grasas y aceites

Aceites vegetales

Hasta hace poco se creía que el colesterol obstruía las arterias, por lo que se recomendaba utilizar aceites vegetales en lugar de grasas animales (como la manteca de cerdo y la mantequilla), ya que no contienen colesterol. Sin embargo, estos aceites suelen contener grandes cantidades de grasas biológicamente activas llamadas ácidos grasos poliinsaturados omega-6, que son muy perjudiciales para la salud. Los ácidos grasos poliinsaturados tienden a reaccionar con el oxígeno, lo que provoca la oxidación de la grasa y da lugar a la formación de radicales libres y a la inflamación.

Por ello, muchas personas evitan los aceites vegetales altamente procesados con alto contenido en omega-6 poliinsaturados (aceite de canola, maíz, cártamo, girasol, soya, etc.) y vuelven a utilizar aceites con más grasas monoinsaturadas, como el aceite de oliva de alta calidad, y saturadas, como el aceite de coco y el de aguacate; sin embargo, estos últimos son difíciles de digerir y es mejor evitarlos, a menos que se tenga una digestión excelente. Una mejor alternativa de grasa más saturada es el *ghee*.

Los antiguos médicos, al reconocer que la mantequilla obstruye en cierto modo los canales, recomendaron clarificar la mantequilla para hacer *ghee*, un proceso en el que se eliminan los sólidos lácteos y el agua, permitiendo que la grasa restante entre con facilidad en nuestras células. El *ghee* es un regalo de la naturaleza: es una fuente de colesterol más fácil de digerir que cualquier aceite, pero no obstruye las arterias. Creo que si supiéramos más sobre el *ghee* en este país, recibiría su merecida aclamación, ya que es una forma de colesterol, a diferencia de los aceites de coco y aguacate, y el cuerpo tiene una gran necesidad de fuentes de colesterol que sean fáciles de digerir pero que no obstruyan las arterias.

Los beneficios del ghee para la salud

El *Charaka Samhita*, el texto ayurvédico más importante, afirma en el sutra 27, versículo 232, que "de todos los aceites aptos para el consumo humano, el *ghee* es el mejor para comer".

El *ghee* es rico en ácidos grasos omega-3, que pueden ayudar a disminuir los niveles de colesterol malo en el organismo. Es una de las mejores fuentes de ácido butírico, que es uno de los ácidos grasos de cadena corta más beneficiosos. Investigaciones recientes han demostrado que el ácido butírico reduce la inflamación, sobre todo en el tracto gastrointestinal. Este crea un entorno fértil para que prosperen las bacterias beneficiosas y bloquea el crecimiento de las bacterias malas en el intestino. También reduce la filtración de partículas de alimentos no digeridos a través de las paredes intestinales (intestino permeable) y repara las paredes mucosas del intestino.

El *ghee* contiene 65 % de grasas saturadas, 25 % de grasas monoinsaturadas y 5 % de grasas poliinsaturadas. Su contenido en grasas saturadas consiste más que todo en ácidos grasos de cadena corta de fácil digestión, que pueden ser procesados por el hígado y quemados como energía en lugar de pasar al tejido adiposo o contribuir al aumento de peso.

Además, el *ghee* contiene ácido linoleico conjugado (CLA), que previene la inflamación de las paredes arteriales y endurecimiento de las arterias (formación de placas). Aumenta la tasa metabólica; potencia el crecimiento muscular y contribuye a la pérdida de peso; reduce el colesterol y triglicéridos; y disminuye la resistencia a la insulina, con lo que previene la diabetes. Mejora la proporción entre masa magra y grasa corporal, disminuye la acumulación de grasa, especialmente en el abdomen, y previene las enfermedades cardíacas y el cáncer. Las tiendas naturistas venden CLA a los físicoculturistas; sin embargo, no recomendamos estas fuentes sintéticas ya que causan efectos secundarios, como malestar estomacal, náuseas, diarrea, fatiga, resistencia a la insulina e hígado graso. Resulta que el *ghee* es una de las mejores fuentes naturales de CLA.

Los antiguos médicos decían que los niños que crecían comiendo *ghee* serían muy inteligentes y las mujeres que comían *ghee* serían muy fértiles. Eso fue hace cinco mil años, antes de que existieran los microscopios; ahora sabemos que tanto el cerebro como las hormonas femeninas están hechos de colesterol. Por eso se dice que el *ghee* es el mejor alimento para mejorar la memoria y las funciones mentales y, al mismo tiempo, favorece la longevidad.

El *ghee* no solo confiere un hermoso brillo a la piel, sino que aporta colesterol para que la piel pueda convertir la luz solar en vitamina D. Se considera una de las mejores grasas para nutrir el tejido adiposo, que a su vez creará unos huesos sanos y un cabello lustroso.

Muchas panaderías, incluidas las que abastecen a las tiendas naturistas, siguen utilizando aceites vegetales en sus productos horneados, ya que piensan que son una alternativa mejor que la mantequilla. Sin embargo, muchos de estos aceites tienen un punto de inflamación bastante bajo. Este punto se produce cuando el aceite de la sartén empieza a humear, generando un olor acre. El humo es un signo de oxidación, lo que significa que se han formado radicales libres peligrosos. El *ghee* tiene uno de los puntos de inflamación más altos (251,67 °C) de todos los aceites de cocina, por lo que se recomienda para hornear y cocinar a altas temperaturas.

Se puede comprar *ghee* ya preparado, pero hay que asegurarse de que proceda de mantequilla de vacas alimentadas con pasto; el de vacas alimentadas con cereales no aporta los mismos beneficios para la salud. Si tiene tiempo y ganas, puede hacer su propio *ghee* siguiendo las dos recetas que le presentamos a continuación. La primera es fácil y se prepara en menos de media hora, mientras que la otra requiere dos días.

Puede que se pregunte por qué pasar tres días haciendo *ghee*, con todas las molestias que conlleva, cuando fácilmente podría hacerlo en media hora. ¡Buena pregunta!

La segunda receta, la más difícil, requiere hacer yogur con nata para montar, convertirla en mantequilla y luego hacer *ghee* con esa mantequilla (en lugar de hacer *ghee* con mantequilla ya hecha). Cultivar la nata era muy recomendado en los textos antiguos porque confiere un mayor nivel de prana que el *ghee* no cultivado. Además, las bacterias beneficiosas de los cultivos de yogur descomponen las grasas aún más pequeñas para una mejor absorción. Asimismo, el yogur, al tener las cualidades de la fermentación (fuego), aligera el *ghee*, lo que lo hace más fácil de digerir. El elemento fuego es transformador y ligero, y estas cualidades permanecen en el *ghee* resultante del yogur. En otras palabras, las cualidades del yogur se introducen a la mantequilla.

Un artículo publicado por K. S. Joshi en la revista *Journal of Ayurveda and Integrative Medicine* en 2014 demostró cómo el contenido de ácido docosahexaenoico (DHA) es significativamente mayor en el *ghee* preparado por el método ayurvédico tradicional utilizando nata cultivada y concluyó: "Los hallazgos sugieren que el *ghee* preparado por métodos ayurvédicos tradicionales contiene mayores cantidades de DHA y ácidos grasos poliinsaturados de cadena larga omega-3, que son componentes principales de los tejidos de la retina y el cerebro y siguen siendo importantes para la prevención de diversas enfermedades".

El *ghee* cultivado es más fácil de digerir para quienes sufren intolerancia a la lactosa. La leche contiene un azúcar natural llamado lactosa; en el organismo, esta debe descomponerse en glucosa y galactosa, para lo que se necesita una enzima llamada lactasa. Muchas personas carecen de esta enzima, lo que dificulta la digestión de la leche, de ahí el nombre de "intolerancia a la lactosa". Durante el cultivo de la leche, la lactosa se convierte en ácido láctico, lo que la hace más digerible para quienes carecen de esta enzima.

Además, el *ghee* cultivado contiene el doble de ácido linoleico conjugado que el *ghee* normal, que desarrolla más músculo y menos grasa, lo que favorece la pérdida de peso.

A medida que se realicen estudios comparativos entre ambos tipos de *ghee*, estoy segura de que descubriremos más beneficios para la salud en el *ghee* cultivado.

☙ Receta fácil de ghee

Para esta receta, todo lo que necesita es mantequilla orgánica sin sal, de vacas alimentadas con pasto. Derretir la cantidad de mantequilla que se desee (yo suelo trabajar con $^1/_2$ o 1 kilogramo por vez) a fuego lento. Dejar que la mantequilla hierva suavemente a fuego lento, pero no más o se correrá el riesgo de quemarla. Se formará una espuma blanca en la parte superior y algunos sólidos se hundirán en el fondo. Retirar de vez en cuando la espuma blanca y desecharla. Transcurrido algún tiempo (cerca de media hora para 1 kg de mantequilla, un poco menos para ½ kg de mantequilla y un poco más para 1 ½ kg de mantequilla), la mantequilla crepitará y se podrá ver el fondo del recipiente. La mantequilla ya está clarificada. Volver a quitar las partículas de la parte superior. Forrar un colador con varias capas de estopilla, colocarlo sobre un recipiente de cristal y verter la mantequilla a través del colador. Si el *ghee* que queda contiene sólidos lácteos, volver a colarlo.

Conservar el *ghee* a temperatura ambiente. Debido a su bajo contenido en humedad y a la ausencia de sólidos lácteos, no se pone rancio a temperatura ambiente como la mantequilla y conserva su frescura durante más o menos un mes.

♉ Receta más complicada de ghee

8 tazas de nata para montar orgánica

2 tazas de yogur natural (de preferencia casero)

1 ½ cucharaditas de iniciador de yogur ProTren (ver página 63)

Verter la nata en una olla. Llevarla a hervor y luego removerla de la llama. Dejarla enfriar entre 98 y 103 grados Fahrenheit. Cuando la nata se haya enfriado a la temperatura adecuada, añadir el yogur natural y el iniciador de yogur, y batir bien. Tapar bien el recipiente y meterlo en el horno. Encender la luz del horno. Dejar que la mezcla repose en el horno ligeramente caliente entre 8 y 10 horas. A continuación, sacar del horno y refrigerar durante varias horas, o toda la noche, hasta que se enfríe.

Añadir la mitad de la crema de yogur a un procesador de alimentos y batir durante unos 5 minutos, o hasta que se formen cuajadas de mantequilla (nota: estas cuajadas no se formarán si la crema de yogur está caliente; debe haberse refrigerado durante varias horas para que la grasa se solidifique). A continuación, añadir la otra mitad de la crema de yogur y mezclar también hasta que se formen cuajadas de mantequilla.

Verter el líquido (esto es suero de mantequilla saludable, o *takra*) a través de un colador en un bol. Añadir 1 taza de agua helada al procesador y batir durante 1 minuto. De nuevo, el suero de leche se separará de la mantequilla; pasarlo también por el colador.

Añadir otra taza de agua helada a la mantequilla del procesador, batir durante un minuto más y verter el suero de leche.

Reservar el suero de leche en el refrigerador, donde se conservará unos tres días. Este suero contiene muchas bacterias beneficiosas y es un gran probiótico. Se puede beber una taza al día en la comida, dando pequeños sorbos entre bocado y bocado. También puede usarse para hornear.

Sacar la mantequilla que acaba de batir del procesador y ponerla en un recipiente. Exprimirla con las manos o enrollarla en un paño de cocina limpio o en una muselina para mantequilla y extraer todo el líquido posible. Puede que haya que hacer esto en dos tandas porque resultará en mucha mantequilla.

Por último, poner la mantequilla en una olla, derretirla a fuego lento y dejarla cocinarse poco a poco. Cocinar como se indica en la receta fácil anterior y quitar la espuma. No es necesario remover. Cuando la mantequilla esté crepitando y lo bastante traslúcida como para que se pueda ver a través de ella hasta el fondo de la olla, retirar del fuego y verter a través de varias capas de estopilla en un recipiente de cristal. Si el *ghee* contiene sólidos lácteos, volver a colarlo y saldrá transparente. Reservar a temperatura ambiente. Se conservará fresco durante un mes aproximadamente.

Aceite de oliva

El aceite de oliva es una grasa monoinsaturada cardiosaludable que recomendamos. Sin embargo, al menos 80 % del aceite que se vende en Estados Unidos no cumple la calificación legal de aceite de oliva extra virgen. El periodista Tom Mueller, que ha investigado el sector, afirma que el fraude campa a sus anchas en la fabricación y el etiquetado. Con demasiada frecuencia, los embotelladores diluyen aceite de oliva extra virgen de alta calidad con aceites de calidad inferior. Y lo que es peor, las botellas etiquetadas como "aceite de oliva extra virgen" pueden no contener aceite de oliva, sino un aceite de semilla, como el de girasol, al que añaden unas gotas de clorofila y betacaroteno para que parezca y huela a aceite de oliva.

Según los informes publicados, las siguientes marcas no cumplían las normas del sector: Bertolli, Carapelli, Colavita, Filippo Berio, Mazola, Mezzetta, Newman's Own, Pompeian, Safeway, Star y Whole Foods.

Las marcas de aceite de oliva certificado son: California Olive Ranch, Cobram Estate, Kirkland Organic, Lucero Ascolano, Lucini y McEvoy Ranch Organic.

Una buena regla general: si el aceite de oliva se vuelve sólido cuando se refrigera, es de verdad. Si permanece líquido, se ha diluido con aceites vegetales.

El aceite de oliva se utiliza mejor para "terminar" un plato, ya que puede hidrogenarse al calentarse. Algunas personas recomiendan cocinar con mitad de *ghee* y mitad de aceite de oliva o añadir un poco de agua al aceite de oliva para mantener baja la temperatura.

Aceite de sésamo

El aceite de sésamo orgánico es el único que recomendamos para cocinar. Soporta temperaturas más altas que el aceite de oliva. De las tres grasas (aceite de sésamo, aceite de oliva y *ghee*), el *ghee* es la que soporta más calor y la más fácil de digerir.

Leche y productos lácteos

Los lácteos son quizá los más incomprendidos de todos los grupos de alimentos. Los antiguos médicos decían que cada alimento que se ingiere se queda de tres a cinco días en cada tejido antes de pasar al siguiente. Como ya hemos dicho, existen siete tejidos (plasma sanguíneo, sangre, músculo, grasa, hueso, médula ósea y fluidos reproductivos). Esto significa que los alimentos que consumas hoy no nutrirán el séptimo tejido, los fluidos reproductores, hasta dentro de un mes más o menos. La única excepción a esta regla es la leche, que nutre los siete tejidos en un solo día. Por eso la leche se considera uno de los alimentos más nutritivos, y por eso los bebés pueden vivir exclusivamente de leche durante su primer año de vida.

Sin embargo, después de haber visto a miles de pacientes en los últimos treinta años, puedo dar fe de que solo una o dos veces al año me dicen que incluyen leche entera en su dieta. Examinemos la razón, mientras analizamos cada uno de los problemas comunes que la gente tiene con la leche.

Me congestiono cuando bebo leche

Los textos antiguos consideraban que la leche obstruía los canales y producía mucosidad si no se tomaba de la forma correcta, por lo que idearon estrictas prescripciones para su uso.

- Hervir siempre la leche para diluir la grasa y facilitar su digestión y asimilación por las células. Además, hervir la leche matará cualquier infección en la leche, sobre todo en el caso de la leche cruda, pero no destruirá el prana y las enzimas necesarias para digerir la leche de la misma manera que lo hará la pasteurización industrial de la leche. En el caso de la leche pasteurizada, basta con llevarla a ebullición y apagar el fuego cuando se forme espuma. Sin embargo, es mejor llevar la leche cruda a ebullición y dejarla hervir durante uno o dos minutos a fuego lento para eliminar adecuadamente cualquier posible patógeno.
- Nunca tomar leche con frutas, verduras o proteínas; consumirla solo con cereales, frutos secos y especias, ya que no se mezcla bien en el estómago con otros alimentos.
- Preferir la leche cruda, que es más fácil de digerir que la procesada.
- Preferir la leche no homogeneizada (se forma una capa de nata en la parte superior) a la homogeneizada.
- Beber leche entera, no descremada ni baja en grasas.
- Hervir la leche con vainas de cardamomo, que ayudan a digerir las proteínas de la leche, y un trozo de canela en rama, que facilita la digestión de los hidratos de carbono de la leche.

Seguir estas pautas evitará la congestión por ingestión de leche.

....

¿Por qué no homogeneizada?

Cuando se homogeneiza la leche, su grasa se descompone en partículas más pequeñas para que se integren en toda la leche, en lugar de separarse y subir a la superficie como nata. La homogeneización es un tratamiento estándar por el que pasa la mayoría de la leche comercial.

Sin embargo, los pequeños glóbulos de grasa que se forman durante el proceso de homogeneización rodean a la xantina oxidasa, una enzima proteica que se encuentra en la leche de vaca. Por lo general, esta enzima no sobreviviría intacta al proceso digestivo, pero cuando la leche se homogeneiza, la xantina oxidasa se absorbe intacta en el torrente sanguíneo y acaba en el corazón, donde causa daños en los tejidos y contribuye a las enfermedades cardíacas. Por eso es imprescindible comprar leche entera no homogeneizada, con la capa de nata en la parte superior. Puede agitar la leche para dispersar la grasa antes de calentarla o cocinar con ella.

....

Soy intolerante a la lactosa

Mis nuevos pacientes me dicen a menudo que evitan la leche debido a una sensibilidad, alergia o intolerancia a los lácteos. Por lo general, llevan años evitándola y se han pasado a la leche de almendras u otros frutos secos, la leche de arroz, la leche de soya o la leche de cabra.

La mayoría de la gente se sorprende al saber que arreglando su digestión y siguiendo las pautas anteriores para eliminar la congestión causada por el consumo de leche, su sensibilidad o alergia a la leche desaparecerá.

Sin embargo, si usted nació con intolerancia genética a la lactosa (que es mucho menos frecuente que la adquisición de alergia a la leche debido a la disrupción del sistema digestivo), es posible que deba excluir la leche de vaca de su dieta. En este caso, los antiguos médicos decían que la leche de cabra era la segunda leche más nutritiva después de la de vaca. También puede probar la leche de almendras, pero hágala usted mismo, porque esta pierde prana y valor nutritivo al estar en la estantería del supermercado. Esta es mi receta, que puede modificar a su gusto. Añada más almendras y menos agua si la quiere más espesa; utilice menos almendras y más agua para obtener una menos espesa.

ॐ Leche de almendras casera

Remojar ³/₄ de taza de almendras con piel durante toda la noche en agua de manantial. Por la mañana, enjuagarlas y pelarlas. Pasar las almendras a una licuadora y añadir agua suficiente para cubrirlas unos 2 centímetros. Licuar durante 3 minutos. Colar con una bolsa para leche de frutos secos. Beber inmediatamente. Si se desea, se puede endulzar la leche con un edulcorante natural, como miel cruda, sirope de arce o azúcar de caña orgánica.

Se pueden preparar otras leches de frutos secos de forma similar. La leche de arroz procesada del mercado es menos nutritiva que las leches de frutos secos; evítela. Nunca debe consumir leche de soya, ya que la soya deprime la función tiroidea.

....

Leche A1 vs. leche A2

La leche de vaca contiene un tipo de proteína, llamada beta-caseína, que en los últimos años se ha demostrado que existe en dos formas, llamadas A1 y A2, que apenas difieren entre sí en la configuración de sus cadenas de aminoácidos. La leche materna de cabra, oveja, búfala de agua y humana solo contiene proteínas beta-caseína de tipo A2, pero la leche de vaca es distinta. Algunas vacas producen solo A1, otras solo A2 y otras tienen ambas proteínas. En general, la A1 se encuentra en la leche de las Holstein y otras vacas lecheras occidentales de alta producción, mientras que la A2 predomina en las Jersey, Guernsey y la mayoría de las razas asiáticas y africanas.

Estudios realizados tanto en animales como en humanos demuestran que la leche A2 es más fácil de digerir que la A1. Esto se debe a que, durante la descomposición de la A1 en el intestino, se forma un fragmento peptídico (una cadena de aminoácidos) llamado BCM-7. Este fragmento ralentiza la digestión, lo que causa inflamación e hinchazón, gases, dolor abdominal, diarrea y estreñimiento. Este fragmento no se forma con la leche A2.

Por ello, muchas personas a las que se les ha diagnosticado "intolerancia a la lactosa" pueden ser en realidad intolerantes a la leche A1. Dado que la mayor parte de la leche que se comercializa hoy en día es una mezcla de diferentes vacas, la mayor parte contiene una mezcla de leche A1 y A2, y provocará trastornos digestivos en casi todas las personas sensibles a la A1.

Existen algunas fuentes limitadas de leche A2 pura en el país. Si puede encontrarla, merece la pena probarla, ya que la leche se considera uno de los alimentos más beneficiosos para la salud. Muchos de nuestros pacientes que pensaban que eran intolerantes a la lactosa se sorprendieron al descubrir que podían digerir la leche A2. Como indicamos antes, hierva siempre cualquier tipo de leche que pueda obtener, incluso la leche A2, para hacerla más digerible.

Es necesario seguir investigando para comprobar los beneficios para la salud de la leche A2, aunque los estudios publicados hasta ahora muestran que es más fácil de digerir. Uno de los estudios más interesantes citados hasta ahora, publicado por R. Deth *et al.*, 2016, demostró que la leche A2 favorece la producción del antioxidante glutatión en humanos.

....

No quiero apoyar a la industria láctea por su maltrato a las vacas

La buena noticia es que existen muchas lecherías pequeñas que cuidan bien de sus vacas, las dejan pasear por los campos y comer hierba. Si tiene a su alcance alguna pequeña lechería local, puede preguntar sobre sus prácticas de gestión del rebaño.

En los primeros años de mi práctica ayurvédica, asistí a una conferencia del doctor Brihaspati Dev Triguna, un médico ayurvédico de fama mundial conocido por sus singulares habilidades para diagnosticar el pulso. Nos dijo que matar vacas y comer su carne acarrea mal karma, y que además, al hacerlo, se absorben las hormonas del estrés de la vaca (adrenalina y cortisol), que estaban altas en el momento de la matanza. Por el contrario, la leche de la vaca, que se entrega con amor a un ternero, contiene una vibración amorosa y nutritiva que confiere a la leche una cualidad añadida por encima de otras fuentes de alimento.

La mayoría de los pacientes me cuentan lo nutridos y tranquilos que se sienten cuando toman un sorbo de leche caliente y lo bien que duermen si la beben antes de acostarse.

La leche causa enfermedades autoinmunes, cáncer e inflamación

Si usted bebe leche de mala calidad, altamente procesada, tomada de vacas alimentadas con granos que son tratadas con antibióticos y hormonas, pasteurizada (calentada a alta temperatura durante mucho tiempo, lo que mata el prana), y homogeneizada (haciéndola aún menos biodisponible) y no es capaz de digerir la leche debido a problemas digestivos no resueltos, entonces sí, la leche se tornará en *ama visha*, una toxina caliente que puede convertirse en la raíz de condiciones inflamatorias, enfermedades autoinmunes y cáncer.

Sin embargo, si compra leche de buena calidad, corrige su digestión y bebe leche de la manera correcta (consulte la página 184), entonces la leche se convierte en uno de los alimentos más nutritivos que se puede consumir. Y como produce *soma* y es refrescante, en realidad ayuda a bajar la inflamación y a reducir la tendencia a enfermedades autoinmunes y cáncer.

No quiero grasa, así que solo bebo leche descremada

Necesitamos grasa para que el calcio llegue a los huesos. El calcio de los productos lácteos descremados y bajos en grasa entra por un extremo del tubo digestivo y sale por el otro, sin llegar nunca a los huesos. Tenga en cuenta que ahora tenemos una epidemia de osteopenia y osteoporosis en Estados Unidos, en parte debido al uso de productos lácteos bajos en grasa junto con la debilidad de la tiroides.

Si quiere disminuir el contenido graso o la pesadez de la leche, en lugar de tomar leche procesada baja en grasa, diluya la leche entera con agua. Así evitará destruir el prana de la leche.

Como ya ha aprendido, la mayoría, si no todas, las afecciones de la tiroides se desarrollan cuando el *vata* está alterado (por estrés, prisas, acostarse tarde, etc.). La leche caliente es quizás el mejor alimento pacificador de *vata*, el *ghee* sería el segundo, debido a su naturaleza pesada y untuosa. Por lo tanto, es de suma importancia que intente reincorporar la leche a su dieta.

Edulcorantes

Se han escrito muchos libros sobre los efectos negativos del azúcar blanca refinada en nuestra salud, los cuales describen su contribución a la diabetes, caries dental, obesidad, enfermedades cardíacas, cáncer y mal funcionamiento cognitivo. El azúcar está compuesto en 50 % por glucosa, que eleva el nivel de azúcar en sangre, y en 50 % por fructosa, que va directamente al hígado, donde causa estragos. Gary Taubes ha escrito numerosos artículos en los que argumenta que el azúcar no solo es una fuente de exceso de calorías, sino una causa fundamental de la obesidad y la diabetes de tipo 2. Subraya que "debemos hacer más para desincentivar el consumo mientras mejoramos nuestra comprensión del papel del azúcar".

Lisa Byrne describe las cualidades adictivas del azúcar en su obra *Break the Sugar Habit*:

El azúcar blanca refinada actúa en nuestro organismo más como una droga que como un alimento... pero empezó siendo una planta entera. En la naturaleza, la caña de azúcar y la planta de remolacha vienen completas con vitaminas, minerales, fibra y fitoquímicos como cualquier otra planta, y tienen carbohidratos como cualquier otra planta en forma de sacarosa. Cuando se refina el azúcar, se despoja a la planta de caña de azúcar o de remolacha de todos sus componentes naturales, excepto la sacarosa, que se concentra en lo que conocemos como azúcar de mesa. Cuando la sacarosa forma parte de una comida integral, actúa como un alimento en el cuerpo, entrando poco a poco en el organismo y aportando una serie de nutrientes, además de energía. Sin embargo, cuando la sacarosa está aislada, actúa como una droga en el organismo, creando ciclos de subidas y bajadas intensas de azúcar en sangre.

De hecho, muchas personas tienen síntomas de abstinencia cuando intentan eliminar el azúcar de su dieta.

En la terminología ayurvédica, podemos decir que la inteligencia o prana en el azúcar blanca se altera por el procesamiento, y en lugar de nutrirnos, creará efectos secundarios y toxicidad, como cualquier alimento procesado.

Existen numerosas alternativas al azúcar blanca procesada. Algunos de estos edulcorantes deben evitarse, mientras que otros son aceptables.

Edulcorantes que deben evitarse

Néctar de agave: el doctor Mishra nunca recomendó el néctar de agave, ya que consideraba que contenía demasiado *soma* y, por tanto, era pesado. Como muchos edulcorantes que se encuentran en su estado natural, el agave ofrece algunos beneficios para la salud; y como la mayoría de los azúcares, una vez procesado y refinado se convierte en una versión poco saludable y muy alejada de su estado original. Cuando el agave se transforma en jarabe, se forma fructosa; de hecho, la mayoría de los néctares de agave contienen entre 70 y 90 % de fructosa, más que lo que se encuentra en el jarabe de maíz con alto contenido de fructosa. La fructosa del agave va directamente al hígado para su descomposición y allí acumula depósitos de grasa, lo que contribuye a la enfermedad del hígado graso no alcohólico. También aumenta los triglicéridos y crea resistencia a la insulina, un factor de riesgo para la diabetes.

Edulcorantes artificiales: son totalmente sintéticos y tóxicos para el organismo. Por ejemplo, el aspartame es tóxico para las células cerebrales y es responsable de quemar la vaina de mielina, la cubierta del tejido nervioso, lo que provoca esclerosis múltiple y otras enfermedades desmielinizantes.

Jarabe de maíz alto en fructosa: este edulcorante acaba almacenado como grasa en el hígado y hace a las personas resistentes a la leptina (una hormona), lo que aumenta el apetito y contribuye al aumento de peso.

Sucralosa: la sucralosa (Splenda) puede derivar de la sacarosa (azúcar), pero se procesa utilizando cloro y es otro azúcar que crea alteraciones fisiológicas en todo el cuerpo.

Alcoholes de azúcar: estos incluyen xilitol, sorbitol y eritritol y se fabrican mediante un proceso de fermentación del maíz o el azúcar. Un exceso de estos edulcorantes procesados puede causar molestias gastrointestinales: gases, hinchazón y dolor abdominal.

Edulcorantes que pueden consumirse

Melaza negra: este edulcorante es rico en hierro, cobre, manganeso, selenio, vitamina B6, potasio y calcio. De hecho, una sola cucharada de melaza negra aporta más hierro que una ración de tres onzas de carne roja. La melaza es el subproducto almibarado del proceso que convierte la caña de azúcar en azúcar de mesa blanca refinada. La melaza negra procede de la tercera cocción del azúcar de caña sin refinar, lo que concentra sus nutrientes.

Jarabe de arroz integral: este edulcorante se extrae del arroz integral fermentado con enzimas para descomponer el almidón. El líquido se cuece hasta que se convierte en un jarabe espeso y dulce de color ámbar. Si sigue una dieta sin gluten, tenga en cuenta que algunos jarabes de arroz integral se fermentan con enzimas de cebada. Puede utilizar este sirope como sustituto del jarabe de maíz. No contiene fructosa, por lo que se ha convertido en una opción popular entre las personas con síndrome del intestino irritable que experimentan molestias intestinales cuando consumen fructosa.

Azúcar de coco: el azúcar de coco está repleta de polifenoles, hierro, zinc, calcio, potasio, antioxidantes, fósforo y otros fitonutrientes. Se extrae de la savia de las flores del cocotero, que se calienta y evapora para hacer azúcar de coco. Es un sustituto adecuado del azúcar blanca.

Azúcar de dátil: es simplemente dátiles secos en polvo que conserva algunos de los nutrientes que se encuentran en los dátiles enteros, como pequeñas cantidades de fibra, calcio, potasio y magnesio. No se disuelve en las bebidas, por lo que es mejor espolvorearlo sobre los alimentos. Es natural de verdad, ya que no ha sido refinado en modo alguno y contiene menos calorías que el azúcar de mesa.

Jugo de caña evaporado: se trata de un tipo de azúcar en bruto elaborado a partir de jugo de caña de azúcar fresco que se evapora y luego se cristaliza. Este edulcorante es menos refinado que el azúcar blanca y, por lo tanto, contiene más oligoelementos y otros nutrientes que se encuentran en la caña de azúcar y provoca menos picos de azúcar en sangre. Se puede utilizar como sustituto en recetas dulces.

Jarabe de arce: el jarabe de arce puro, elaborado a partir de la savia hervida de los arces, contiene más minerales que la miel y también tiene altos niveles de antioxidantes. A diferencia de la miel, el jarabe de arce es estable al calor; se puede cocinar con él. Solo hay que asegurarse de comprar jarabe de arce 100 % puro y no jarabe de maíz alto en fructosa con "aroma natural de arce".

Azúcar moreno natural y azúcar en bruto: estos azúcares conservan parte de la melaza del jugo de caña evaporado. El moreno puede contener hasta un 70 % de azúcar blanca con porcentajes variables de melaza, que dependen de la cantidad que se haya eliminado al centrifugar los cristales de azúcar.

El azúcar turbinado, demerara y el denominado "en bruto" se centrifuga el tiempo suficiente para eliminar casi toda la melaza.

El azúcar mascabado, la panela, piloncillo, papelón y otras azúcares morenos naturales se centrifugan muy poco o nada. Estos azúcares suelen elaborarse en pequeñas fábricas de países en desarrollo, donde se producen con prácticas tradicionales que no hacen uso de evaporadores al vacío o centrifugadoras industrializadas. Suelen hervirse en ollas abiertas sobre estufas de leña hasta que el jugo de la caña alcanza el punto de cristalización. A continuación, se vierten en moldes para que se solidifiquen o en ollas de enfriamiento donde se trabajan con fuerza para producir un azúcar morena granulada que retiene más melaza y, por tanto, más nutrientes que las azúcares morenas más procesadas del mercado.

Miel cruda: la miel cruda mínimamente procesada tiene un índice glicémico bajo, lo que significa que no provoca los picos y valles en los niveles de azúcar en sangre que provoca el azúcar blanca: se absorbe lentamente en el torrente sanguíneo. Contiene numerosos antioxidantes, enzimas, hierro, zinc, potasio, calcio, fósforo, vitamina B6, riboflavina y niacina, y es muy beneficiosa para la salud. Las investigaciones demuestran que tiene propiedades antimicrobianas eficaces para combatir los síntomas del resfriado. La miel pasteurizada, en cambio, no tiene beneficios para la salud.

El ayurveda considera que todos los edulcorantes refrescan, excepto la miel, que calienta. Por lo tanto, la miel es útil cuando se tiene un resfriado o se necesita quemar el *ama* de los canales y por eso la gente toma té caliente con miel cuando está enferma (el sabor dulce de otros edulcorantes crearía más *kapha*, lo que aumenta la congestión). Sin embargo, asegúrese de añadir miel al té solo cuando se haya enfriado hasta el punto de que pueda sorberlo sin quemarse. El calor desnaturaliza la miel, formando compuestos que contribuyen a la mala salud. No se debe utilizar la miel en repostería; basta con rociarla sobre los alimentos para obtener mejores resultados.

Stevia: es un edulcorante sin calorías hecho de glucósidos de esteviol que son compuestos extraídos y refinados de las hojas de *Stevia rebaudiana*. Dado que existe cierta controversia dentro de la comunidad médica sobre si la stevia tiene o no algunos efectos secundarios, no voy a recomendar su uso. Los posibles efectos secundarios relacionados con la stevia incluyen daños renales debido a su efecto diurético en los riñones. Algunos productos de stevia contienen azúcares de alcohol añadidos que pueden causar síntomas gastrointestinales cuando se consumen en grandes cantidades. Estos síntomas incluyen náuseas, vómitos, indigestión, calambres e hinchazón. Dado que los glucósidos de esteviol tienen una estructura molecular similar a los esteroides, se ha demostrado en algunos estudios que interfieren con la producción de hormonas. Un estudio de 2016 descubrió que los espermatozoides humanos expuestos al esteviol aumentaban su producción de progesterona.

Sucanat: se obtiene al extraer el jugo de caña de azúcar recién cortada, calentarlo y secarlo. Es tan dulce como el azúcar de mesa, pero tiene un sabor más fuerte a melaza. Conserva los nutrientes del jugo de caña, a diferencia del azúcar de mesa procesado y del azúcar turbinado.

Frutos secos y semillas

Según el ayurveda, los frutos secos y las semillas contienen calor; por ello, recomendamos remojarlos en agua de manantial durante la noche para enfriarlos. Al absorber el agua, se ablandan, lo que permite una mejor digestión y absorción celular.

Frutos secos y semillas que deben evitarse

Semillas de chía, cáñamo y calabaza: evite estas semillas, ya que se considera que obstruyen los canales.

Linaza: se considera que las semillas y el aceite de linaza calientan demasiado el hígado y el bazo y nunca se recomiendan en la dieta.

Maní: no se recomienda porque contiene un moho que produce aflatoxina, un conocido carcinógeno asociado al cáncer de hígado. También se ha demostrado que retrasa el crecimiento en los niños.

Indicaciones para el consumo de frutos secos y semillas

Todos los demás frutos secos y semillas se recomiendan con estas sencillas advertencias:

- Pelar la piel de las almendras después de dejarlas en remojo toda la noche, ya que la piel es indigesta.
- Tostar ligeramente las semillas de sésamo y molerlas para una mejor digestión y absorción.
- No consumir demasiado merey, que es pesado por naturaleza.
- No comer más de un puñado o dos de frutos secos y semillas a la vez, ya que son algo pesados y difíciles de digerir.
- Abstenerse de las mantequillas de frutos secos, que son difíciles de digerir y obstruyen los canales. Las leches de frutos secos recién hechas son mucho más ligeras y fáciles de digerir y, por tanto, más nutritivas que las mantequillas de frutos secos.

Todos los frutos secos y semillas son buenas fuentes de fibra dietética y muy nutritivos. Aportan vitaminas del grupo B, como el folato; vitamina E; minerales, como calcio, hierro, zinc, potasio y magnesio; minerales antioxidantes, como selenio, manganeso y cobre; y otros fitoquímicos, como compuestos antioxidantes (flavonoides y resveratrol) y esteroles vegetales. Aportan grandes cantidades de grasas monoinsaturadas y poliinsaturadas saludables y cantidades moderadas de proteínas.

Como son difíciles de digerir, se recomienda que los niños eviten los frutos secos en su dieta durante los dos primeros años de vida.

RUTINA DIARIA (*DINACHARYA*)

Dinacharya es la palabra sánscrita para rutina diaria: *din* significa "día" y *charya* significa "seguir". *Dinacharya* es un concepto de la medicina ayurvédica que tiene en cuenta los ciclos de la naturaleza y basa nuestras actividades diarias en estos ciclos. Nos dice el ayurveda que, si sintonizamos nuestros cuerpos con las leyes fundamentales de la naturaleza, podremos alcanzar una salud óptima.

Para entender estos conceptos, empezaremos hablando de los períodos *vata*, *pitta* y *kapha* del día:

- Períodos *kapha*: de 6:00 a 10:00 a.m. y de 6:00 a 10:00 p.m.
- Períodos *pitta*: de 10:00 a.m. a 2:00 p.m. y de 10:00 p.m. a 2:00 a.m.
- Períodos *vata*: de 2:00 a 6:00 a.m. y de 2:00 a 6:00 p.m.

Esto significa que los elementos *vata*, *pitta* y *kapha* son preponderantes durante esas horas. Con esta información puede idear un plan básico para planificar sus actividades diarias y, al hacerlo, mantendrá equilibrados en su fisiología los elementos *vata*, *pitta* y *kapha*.

El cuerpo anhela la rutina y es mucho más fácil mantenernos sanos si nos levantamos más o menos a la misma hora todos los días, comemos a la misma hora y nos acostamos a la misma hora. Si somos desordenados en nuestros horarios, *vata* se desequilibrará. *Vata* se considera el "*dosha* principal", lo que significa que una vez que se altera, los otros dos *doshas*, *pitta* y *kapha*, también lo harán poco a poco.

Un buen ejemplo es que si se acuesta tarde o a diferentes horas, se salta el desayuno, come deprisa y corriendo, en distintos momentos del día y de la noche, mientras hace frente a la jornada sin horarios fijos; *vata* se alterará. A continuación, es posible que note que su digestión no es óptima: puede empezar a eructar o a tener más gases, ya que *pitta* está alterado. Por último, empezará a engordar porque el cuerpo vierte la comida no digerida en el abdomen o en la parte superior de los muslos, ya que *kapha* está alterado. Veamos ahora una jornada sincronizada, según las horas del día de *vata*, *pitta* y *kapha*.

Período vata: de 2:00 a 6:00 de la mañana

Este es el momento del día en que *vata* se activa en la fisiología. Lo mejor es despertarse antes de que salga el sol. El alba es diferente en las distintas épocas del año; una hora óptima para levantarse es cerca de las 6 de la mañana. Intente entrenar a su cuerpo para que haga deposiciones a primera hora de la mañana y así eliminar los desechos del día anterior.

También es el momento del día para la meditación, la oración o la práctica espiritual. Los antiguos médicos decían que una hora y media antes del amanecer se consideraba el *brahma muhurta*, o "tiempo de Brahma". Durante este momento del día, *soma*, *agni* y *marut* están perfectamente equilibrados, por lo que despertarse durante este tiempo es propicio para producir una mente equilibrada y serena. Uno de los textos ayurvédicos fundamentales, el *Astanga Hrdayam*, afirma que "una persona sana debe levantarse (de la cama) durante el *brahma muhurta*, para proteger su vida" (*Astanga Hrdayam*, vol. 1, 2:1). También se considera un momento ideal para estudiar y obtener *brahma* (conocimiento). Los antiguos llegaron a decir que también es el mejor momento para concebir: las vibraciones del entorno y del cuerpo son más tranquilas y dichosas, lo que puede producir un bebé completo y feliz.

Período kapha: de 6:00 a 10:00 de la mañana

Este es el momento del día en que *kapha* está más activo, tanto en el entorno como en nuestro cuerpo. Dado que *kapha* se considera lento, denso y algo pesado, si duerme durante esta hora (a menos que esté enfermo y en cama, lo cual está permitido), sentirá una sensación de letargo y depresión durante el resto del día. Así que, de nuevo, es mejor levantarse antes de las 6:00 de la mañana. Este es también el mejor segmento del día para hacer ejercicios y disipar la pesadez del cuerpo; el yoga, los estiramientos, los paseos y otras formas de ejercicio se recomiendan con regularidad para favorecer la relajación, digestión, eliminación y un sueño profundo. También es el momento de bañarse.

El *agni* interno, o fuego digestivo, se despierta poco a poco durante este período, por lo que no se suele sentir mucha hambre al despertar. Cuando salga el sol, el *agni* también se elevará y usted estará listo para comer. Recomendamos desayunar alimentos cocinados calientes en lugar de fríos, ya que estos últimos apagarían el fuego digestivo cuando está intentando encenderse. Pruebe fruta guisada, seguida de cereales cocidos (con leche, si puede digerirla) y huevos cocidos. Evite el yogur y los batidos.

Período pitta: de 10:00 de la mañana a 2:00 de la tarde

Cuando el sol alcanza su altura máxima en el cielo, el *agni* interno también está más activo. Este es el momento del día en el que debe hacer la comida más pesada, ya que la digestión es más fuerte. Por otro lado, es la peor comida para saltarse (aunque no se recomienda saltarse ninguna comida), ya que el fuerte fuego digestivo está buscando comida para digerir. Si no hay comida, este calor interno puede extenderse por el cuerpo, lo que crea inflamación, dolores de cabeza, irritabilidad (piense en cómo se ponen los niños cuando tienen mucha hambre y se ha olvidado de llevarles la merienda). Esta puede ser la causa subyacente de la hipertensión, ya que la sangre caliente golpea las paredes arteriales. He resuelto muchos casos de dolores de cabeza e hipertensión simplemente indicando a los pacientes que coman siempre a su hora y que nunca se salten ni retrasen una comida.

Período vata: de 2:00 a 6:00 de la tarde

Este momento del día es bueno para estudiar y trabajar, ya que en él predomina *vata*, que estimula la actividad mental.

Período kapha: de 6:00 de la tarde a 10:00 de la noche

Es mejor cenar ligero, ya que el fuego digestivo está ahora de salida. La energía lenta y apagada de *kapha* vuelve a tomar el control mientras preparamos nuestro cuerpo para relajarnos y dormir. Es mejor evitar actividades estimulantes como largas conversaciones telefónicas, trabajar o el uso de la computadora o del celular; en su lugar, intente caminar a la luz de la luna o leer un buen libro para permitir que el sueño le venza.

Período pitta: de 10:00 de la noche a 2:00 de la madrugada

Durante el período *kapha* anterior, es de suma importancia que se vaya a la cama al primer impulso de somnolencia. Resista la tentación de quedarse despierto; si lo hace, entrará en el tiempo *pitta* y tendrá un segundo aire. En realidad, lo que estará haciendo es llamar al sistema endocrino para que produzca más adrenalina y cortisol. Entonces podrá mantenerse despierto, pero sin saberlo habrá desequilibrado su cuerpo. A medida que la adrenalina circule por su torrente sanguíneo le resultará difícil sumirse en un sueño reparador, ininterrumpido y rejuvenecedor. Esta es una de las causas básicas de los problemas de tiroides (y otros problemas endocrinos).

¿SE ACUERDA DE JUDY?

Ya no necesito tener pañuelos desechables cuando Judy acude a su chequeo semestral. Flexible y enérgica, ha perdido peso y es la envidia de su clase de yoga. Muchas de sus amigas le piden consejo para ponerse en forma. Ya no le angustia escuchar sus latidos por la noche, porque son normales. Tiene el cabello abundante y brillante. Y la mejor parte, es que ha logrado todo esto sin tener que recurrir a fármacos ni a nutracéuticos.

CONCLUSIÓN
Medicina visionaria

Hace unos años, Siddhartha Mukherjee, investigador del cáncer y escritor galardonado con el Premio Pulitzer, subió al escenario de una charla TED y ofreció una visión tentadora que apuntaba a un nuevo modelo de medicina. Reflexionó sobre la posibilidad de utilizar células madre para fabricar huesos y cartílagos nuevos, un avance que revolucionaría el tratamiento de la artritis. Sugirió que podría llegar el día en que pudiéramos crear órganos fuera del cuerpo para su implantación.

Su evangelización médica estaba bien situada. En el horizonte hay una serie de tecnologías inspiradoras que cambiarán vidas. Imaginemos que los diabéticos pudieran medir sus niveles de glucosa en sangre a partir de las lágrimas. Imagine un desarrollo vanguardista en el que un bisturí inteligente emplee corriente eléctrica para calentar el tejido y realizar incisiones sin pérdida de sangre. Imagine avances en radiología que muestren el porcentaje de células libres de cáncer. Imagine un sensor portátil capaz de informar en tiempo real a los profesionales médicos de un derrame cerebral y llamar a una ambulancia para atender a un paciente incapacitado.

Está claro que nos encontramos en el precipicio de avances asombrosos en medicina. Sin embargo, como he argumentado en este libro, nada puede sustituir a la sabiduría transmitida a lo largo de los siglos. Recuerde, el ayurveda se basa en principios fundamentales; es el sistema curativo original, basado en un conocimiento puro que permanece inquebrantable sin importar la época.

Lo que puede y debe cambiar es la interacción entre los médicos ayurvédicos (o cualquier otro profesional holístico) y el sistema médico. En mi visión del futuro, hay lugar para la colaboración y la investigación abierta, siempre en nombre de la recuperación de la salud de los pacientes.

Los médicos del futuro se inclinarán al fin ante la estampida de pacientes que buscan una atención holística y reconocerán el valor del ayurveda y la manera en que aclara las lagunas de la medicina moderna. Tendrán el suficiente conocimiento ayurvédico como para sentirse cómodos remitiéndonos pacientes y, lo que es más importante, cuando sea necesario. Nos considerarán miembros del equipo sanitario capaces de abordar las afecciones antes de que se vuelvan difíciles de tratar y gestionar. Reconocerán que un enfoque sistémico que vaya más allá de los fármacos puede ser beneficioso y necesario en muchos casos.

Los médicos del futuro también escucharán a sus pacientes, quienes conocen su propio cuerpo mejor que nadie. No descartarán a los pacientes que presenten numerosos síntomas, a pesar de que los análisis de sangre y los exámenes diagnósticos salgan "normales". Sería una bendición que los pacientes ya no tuvieran que salir del consultorio sintiéndose como hipocondríacos que necesitan antidepresivos solo porque, aparentemente, no les pasa nada.

Por muy fantasiosa que parezca mi visión, es bastante práctica. En mi mundo ideal, un modelo basado en la intervención precoz, cuando sea factible, aliviará algunas de las presiones que soporta nuestro sistema sanitario. Un mayor énfasis en la prevención en forma de una buena dieta, una buena rutina diaria y técnicas de limpieza eficaces podrían aliviar a los médicos de la aplastante carga de tratar a tantos pacientes gravemente enfermos cuyos problemas se dejaron arraigar.

Claro está, debemos seguir explorando las fronteras de la medicina. Existen muchos procedimientos y metodologías que pueden salvar vidas, pero piense en un mundo en el que reduzcamos el número de cirugías costosas, el uso de fármacos de alto precio y la frecuencia de las visitas al médico.

Esta es la verdadera respuesta a nuestra crisis sanitaria: pacientes tan sanos que no necesitarán tanto del sistema médico convencional, lo que ahorraría miles de millones de dólares y haría posible que todo el mundo tuviera seguro médico.

Con esa esperanza, permítame terminar como empecé, con la historia de un caso que ocurrirá hacia el año 2080.

Después de un año estresante de acostumbrarse a su nuevo trabajo como directora ejecutiva de alto nivel en Manhattan, Susan notó que no se sentía como siempre. Tenía flojera y nueve kilos de más, aunque no había cambiado nada en su dieta. También notó que se le caía más el cabello y se sentía deprimida, a pesar de que la boda de su hijo sería dentro de unos meses.

Recurrió a su teclado holográfico para obtener información sobre su fisiología. Cuando lo hizo, Susan comprobó que nada parecía estar mal; todos los valores eran normales. Con su teléfono superinteligente, pudo ver una imagen tridimensional de las células de su cuerpo y enseguida descubrió al culpable: las células de su glándula tiroides no estaban funcionando bien.

De inmediato, su médico descargó la imagen en su propio teléfono superinteligente y le dijo que acudiera a una consulta. Le dio tres opciones: una era implantarle microchips en la tiroides, utilizando sus propias células madre para crear nuevas células tiroideas.

La segunda era utilizar luz para controlar las células de su tiroides. En concreto, modificaría genéticamente las neuronas de Susan con canales iónicos sensibles a la luz y, al menos en teoría, sus células tiroideas se rehabilitarían y volverían a la normalidad.

Su tercera opción era consultar con el médico ayurvédico que formaba parte de su variada consulta de endocrinólogos, practicantes holísticos y terapeutas corporales.

Tanto ella como su médico decidieron empezar con el enfoque menos invasivo, el ayurvédico, ya que siempre podría recurrir a los otros métodos si ese tratamiento no funcionaba.

Tras su examen, el médico ayurvédico recomendó un plan de tratamiento que adoptaba un enfoque integral para arreglar la tiroides: debía acostarse temprano, cocinar comida sana en casa y tomar hierbas para apoyar a la tiroides y mejorar el funcionamiento de la vesícula biliar.

En poco tiempo, Susan empezó a sentirse bien y con energías renovadas. Adelgazó con facilidad y sus células tiroideas volvieron a funcionar como era debido. Su endocrinólogo, el médico ayurvédico y, por supuesto, Susan, no podían estar más contentos.

A todos los que, como Susan, están sufriendo sin necesidad, no hace falta esperar al 2080 o al próximo siglo: la medicina del futuro ya está aquí; todo lo que necesitamos es la visión para aprovecharla.

Recursos

Banyan Botanicals
800-953-6424 o 541-488-9525 (si llama desde fuera de los Estados Unidos).
www.banyanbotanicals.com
Hierbas, comprimidos ayurvédicos, extractos líquidos, aceites y bálsamos, jabones y productos para el cuidado de la piel con certificación de producto orgánico, de origen sostenible y de comercio justo.

Bhagavat Life
www.bvtlife.com
Clases de cocina ayurvédica y formación culinaria profesional para aprender todos los aspectos de la dieta recomendada en este libro.

Bliss Alchemy
www.blissalchemy.net
Ofrece cremas corporales, limpiadores faciales, *ghee* de cultivo orgánico, mermeladas orgánicas, *masalas*, esencias florales, cursos en línea, talleres ayurvédicos, talleres posparto, clases de cocina y otras terapias corporales y faciales.

Chandi, LLC
www.chandika.com
888-324-2634 (sin costo dentro de los Estados Unidos) o 818-709-1005 (si llama desde fuera de los Estados Unidos).
Más de setecientos remedios ayurvédicos de alta calidad, productos para el cuidado personal, especias, *ghee* cultivado, productos de cloruro de magnesio y mucho más, todos ellos desarrollados por el galardonado formulador herbal Vaidya Rama Kant Mishra. Estos incluyen sal *soma*, magnesio transdérmico, vitamina D, glutatión, varias cremas transdérmicas herbales y gotas de glicéridos herbales (en las cuales la vibración de la hierba se captura en un jarabe orgánico de calabaza orgánica) que se utilizan cuando el hígado del paciente está demasiado caliente para la ingestión de comprimidos de hierbas físicas crudas o de tés.

Divya's Kitchen

divyaskitchen.com

25 First Avenue, NuevaYork, NY. 10003 212-477-4834.

Cocina ayurvédica deliciosa y creativa, basada en las pautas dietéticas recomendadas en este libro.

Frontier Co-op

www.frontiercoop.com

844-550-6200.

Una cooperativa propiedad de sus socios que apoya la vida natural desde 1976, ofreciendo hierbas, tés, alimentos y especias a granel, de cultivo orgánico y comercio justo de la más alta calidad.

Gita Nagari Eco Farm and Sanctuary

https://gnecofarm.org

534 Gita Nagari Road, Port Royal, PA. 17082

717-527-4101.

Gita Nagari, una organización sin fines de lucro fundada en 1974, alberga la primera y única granja lechera certificada libre de sacrificios de Norteamérica, basada en el antiguo principio de *ahimsa*, o no violencia. Una buena fuente de leche A2, yogur y quesos frescos recién hechos.

Maharishi Ayurveda Products

www.mapi.com

800-255-8332 o 641-469-6940 (si llama desde fuera de los Estados Unidos).

Proveedores de suplementos herbales ayurvédicos, productos para el cuidado de la piel y antienvejecimiento, aceites para masajes, tés, alimentos y especias.

Miller's Organic Farm

www.millersorganicfarm.com

648 Mill Creek School Road, Birdin Hand, PA 17505.

717-556-0672.

Una fuente de leche A2 cruda, que puede enviarse de un día para otro, refrigerada en hielo, a cualquier lugar de Estados Unidos continental.

Mountain Rose Herbs

www.mountainroseherbs.com

P.O. Box 50220, Eugene, OR97405.

800-879-3337 (dentro de los Estados Unidos) o 541-741-7307 (si llama desde fuera de los Estados Unidos).

Una amplia selección de especias, hierbas, tés y productos botánicos con certificación orgánica y de comercio justo.

ProTren Intelligent Probiotics
www.protren.com
888-381-1887.
ProTren se especializa en la fabricación de suplementos probióticos de la más alta calidad farmacéutica, con los que establecen un estándar global de excelencia. ProTren se compromete a apoyar a los profesionales de la salud y a sus pacientes a través de la educación, la accesibilidad, la calidad y la designación de asesores de ventas expertos. La potencia de los cultivos probióticos está 100 % garantizada.

Pure Indian Foods
www.pureindianfoods.com
Suplementos y productos de primera calidad para la salud, la belleza y la forma física, como frijoles *mung dahl* amarillos partidos orgánicos, *chana dahl*, harinas, *ghee* cultivado, etc.

Radiance Dairy
1745 Brookville Road, Fairfield, Iowa 52556.
641-919-8554.
Radiance Dairy es una granja lechera orgánica basada en pastos situada en Fairfield, Iowa, que suministra leche A2 orgánica, sostenible y de vacas alimentadas con pasto.

Starwest Botanicals
starwest-botanicals.com
800-800-4372.
El mejor sitio para comprar hierbas, especias, tés, cápsulas de hierbas y mucho más a granel y al por mayor.

SV Ayurveda
svayurveda.com
Un sitio web que contiene varias formas de cursos electrónicos, un blog y un boletín con información basada en las enseñanzas de Vaidya Rama Kant Mishra.

Udder Milk Creamery Co-op
uddermilk.com
201-428-8745 o 973-413-9585.
Una fuente de leche A2 cruda, productos lácteos y carnes 100 % provenientes de vacas alimentadas con pasto, productos de salud y belleza, miel, cereales, *snacks* saludables, conservas, mermeladas y salsas, comida para mascotas y mucho más.

Referencias

PREFACIO

Chaudhary, A., y N. Singh. "Contribution of World Health Organization in the Global Acceptance of Ayurveda". *Journal of Ayurveda and Integrative Medicine* 2 (2011): octubre–diciembre, 179–86.

1. ¿QUÉ ES AYURVEDA?

Frawley, David. *Ayurvedic Healing.* Twin Lakes, Wisc.: Lotus Press, 2000.

Lad, Vasant. *Ayurveda: The Science of Self-Healing.* Santa Fe, Nuevo México: Lotus Press, 1984.

Mishra, Rama Kant. *SVA Pulse and Marma Course Manual.* Los Angeles: Adishakti, 2014.

Morrison, Judith H. *The Book of Ayurveda: A Holistic Approach to Health and Longevity.* Londres: Gaia Books, 1995.

Verma, Vinod. *Ayurveda: A Way of Life.* York Beach, Maine: Samuel Weiser, 1995.

2. LA GLÁNDULA TIROIDES Y EL SISTEMA ENDOCRINO

Abdulkhaliq, M., et al. "Effects of Lactobacillus acidophilus on Pituitary-Thyroid Axis in Growing Rat." *Advances in Animal and Veterinary Sciences* 3 (2015): 269–76.

Adler, S. M., et al. "The Nonthyroidal Illness Syndrome." *Endocrinology and Metabolism Clinics of North America* 36 (2007): 657–72.

Albright, F. "The Effect of Vitamin D on Calcium and Phosphorus Metabolism: Studies on Four Patients." *Journal of Clinical Investigation* 17 (1938): 305–15.

Asprey, D. "The Benefits of Vitamin D—Why It's the Sexiest Vitamin Around." Publicación del blog de la doctora Sarah Gottfried, 8 de abril de 2014. www.saragottfriedmd.com/the-benefits-of-vitamin-d-why-its-the-sexiest-vitamin-around.

Baeke, F., et al. "Vitamin D: Modulator of the Immune System." *Current Opinion in Pharmacology* 10 (2010): 482–96.

Barnes, Broda O. *Hypothyroidism.* Nueva York: HarperCollins, 1976.

Belenchia, A. M., et al. "Correcting Vitamin D Insufficiency Improves Insulin Sensitivity in Obese Adolescents." *American Journal of Clinical Nutrition* 97 (2013): 774–81.

Bertone-Jonson, E. R. "Vitamin D and the Occurrence of Depression: Causal Association or Circumstantial Evidence?" *Nutrition Reviews* 67 (2009): 481–92.

Bowthorpe, Janie A. *Detengan la Locura Tiroidea*. Segunda edición. Fredericksburg, Texas: Laughing Grape, 2014.

Caldwell, G., et al. "A New Strategy for Thyroid Function Testing," *Lancet* 325 (1985): 1117–19.

Cantorna, M. T., et al. "Vitamin D Status, 1,25-dihydroxyvitamin D3, and the Immune System." *American Journal of Clinical Nutrition* 80 (2004): 171S–720S.

Carter, J. N., et al. "Effect of Severe, Chronic Illness on Thyroid Function." *Lancet* 2, no. 7887 (1974): 971–74.

Chopra, I. J., et al. "Thyroid Function in Nonthyroidal Illnesses." *Annals of Internal Medicine* 98, no. 6 (1983): 946–57.

Cui, X., et al. "The Vitamin D Receptor in Dopamine Neurons; Its Presence in Human Substantia Nigra and Its Ontogenesis in Rat Midbrain." *Neuroscience* 236 (2013): 77–87.

Ebert, E. C. "The Thyroid and the Gut." *Journal of Clinical Gastroenterology* 44 (2010): 402–6.

Edlund, C., and C. E. Nord. "Effect on the Human Normal Microflora of Oral Antibiotics for Treatment of Urinary Tract Infections." *Journal of Antimicrobial Chemotherapy* 46 (2000): 41–48.

Fatourechi, V. "Subclinical Thyroid Disease." *Mayo Clinic Proceedings* 4 (2001): 413–17.

Finegold, S. M., et al. "Comparative Effects of Broad Spectrum Antibiotics on Non-Spore-Forming Anaerobes and Normal Bowel Flora." *Annals New York Academy of Sciences* 145 (1967): 269–81.

Friesema, E. C. H., et al. "Thyroid Hormone Transporters." *Biochemical Society Transactions: Transporters 2004: International Symposium on Membrane Transport and Transporter* 33 (2005): 228–32.

Goswami, R., et al. "Prevalence of Vitamin D Deficiency and Its Relationship with Thyroid Autoimmunity in Asian Indians: A Community-Based Survey." *British Journal of Nutrition* 102 (2009): 382–86.

Greenblatt, J. M. "Psychological Consequences of Vitamin D Deficiency." Publicado en *Psychology Today*, 14 de noviembre de 2011. www.psychologytoday.com/us/blog/the-breakthrough-depression-solution/201111/psychological-consequences-vitamin-d-deficiency.

Groves, N. J., et al. "Adult Vitamin D Deficiency Leads to Behavioural and Brain Neurochemical Alterations in C57BL/6J and BALB/c Mice." *Behavioural Brain Research* 241 (2013): 120–31.

Hanker, J. P. "Gastrointestinal Disease and Oral Contraception." *American Journal of Obstetrics and Gynecology* 163 (1990): 2204–7.

Harris, A. R. C., et al. "Effect of Starvation, Nutriment Replacement, and Hypothyroidism on In Vitro Hepatic T4 to T3 Conversion in the Rat." *Metabolism* 27 (1978): 1680–90.

Hodgson, H., et al. "The Relationship between the Thyroid Gland and the Liver." *Quarterly Journal of Medicine* 95 (2002): 559–69.

Holick, M. F. "Sunlight and Vitamin D for Bone Health and Prevention of Autoimmune Diseases, Cancers, and Cardiovascular Disease." *American Journal of Clinical Nutrition* 80 (2004): 1678S–88S.

Holick, M. F. "Vitamin D Deficiency." *New England Journal of Medicine* 3357 (2007): 266–81.

Holick, M. F., et al. "Vitamin D and Skin Physiology: A D-Lightful Story." *Journal of Bone and Mineral Research* 22 (2007): V28–33.

Holtorf, K. "Thyroid Hormone Transport into Cellular Tissue." *Journal of Restorative Medicine* 3 (2014): 53–68.

Huang, M., and Y. Liaw. "Clinical Associations between Thyroid and Liver Diseases." *Journal of Gastroenterology and Hepatology* 10 (1995): 344–50.

Ingarbar, S. H., and L. E. Braverman. "Active Form of the Thyroid Hormone." *Annual Review of Medicine* 26 (1975): 443–49.

Kamen, D. L., et al. "Vitamin D and Molecular Actions on the Immune System: Modulation of Innate and Autoimmunity." *Journal of Molecular Medicine* 88 (2010): 441–50.

Kesby, J. P., et al. "Developmental Vitamin D Deficiency Alters Dopamine-Mediated Behaviors and Dopamine Transporter Function in Adult Female Rats." *Psychopharmacology* 208 (2010): 159–68.

Khalili, H., et al. "Hormone Therapy Increases Risk of Ulcerative Colitis but Not Crohn's Disease." *Gastroenterology* 143 (2012): 1199–206.

Khalili, H. et al. "Oral Contraceptives, Reproductive Factors and Risk of Inflammatory Bowel Disease." *Gut* 62 (2013): 1153–59.

Kharrazian, Datis. *Why Do I Still Have Thyroid Symptoms?* Carlsbad, Calif.: Elephant Printing, 2010.

Kilon, F. M., et al. "The Effect of Altered Thyroid Function on the Ultrastructure of the Human Liver." *American Journal of Medicine* 50 (1971): 317–24.

Kim, S., et al. "Relationship between Serum Vitamin D Levels and Symptoms of Depression in Stroke Patients." *Annals of Rehabilitative Medicine* 40 (2016): 120–25.

Kivity, S., et al. "Vitamin D and Autoimmune Thyroid Diseases." *Cellular & Molecular Immunology* 8 (2011): 243–48.

Klee, G. G., et al. "Biochemical Testing of Thyroid Function." *Endocrinology and Metabolism Clinics of North America* 26 (1997): 763–75.

Koulouri, O., et al. "Pitfalls in the Measurement and Interpretation of Thyroid Function Tests." *Best Practice & Research: Clinical Endocrinology & Metabolism* 27 (2013): 745–62.

Kunc, M., et al. "Microbiome Impact on Metabolism and Function of Sex, Thyroid, Growth and Parathyroid Hormones." *Acta Biochimica Polonica* 63, no. 2 (2016): 189–201.

Larsen, P. R., et al. "Relationships between Circulating and Intracellular Thyroid Hormones: Physiological and Clinical Implications." *Endocrine Reviews* 2 (1981): 87–102.

Madden, J. A. J., et al. "Effect of Probiotics on Preventing Disruption of the Intestinal Microflora Following Antibiotic Therapy." *International Immunopharmacology* 5 (2005): 1091–97.

Martin, I. S., et al. "Subclinical Thyroid Disease: Scientific Review and Guidelines for Diagnosis and Management," *Journal of the American Medical Association* 291, no. 2 (2004): 228–38.

McDermott, M. T., et al. "Subclinical Hypothyroidism Is Mild Thyroid Failure and Should Be Treated." *Journal of Clinical Endocrinology & Metabolism* 86 (2001): 4585–90.

McGregor, B. "Extra-Thyroidal Factors Impacting Thyroid Hormone Homeostasis." *Journal of Restorative Medicine* 4 (2015): 40–49.

Mora, J. R., et al. "Vitamin Effects on the Immune System: Vitamins A and D Take Centre Stage." *Nature Reviews: Immunology* 8 (2008): 685–98.

Myers, S. P. "The Causes of Intestinal Dysbiosis." *Alternative Medicine Review* 9 (2004): 180–97.

Nicolaysen, R. "Studies upon the Mode of Action of Vitamin D: The Influence of Vitamin D on the Absorption of Calcium and Phosphorus in the Rat." *Biochemistry Journal* 31 (1937): 122–29.

Patil, A. D. "Link between Hypothyroidism and Small Intestinal Bacterial Overgrowth." *Indian Journal of Endocrinological Metabolism* 18 (2014): 307–9.

Patrick, R. P., et al. "Vitamin D and the Omega-3 Fatty Acids Control Serotonin Synthesis and Action, Part 2: Relevance for ADHD, Bipolar Disorder, Schizophrenia, and Impulsive Behavior." *Federation of American Societies for Experimental Biology* 29 (2015): 2207–22.

Piudowski, P., et al. "Vitamin D Effects on Musculoskeletal Health, Immunity, Autoimmunity, Cardiovascular Disease, Dementia and Mortality." *Autoimmunity Reviews* 12 (2013): 976–89.

Ringel, M. D., and E. L. Mazzaferri. "Subclinical Thyroid Dysfunction—Can There Be a Consensus about the Consensus?" *Journal of Clinical Endocrinology & Metabolism* 90 (2005): 588–90.

Shafer, R. B., et al. "Gastrointestinal Transit in Thyroid Disease." *Gastroenterology* 86 (1984): 852–55.

Shimada, T., et al. "FGF-23 Is a Potent Regulator of Vitamin D Metabolism and Phosphate Homeostasis." *Journal of Bone and Mineral Research* 19 (2004): 429–35.

Simpson, S. J., et al. "Nutritional Impacts on Immunity, Microbiome and Metabolic Health: Lessons from Insects." *Australasian Medical Journal* 6 (2013): 580–685.

Smuts, Jan Christiaan. *Holism and Evolution.* Whitefish, Montana: Kessinger Publishing, 1927.

Tompkins, Peter, and Christopher Bird. *The Secret Life of Plants.* Nueva York: Harper & Row, 1989.

Trinko, J. R., et al. "Vitamin D3: A Role in Dopamine Circuit Regulation, Diet-Induced Obesity and Drug Consumption." *eNeuro* 3, no. 2 (2016): ii.

Van der Waaij, D., et al. "Colonization Resistance of the Digestive Tract in Conventional and Antibiotic-Treated Mice." *Epidemiology & Infection* 69 (1971): 405–11.

Williams, D. "Detox Naturally with Cilantro and Clay." Dr. David Williams, www.drdavidwilliams.com/cilantro-clay-for-detoxification.

Zhongjion, X., et al. "Lack of Vitamin D Receptor Is Associated with Reduced Epidermal Differentiation and Hair Growth." *Journal of Investigative Dermatology* 118 (2002): 11–16.

3. LA CAUSA DE RAÍZ DEL MAL FUNCIONAMIENTO DE LA TIROIDES

Abascal, K., and E. Yarnell. "Cilantro—Culinary Herb or Miracle Medicinal Plant?" *Alternative and Complementary Therapies* 18, Publicado en línea el 12 de octubre de 2012. https://doi.org/10.1089/act.2012.18507.

Agmon-Levin, N., et al. "Vitamin D in Systemic and Organ-Specific Autoimmune Diseases." *Clinical Reviews in Allergy & Immunology* 45 (2013): 256–66.

Albert, B. B., et al. "Supplementation with a Blend of Krill and Salmon Oil Is Associated with Increased Metabolic Risk in Overweight Men." *American Journal of Clinical Nutrition* 102, no. 1 (2015): 49–57.

Allred, C. D., et al. "Soy Diets Containing Varying Amounts of Genistein (isoflavone) Stimulate Growth of Estrogen-Dependent Tumors in a Dose-Dependent Manner." *Cancer Research* 61 (2001): 5045–50.

Andreeva, V. A., et al. "B Vitamin and/or Omega-3 Fatty Acid Supplementation and Cancer: Ancillary Findings from the Supplementation with Folate, Vitamins B6 and B12, and/or Omega-3 Fatty Acids Randomized Trial." *Archives of Internal Medicine* 172 (2012): 540–47.

Appleby, P. N., et al. "The Oxford Vegetarian Study: An Overview." *American Journal of Clinical Nutrition* 70 (1999): 525s–31s.

Arit, W., et al. "Adrenal Insufficiency." *Lancet* 361 (2003): 1881–93.

Armario, A., et al. "Effect of Acute and Chronic Psychogenic Stress on Corticoadrenal and Pituitary-Thyroid Hormones in Male Rats." *Hormone Research in Paediatrics* 20 (1984): 241–45.

Armstrong, B. K., et al. "Diet and Reproductive Hormones: A Study of Vegetarian and Nonvegetarian Postmenopausal Women." *Journal of the National Cancer Institute* 67 (1981): 761–67.

Arthur, J. R., et al. "Selenium Deficiency, Thyroid Hormone Metabolism and Thyroid Hormone Deiodinases." *American Journal of Clinical Nutrition* 57 (1993): 236S–39S.

Astwood, E. B. "The Chemical Nature of Compounds Which Inhibit the Function of the Thyroid Gland." *Journal of Pharmacology and Experimental Therapeutics* 78 (1943): 79–89.

Azizi, F., et al. "Effect of Dietary Composition on Fasting-Induced Changes in Serum Thyroid Hormones and Thyrotropin." *Metabolism* 27 (1978): 935–42.

Balsam, A. "The Influence of Fasting, Diabetes, and Several Pharmacological Agents on the Pathways of Thyroxine Metabolism in Rat Liver." *Journal of Clinical Investigation* 62 (1978): 415–24.

Banfalvi, Gaspar. *Heavy Metals, Trace Elements and Their Cellular Effects.* Boston, Massachusetts: Springer, 2011.

Basha, P. M., et al. "Fluoride Toxicity and Status of Serum Thyroid Hormones, Brain Histopathology, and Learning Memory in Rats: A Multigenerational Assessment." *Biological Trace Element Research* 144 (2011): 1083–94.

Beard, J. L., et al. "Impaired Thermoregulation and Thyroid Function in Iron-Deficiency Anemia." *American Journal of Clinical Nutrition* 52, no. 5 (1990): 813–19.

Becker, R. A., et al. "Free T4, Free T3 and Reverse T3 in Critically Ill, Thermally Injured Patients." *Journal of Trauma* 9 (1980).

Berson, S. A., and R. S. Yalow. "The Effect of Cortisone on the Iodine Accumulating Function of the Thyroid Gland in Euthyroid Subjects." *Journal of Clinical Endocrinology & Metabolism* 12 (1952): 407–22.

Bhatia, J., and F. Greer. "Use of Soy Protein-Based Formulas in Infant Feeding." *Pediatrics* 121 (2008): 148.

Biondi, B., and D. S. Cooper. "The Clinical Significance of Subclinical Thyroid Dysfunction." *Endocrine Reviews* 29 (2008): 76–131.

Boas, M., et al. "Environmental Chemicals and Thyroid Function." *European Journal of Endocrinology* 154 (2006): 599–611.

Bobek, S., et al. "Effect of Long-Term Fluoride Administration on Thyroid Hormones Level Blood in Rats." *Endocrinologia Experimentalis* 10 (1976): 289–95.

Bogoroch, R., and P. Timiras. "The Response of the Thyroid Gland of the Rat to Severe Stress." *Endocrinology* 49 (1951): 548–56.

Bondy, P. K., and M. A. Hagewood. "The Effect of Stress and Cortisone on Plasma Protein-Bound Iodine and Thyroxine Metabolism in Rats." *Proceedings of the Society for Experimental Biology and Medicine* 81, no. 1 (1952): 328–31.

Bosch, J., et al. "N-3 Fatty Acids and Cardiovascular Outcomes in Patients with Dysglycemia." *New England Journal of Medicine* 367 (2012): 1760–61.

Bouaziz, H., et al. "Effect of Fluoride Ingested by Lactating Mice on the Thyroid Function and Bone Maturation of Their Suckling Pups." *Fluoride* 2 (2004): 133–42.

Bozkurt, N., et al. "The Association between the Severity of Vitamin D Deficiency and Hashimoto's." *Endocrine Practice* 19 (2013): 479–84.

Brasky, T. M., et al. "Plasma Phospholipid Fatty Acids and Prostate Cancer Risk in the SELECT Trial." *Journal of the National Cancer Institute* 105 (2013): 1132–41.

Brown-Grant, K. "The Effect of Emotional and Physical Stress on Thyroid Activity in the Rabbit." *Journal of Physiology* 126 (1954): 29–40.

Brown-Grant, K. "The Influence of the Adrenal Cortex on Thyroid Activity in the Rabbit." *Journal of Physiology* 126 (1954): 41–51.

Brown-Grant, K., and G. Pethes. "The Response of the Thyroid Gland of the Guinea-Pig to Stress." *Journal of Physiology* 151 (1960): 40–50.

Brucker-Davis, F. "Effects of Environmental Synthetic Chemicals on Thyroid Function." *Thyroid* (1998): 827–56.

Burger, A., et al. "Reduced Active Thyroid Hormone Levels in Acute Illness." *Lancet* 1, no. 7961 (1976): 653–55.

Burgi, H., et al. "Changes of Circulating Thyroxine, Triiodothyronine and Reverse Triiodothyronine after Radiographic Contrast Agents." *Journal of Clinical Endocrinology & Metabolism* 43 (1976): 1203–10.

Burman, K. D., et al. "The Effect of T3 and Reverse T3 Administration on Muscle Protein Catabolism during Fasting as Measured by 3-methylhistidine Excretion." *Metabolism* 28 (1979): 805–13.

Burman, K. D., et al. "A Radioimmunoassay for 3,3',5'-L-Triiodothyronine (Reverse T3): Assessment of Thyroid Gland Content and Serum Measurements in Conditions of Normal and Altered Thyroidal Economy and Following Administration of Thyrotropin Releasing Hormone (TRH) and Thyrotropin (TSH)." *Journal of Clinical Endocrinology & Metabolism* 44 (1977): 660–72.

Burr, M. L., et al. "Lack of Benefit of Dietary Advice to Men with Angina: Results of a Controlled Trial." *European Journal of Clinical Nutrition* 57 (2003): 193–200.

Carter, J. N., et al. "Effect of Severe, Chronic Illness on Thyroid Function." *Lancet* 304 (1974): 971–74.

Cavalieri, R. R., y B. Rapoport. "Impaired Peripheral Conversion of Thyroxine to Triiodothyronine." *Annual Review of Medicine* 28 (1977): 57–65.

Chappell, L. T. "Applications of EDTA Chelation Therapy." *Alternative Medicine Review* 2 (1997): 426.

Chopra, I. J. "Assessment of Daily Production and Significance of Thyroidal Secretion of Reverse T3 in Man." *Journal of Clinical Investigation* 58 (1976): 32–40.

Chopra, I. J. "Misleadingly Low Free Thyroxine Index and Usefulness of Reverse Triiodothyronine Measurement in Nonthyroidal Illnesses." *Annals of Internal Medicine* 990 (1979): 905–12.

Chuong, C. M., et al. "What Is the 'True' Function of the Skin?" *Experimental Dermatology* 11 (2002): 159–87.

Cinemre, H., et al. "Hematologic Effects of Levothyroxine in Iron-Deficient Subclinical Hypothyroid Patients." *Journal of Clinical Endocrinology & Metabolism* 94 (2009): 151–56.

Cody, J. "Link between Fish Oil and Increased Risk of Colon Cancer in Mice." *Medical News Today,* 7 de octubre de 2010. www.medicalnewstoday.com/releases/203683.php#post.

Collins, C. "Women with Type 1 Diabetes Receive No Heart Benefit from Omega-3." *Medical News Today,* 28 de junio de 2010. www.medicalnewstoday.com/releases/193107.php.

Contempre, B., et al. "Effects of Selenium Deficiency on Thyroid Necrosis, Fibrosis and Proliferation: A Possible Role in Myxoedematous Cretinism." *European Journal of Endocrinology* 133 (1995): 99–109.

Corvilain, B., et al. "Selenium and the Thyroid: How the Relationship Was Established." *American Journal of Clinical Nutrition* 57 (1993): 244S–48S.

D'Adamo, C. R. "Soy Foods and Supplementation: A Review of Commonly Perceived Health Benefits and Risks." *Alternative Therapies in Health Medicine* 20 (2014): 39–51.

Danforth, E., and A. G. Burger. "The Impact of Nutrition on Thyroid Hormone Physiology and Action." *Annual Review of Nutrition* 9 (1989): 201–27.

Danforth, E., et al. "Dietary-Induced Alterations in Thyroid Hormone Metabolism during Overnutrition." *Journal of Clinical Investigation* 64 (1979): 1336–47.

D'Angelo, S. A. "Pituitary Regulation of Thyroid Gland Function" *Brookhaven Symposia in Biology* 7 (1955).

D'Aurizio, F., et al. "Is Vitamin D a Player or Not in the Pathophysiology of Autoimmune Thyroid Diseases?" *Autoimmunity Reviews* 14 (2015): 363–69.

DeLemos, M. L. "Effects of Soy Phytoestrogens Genistein and Daidzein on Breast Cancer Growth." *Annals of Pharmacotherapeutics* 35 (2001): 1118–21.

DeLuca, H. F. "Vitamin D: The Vitamin and the Hormone." *Federation Proceedings* 33 (1974): 2211–19.

Demole, V. "Toxic Effects on the Thyroid." In *Fluorides and Human Health, Monograph Series* no. 59. Geneva: World Health Organization, 1970.

Dimich, A., et al. "Magnesium Transport in Patients with Thyroid Disease." *Journal of Clinical Endocrinology & Metabolism* 26 (1966): 1081–92.

Divia, R. L., et al. "Anti-thyroid Isoflavones from Soybean: Isolation, Characterization, and Mechanisms of Action." *Biochemical Pharmacology* 54 (1997): 1087–96.

Doerge, D., and D. Sheehan. "New Findings on the Soy/Thyroid Connection," *Thyroid-Info* 110, 3 (2002): 349–53.

Drutel, A., et al. "Selenium and the Thyroid Gland: More Good News For Clinicians." *Clinical Endocrinology* 78 (2013): 155–64.

Duntas, L. H., et al. "Incidence of Sideropenia and Effects of Iron Repletion Treatment in Women with Subclinical Hypothyroidism." *Experimental and Clinical Endocrinology & Diabetes* 107 (1999): 356–60.

Eales, J. G. "The Influence of Nutritional State on Thyroid Function in Various Vertebrates." *Integrative & Comparative Biology* 28 (1988): 351–62.

Ebling, F. John. *Hormonal Control of Mammalian Skin Glands.* Boston, Mass.: Springer, 1977.

Eftekhari, M. H., et al. "The Relationship Between Iron Status and Thyroid Hormone Concentration in Iron-Deficient Adolescent Iranian Girls." *Asia Pacific Journal of Clinical Nutrition* 15 (2006): 50–55.

Engstrom, W. W., y B. Markardt. "The Effects of Serious Illness and Surgical Stress on the Circulating Thyroid Hormone." *Journal of Clinical Endocrinology & Metabolism* 15 (1955): 953–63.

Ericsson, U. B., et al. "Effects of Cigarette Smoking on Thyroid Function and the Prevalence of Goitre, Thyrotoxicosis and Autoimmune Thyroiditis." *Journal of Internal Medicine* 229 (1991): 67–71.

Faccini, J. M., et al. "Effect of Sodium Fluoride on the Ultrastructure of the Parathyroid Gland of Sheep." *Nature* 207 (1965): 1399–401.

Farbridge, K. J., et al. "Temporal Effects of Restricted Diet and Compensatory Increased Dietary Intake on Thyroid Function, Plasma Growth Hormone Levels and Tissue Lipid Reserves of Rainbow Trout." *Aquaculture* 104 (1992): 157–74.

Farquharson, A. L., et al. "Effect of Dietary Fish Oil on Atrial Fibrillation after Cardiac Surgery." *American Journal of Cardiology* (2011): 851–56.

Fein, H. G., et al. "Anemia in Thyroid Diseases." *Medical Clinics of North America* 59 (1975): 1133–45.

Fitzpatrick, M. "Soy Formulas and the Effects of Isoflavones on the Thyroid." *New Zealand Medical Journal* 113 (2000): 24–26.

Fontana, L., et al. "Effect of Long-Term Calorie Restriction with Adequate Protein and Micronutrients on Thyroid Hormones." *Journal of Clinical Endocrinology & Metabolism* 91 (2006): 3232–35.

Furr, M. O., et al. "The Effects of Stress on Gastric Ulceration, T3, T4, Reverse T3 and Cortisol in Neonatal Foals." *Equine Veterinary Journal* 24 (1992): 37–40.

Galan, P., et al. "Effects of B Vitamins and Omega 3 Fatty Acids on Cardiovascular Diseases." *British Medical Journal* 341 (2010): 6273.

Galetti, P. M., and G. Joyet. "Effect of Fluorine on Thyroidal Iodine Metabolism in Hyperthyroidism." *Journal of Clinical Endocrinology & Metabolism* 18, no. 10 (1958): 1102–10.

Gavin, L., et al. "Extrathyroidal Conversion of Thyroxine to 3,3',5'-Triiodothyronine (Reverse T3) and to 3,5,3'- Triiodothyronine." *Journal of Clinical Endocrinology & Metabolism* 44 (1977): 733–42.

Gedalia, I., et al. "The Effects of Water Fluorination on Thyroid Function, Bones and Teeth of Rats on a Low Iodine Diet." *Archives of Internal Pharmacodynamics & Therapeutics* 129 (1960): 312–15.

Georgiou, G. J. "The Discovery of A Unique Natural Heavy Metal Chelator." *Explore!* 14 (2005): 1–8.

Gerwing, J., et al. "The Influence of Bacterial Exotoxins on the Activity of the Thyroid Gland in Different Species." *Journal of Physiology* 144 (1958): 229–42.

Ginsberg, J., et al. "Cord Blood Reverse T3 in Normal, Premature, Euthyroid Low T4 and Hypothyroid Newborns." *Journal of Endocrinological Investigation* 1 (1978): 73–77.

Goswami, R., et al. "Prevalence of Vitamin D Deficiency and Its Relationship with Thyroid Autoimmunity in Asian Indians: A Community Based Survey." *British Journal of Nutrition* 102 (2009): 382–86.

Greenberg, N., and J. C. Wingfield. "Stress and Reproduction: Reciprocal Relationships." In *Hormones and Reproduction in Fishes, Amphibians, and Reptiles,* 461–503. Boston, Mass.: Springer, 1987.

Griffiths, R. S., et al. "Measurement of Serum 3,3'5'- (Reverse) T3, with Comments on Its Derivation." *Clinical Endocrinology* 5 (1976): 679–85.

Hall, R., et al. "The Thyrotropin-Releasing Hormone Test in Diseases of the Pituitary and Hypothalamus." *Lancet* 299 (1972): 759–63.

Harris, A. R. C. "Effect of Starvation, Nutriment Replacement, and Hypothyroidism on In Vitro Hepatic T4 to T3 Conversion in the Rat." *Metabolism* 27 (1978): 1680–90.

Harwood, J. "The Adipocyte as an Endocrine Organ in the Regulation of Metabolic Homeostasis." *Neuropharmacology* 63 (2012): 57–75.

Heimreich, D. L., et al. "Relationship between the Hypothalamic-Pituitary-Thyroid (HPT) Axis and the Hypothalamic-Pituitary-Adrenal (HPA) Axis during Repeated Stress." *Neuroendocrinology* 81 (2005): 183–92.

Herlihy, J. T., et al. "Long Term Food Restriction Depresses Serum Thyroid Hormone Concentrations in the Rat." *Mechanisms of Ageing and Development* 53 (1990): 9–16.

Hesch, R. D., et al. "Conversion of Thyroxine (T4) and Triiodothyronine (T3) and the Subcellular Localisation of the Converting Enzyme." *Clinical Chimica Acta* 59 (1975): 209–13.

Hill, J. O., et al. "Environmental Contributions to the Obesity Epidemic." *Science* 280 (1998): 1371–74.

Hy, R. A., et al. "The Therapeutic Effect of Combined Aqueous Extract of Coriander Sativum L. and Allium Sativum L. on the Mercuric Chloride Induced Reproductive Toxicity in Adult Male Rats." *Basrah Journal of Veterinary Research* 12 (2013): 185–202.

Ingbar, S. H., and L. E. Braverman. "Active Form of the Thyroid Hormone." *Annual Review of Medicine* 26 (1975): 1–601.

Jabbar, A., et al. "Vitamin B$_{12}$ Deficiency Common in Primary Hypothyroidism." *Journal of the Pakistan Medical Association* 58 (2008): 258–61.

Jabbar, M. A., et al. "Abnormal Thyroid Function Tests in Infants with Congenital Hypothyroidism: The Influence of Soy-Based Formula." *Journal of the American College of Nutrition* 16 (1997): 280–82.

James, P. T., et al. "The Worldwide Obesity Epidemic." *Obesity* 9 (2001): 2285–335.

Jennings, A. S., et al. "Regulation of the Conversion of Thyroxine to Triiodothyronine in the Perfused Rat Liver." *Journal of Clinical Investigation* 64 (1979): 1614–23.

Jones, J. E., et al. "Magnesium Metabolism in Hyperthyroidism and Hypothyroidism." *Journal of Clinical Investigation* 45 (1966): 891–900.

Kahn, Mara. *Vegan Betrayal*. Boulder, Colo.: Little Boat Press, 2016.

Kansal, L., et al. "Protective Role of Coriandrum sativum (Coriander) Extracts against Lead Nitrate Induced Oxidative Stress and Tissue Damage in the Liver and Kidney in Male Mice." *International Journal of Applied Biology and Pharmaceutical Technology* 2, no. 3 (2011).

Kaplan, M. M., et al. "Changes in Serum Reverse T3 Concentrations with Altered Thyroid Hormone Secretion and Metabolism." *Journal of Clinical Endocrinology & Metabolism* 45 (2016): 447–56.

Kaplan, M. M., et al. "Changes in Serum 3,3',5'-Triiodothyronine (Reverse T3) Concentrations with Altered Thyroid Hormone Secretion and Metabolism." *Journal of Clinical Endocrinology & Metabolism* 45 (1977): 447–56.

Kaplan, M. M., et al. "Prevalence of Abnormal Thyroid Function Test Results in Patients with Acute Medical Illnesses." *American Journal of Medicine* 72 (1982): 9–16.

Kioukia-Fougia, N., et al. "The Effects of Stress Exposure on the Hypothalamic-Pituitary-Adrenal Axis, Thymus, Thyroid Hormones and Glucose Levels." *Progress in Neuro-Psychopharmacology and Biological Psychiatry* 26 (2002): 823–30.

Kivity, S., et al. "Vitamin D and Autoimmune Thyroid Diseases." *Cellular & Molecular Immunology* 8 (2011): 243–48.

Klein, A. H., et al. "Cord Blood Reverse T3 in Congenital Hypothyroidism." *Journal of Clinical Endocrinology & Metabolism* 46 (1978): 336–38.

Knobeloch, L., et al. "Methylmercury Exposure in Wisconsin: A Case Study Series." *Environmental Research* 101 (2006): 113–22.

Kowey, P. R., et al. "Efficacy and Safety of Prescription Omega-3 Fatty Acids for the Prevention of Recurrent Symptomatic Atrial Fibrillation." *Journal of the American Medical Association* 304 (2010): 2363–72.

Kromhout, D., et al. "N-3 Fatty Acids and Cardiovascular Events after Myocardial Infarction." *New England Journal of Medicine* 363 (2010): 2015–26.

Kvetny, J., et al. "Subclinical Hypothyroidism Is Associated with a Low-Grade Inflammation, Increased Triglyceride Levels and Predicts Cardiovascular Disease in Males below 50 Years." *Clinical Endocrinology* 61 (2004): 232–38.

Labib, M., et al. "Dietary Maladvice as a Cause of Hypothyroidism and Short Stature." *British Medical Journal* 298 (1989): 232–33.

Lands, W. E. M., et al. "Quantitative Effects of Dietary Polyunsaturated Fats on the Composition of Fatty Acids in Rat Tissue." *Lipids* (1990): 505–51.

Laurberg, P., et al. "Environmental Iodine Intake Affects the Type of Nonmalignant Thyroid Disease." *Thyroid* 11 (2001): 457–69.

Laurberg, P., et al. "High Incidence of Multinodular Toxic Goitre in the Elderly Population in a Low Iodine Intake Area vs. High Incidence of Graves' Disease in the Young in a High Iodine Intake Area: Comparative Surveys of Thyrotoxicosis Epidemiology in East-Jutland Denmark and Iceland." *Journal of Internal Medicine* 229 (1991): 415–20.

Leung, A. M., et al. "Iodine Status and Thyroid Function of Boston-Area Vegetarians and Vegans." *Journal of Clinical Endocrinology & Metabolism* 96 (2011): E1303–7.

Lightner, E. S., et al. "Intra-amniotic Injection of Thyroxine (T4) to a Human Fetus: Evidence for Conversion of T4 to Reverse T3." *American Journal of Obstetrics and Gynecology* 127 (1977): 487–90.

Mackawy, A. M. H., et al. "Vitamin D Deficiency and Its Association with Thyroid Disease." *International Journal of Health Sciences* 7 (2013): 267–75.

Makrides, M., et al. "Effect of DHA Supplementation during Pregnancy on Maternal Depression and Neurodevelopment of Young Children." *Journal of the American Medical Association* 304 (2010): 1675–83.

Malyszko, J., et al. "Thyroid Function, Endothelium, and Inflammation in Hemodialyzed Patients: Possible Relations?" *Journal of Renal Nutrition* 17 (2007): 30–37.

Mason, R. P., et al. "Omega-3 Fatty Acid Fish Oil Dietary Supplements Contain Saturated Fats and Oxidized Lipids That May Interfere with Their Intended Biological Benefits." *Biochemical and Biophysical Research Communications* 483 (2017): 425–29.

Mastorakos, G., and M. Paviatou. "Exercise as a Stress Model and the Interplay between the Hypothalamus-Pituitary-Adrenal and the Hypothalamus-Pituitary-Thyroid Axes." *Hormone and Metabolic Research* 37 (2005): 577–84.

McGown, C., et al. "Adipose Tissue as an Endocrine Organ." *Clinics in Liver Disease* 18 (2014): 41–58.

Mehmet, E., et al. "Characteristics of Anemia in Subclinical and Overt Hypothyroid Patients." *Endocrine Journal* 59 (2012): 213–20.

Messina, M. "Effects of Soy Protein and Soybean Isoflavones on Thyroid Function in Healthy Adults and Hypothyroid Patients." *Thyroid* 16 (2006): 249–58.

Michalaki, M. A., et al. "Thyroid Function in Humans with Morbid Obesity." *Thyroid* 16 (2006): 73–78.

Mizokami, T., et al. "Stress and Thyroid Autoimmunity." *Thyroid* 14 (2004): 1047–55.

Mokdad, A. H., et al. "The Spread of the Obesity Epidemic in the United States, 1991–1998." *Journal of the American Medical Association* 2892 (1999): 1519–22.

Morley, J. E., et al. "Zinc Deficiency, Chronic Starvation and Hypothalamic-Pituitary-Thyroid Function." *American Journal of Clinical Nutrition* 33 (1980): 1767–70.

Mozaffarian, D., et al. "Fish Oil and Postoperative Atrial Fibrillation: The Omega-3 Fatty Acids for Prevention of Post-Operative Atrial Fibrillation (OPERA) Randomized Trial." *Journal of the American Medical Association* 308 (2012): 2001–11.

Neustaedter, R. "Soy Unsafe for Children." In *Child Health Guide: Pediatrics for Parents,* 51–53. Berkeley, Calif.: North Atlantic Books, 2005.

Ober, Clinton, Stephen T. Sinatra, and Martin Zucker. *Earthing.* Columbus, Ohio: Basic Health Publications, 2014.

Olney, R. S., et al. "Prevalence of Congenital Hypothyroidism—Current Trends and Future Directions." Workshop Summary. *Pediatrics* 125 (2010).

Pandey, S. "Chelation Therapy and Chelating Agents of Ayurveda." International *Journal of Green Pharmacy* 10, no. 3 (2016): 143–50.

Passos, M. C. F., et al. "Long-Term Effects of Malnutrition during Lactation on the Thyroid Function of Offspring." *Hormone and Metabolic Research* 34 (2002): 40–43.

Pearce, E. N., et al. "Environmental Pollutants and the Thyroid." *Best Practice & Research: Clinical Endocrinology & Metabolism* 23 (2009): 801–13.

Pinchera, A., et al. "Thyroid Refractoriness in an Athyreotic Cretin Fed Soybean Formula." *New England Journal of Medicine* 273 (1965): 83–87.

Poncin, S., et al. "Oxidative Stress in the Thyroid Gland: From Harmlessness to Hazard Depending on the Iodine Content." *Endocrinology* 149 (2008): 424–33.

Pot, G. K. "No Effects of Fish Oil Supplementation on Serum Inflammatory Markers and Their Interrelationships." *European Journal of Clinical Nutrition* 62 (2009): 1353–50.

Potter, S. "Soy Protein and Cardiovascular Disease: The Impact of Bioactive Components in Soy." *Nutrition Reviews* 56 (2014): 231–35.

Redding, J. M., et al. "Cortisol and Its Effects on Plasma Thyroid Hormone and Electrolyte Concentrations in Fresh Water and During Seawater Acclimation in Yearling Coho Salmon." *General and Comparative Endocrinology* 56 (1984): 146–55.

Rizos, E. C., et al. "Association between Omega-3 Fatty Acid Supplementation and Risk of Major Cardiovascular Disease Events." *Journal of the American Medical Association* 308 (2012): 1024–33.

Robbins, J. "Factors Altering Thyroid Hormone Metabolism." *Environmental Health Perspectives* 38 (1981): 65–70.

Rolland, R. M. "A Review of Chemically-Induced Alterations in Thyroid and Vitamin A Status from Field Studies of Wildlife and Fish." *Journal of Wildlife Diseases* 36 (2000): 615–35.

Roosterman, D., et al. "Neuronal Control of Skin Function: The Skin as a Neuroimmunoendocrine Organ." *Physiological Reviews* 86 (2006): 1309–79.

Sacks, F., et al. "Controlled Trial of Fish Oil for Regression of Coronary Atherosclerosis." *Journal of the American College of Cardiology* 25 (1995): 1492–98.

Sathyapalan, T., et al. "The Effect of Soy Phytoestrogen Supplementation on Thyroid Status and Cardiovascular Risk Markers in Patients with Subclinical Hypothyroidism." *Journal of Clinical Endocrinology & Metabolism* 96 (2011): 1442–49.

Sears, M. E. "Chelation: Harnessing and Enhancing Heavy Metal Detoxification." *Scientific World Journal* 2013 (2013).

Shin, D. Y., et al. "Low Serum Vitamin D Is Associated with Anti-thyroid Peroxidase Antibody in Autoimmune Thyroiditis." *Yonsei Medical Journal* 55 (2014): 476–81.

Simao, A. N., et al. "[Effect of n-3 Fatty Acids in Glycemic and Lipid Profiles, Oxidative Stress and Total Antioxidant Capacity in Patients with the Metabolic Syndrome]" (article in Portuguese). *Arquivos Brasileiros de Endocrinologia & Metabologia* 54, no. 5(2010): 463–69.

Simao, A. N., et al. "Effect of Soy Product Kinako and Fish Oil on Serum Lipids and Glucose Metabolism in Women with Metabolic Syndrome." *Nutrition* 30 (2014): 112–15.

Singh, A., et al. "Reduction of Heavy Metal Load in Food Chain: Technology Assessment." *Reviews in Environmental Science and Bio/Technology* 10 (2011): 199.

Slominski, A., et al. "Skin as an Endocrine Organ: Implications for Its Function." *Drug Discovery Today: Disease Mechanisms* 5 (2008): 137–44.

Soslc-Jurjevic, B., et al. "Soy Isoflavones Interfere with Thyroid Hormone Homeostasis." *Toxicology and Applied Pharmacology* 278 (2014): 124–34.

Spaulding, S. W., et al. "Effect of Caloric Restriction and Dietary Composition on Serum T3 and Reverse T3 in Man." *Journal of Clinical Endocrinology & Metabolism* 42 (2016): 197–200.

Stacpoole, P., et al. "Effects of Dietary Marine Oil on Carbohydrate and Lipid Metabolism in Normal Subjects and Patients with Hypertriglyceridemia." *Metabolism* 38 (1989): 946–56.

Surks, M. I., et al. "Subclinical Thyroid Disease: Scientific Review and Guidelines for Diagnosis and Management." *Journal of the American Medical Association* 291 (2004): 228–38.

Susheela, A. K., et al. "Excess Fluoride Ingestion and Thyroid Hormone Derangements in Children Living in Delhi, India." *Fluoride* 38 (2005): 98–108.

Szkudelska, K., et al. "Genistein—A Dietary Compound Inducing Hormonal and Metabolic Changes." *Journal of Steroid Biochemistry and Molecular Biology* 105 (2007): 37–45.

Tamer, G., et al. "Relative Vitamin D Insufficiency in Hashimoto's Thyroiditis." *Thyroid* 21 (2011): 891–96.

Teng, W., et al. "Effect of Iodine Intake on Thyroid Diseases in China." *New England Journal of Medicine* 354 (2006): 2783–93.

Thiboutot, D., et al. "Human Skin Is a Steroidogenic Tissue: Steroidogenic Enzymes and Cofactors Are Expressed in Epidermis, Normal Sebocytes, and an Immortalized Sebocyte Cell Line." *Journal of Investigative Dermatology* 120 (2003): 905–14.

Thuppil, V., et al. "Treating Lead Toxicity: Possibilities beyond Synthetic Chelation." *Journal of Krishna Institute of Medical Sciences University* 2 (2013): 4–31.

Tilg, H., et al. "Evolution of Inflammation in Nonalcoholic Fatty Liver Disease: The Multiple Parallel Hits Hypothesis." *Hepatology* 52 (2010): 1836–46.

Tilg, H., et al. "Insulin Resistance, Inflammation and Non-alcoholic Fatty Liver Disease." *Trends in Endocrinology & Metabolism* 19 (2008): 371–79.

Tomimori, E., et al. "Prevalence of Incidental Thyroid Disease in a Relatively Low Iodine Intake Area." *Thyroid* 5 (1995): 273–76.

Trabelsi, M., et al. "Effect of Fluoride on Thyroid Function and Cerebellar Development in Mice." *Fluoride* 34 (2001): 165–73.

Trenev, N. *Probiotics: Nature's Internal Healers*. New York: Avery, 1998.

Tsatsoulis, A. "The Role of Stress in the Clinical Expression of Thyroid Autoimmunity." *Neuroendocrine and Immune Crosstalk* 1088 (2006): 382–95.

Tudhope, G. R., et al. "Deficiency of Vitamin B_{12} in Hypothyroidism." *Lancet* 7 (1962): 703–6.

Turker, O., et al. "Selenium Treatment in Autoimmune Thyroiditis: 9-Month Follow-up with Variable Doses." *Journal of Endocrinology* 190 (2006): 151–56.

Vazquez-Vela, Maria Eugenia Frigolet, et al. "White Adipose Tissue as Endocrine Organ and Its Role in Obesity." *Archives of Medical Research* 39 (2008): 715–28.

Veirord, M. B., et al. "Diet and Risk of Cutaneous Malignant Melanoma: A Prospective Study of 50,757 Norwegian Men and Women." *International Journal of Cancer* 71 (1997): 600–604.

Von Schacky, C., et al. "The Effect of Dietary-3 Fatty Acids on Coronary Atherosclerosis." *Annals of Internal Medicine* 130 (1999): 554–62.

Wainwright, P. E., et al. "The Effects of Dietary n-3/n-6 Ratio on Brain Development in the Mouse: A Dose Response Study with Long Chain n-3 Fatty Acids." *Lipids* 27 (1992): 98–103.

Walz, C. P., et al. "Omega-3 polyunsaturated Fatty Acid Supplementation in the Prevention of Cardiovascular Disease." *Canadian Pharmaceutical Journal* 149 (2016): 166–73.

Wang, H., et al. "Fluoride-Induced Thyroid Dysfunction in Rats: Roles of Dietary Protein and Calcium Level." *Toxicology and Industrial Health* 9 (2009): 105–16.

Wang, Y., and M. A. Beydoun. "The Obesity Epidemic in the United States—Gender, Age, Socioeconomic, Racial/Ethnic, and Geographic Characteristics." *Epidemiologic Reviews* 29 (2007): 6–28.

Williams, R. H., et al. "Effect of Severe Stress upon Thyroid Function." *American Journal of Physiology* 159 (1949): 291–97.

Woodworth, H. L., et al. "Dietary Fish Oil Alters T-lymphocyte Cell Populations and Exacerbates Disease in a Mouse Model of Inflammatory Colitis." *Cancer Research* 70 (2010): 7960–69.

Wozniak, S. E., et al. "Adipose Tissue: The New Endocrine Organ?" *Digestive Diseases and Sciences* 54 (2009): 1847–56.

Yasuda, T., et al. "Serum Vitamin D Levels Are Decreased and Associated with Thyroid Volume in Female Patients with Newly Onset Graves' Disease." *Endocrine* 42 (2012): 739–41.

Zhan, X., et al. "Effects of Fluoride on Growth and Thyroid Function in Young Pigs." *Fluoride* 39 (2006): 95–100.

Zimmermann, M. B., et al. "Iron Deficiency Predicts Poor Maternal Thyroid Status during Pregnancy." *Journal of Clinical Endocrinology & Metabolism* 92 (2007): 3436–40.

Zimmermann, M. B., and J. Kohrle. "The Impact of Iron and Selenium Deficiencies on Iodine and Thyroid Metabolism: Biochemistry and Relevance to Public Health." *Thyroid* 12 (2002): 867–78.

Zouboulis, C. C. "The Human Skin as a Hormone Target and an Endocrine Gland." *Hormones* 3 (2004): 9–26.

Zouboulis, C. C. "The Skin as an Endocrine Organ." *Journal of Dermato-Endocrinology* 1 (2009): 250–52.

Zouboulis, C. C., et al. "Human Skin: An Independent Peripheral Endocrine Organ." *Hormone Research in Paediatrics* 54 (2000): 230–42.

Zouboulis, C. C., et al. "Sexual Hormones in Human Skin." *Hormone and Metabolic Research* 39 (2007): 85–95.

4. INTERACCIONES ENTRE LA TIROIDES Y LAS GLÁNDULAS SUPRARRENALES

Abalovich, M., et al. "Overt and Subclinical Hypothyroidism Complicating Pregnancy." *Thyroid* 12 (2002): 63–68.

Abrams, J. J., and S. M. Grundy. "Cholesterol Metabolism in Hypothyroidism and Hyperthyroidism in Man." *Journal of Lipid Research* 22 (1981): 323–38.

Abramson, J., "Thyroid Antibodies and Fetal Loss: An Evolving Story." *Thyroid* 11 (2001): 57–63.

Agarwal, R., et al. "Studies on Immunomodulatory Activity of Withania somnifera (Ashwagandha) Extracts in Experimental Immune Inflammation." *Journal of Ethnopharmacology* 67 (1999): 27–35.

Agdeppa, D., et al. "Plasma High Density Lipoprotein Cholesterol in Thyroid Disease." *Journal of Clinical Endocrinology & Metabolism* 49 (1979): 726–29.

Akpinar, S. "Restless Legs Syndrome Treatment with Dopaminergic Drugs." *Clinical Neuropharmacology* 10 (1987): 69–79.

Albright, F., et al. "Postmenopausal Osteoporosis: Its Clinical Features." *Journal of the American Medical Association* 116 (1941): 2465–74.

Allen, R. "Dopamine and Iron in the Pathophysiology of Restless Legs Syndrome." *Sleep Medicine* 4 (2004): 385–91.

Alnouti, Y. "Bile Acid Sulfation: A Pathway of Bile Acid Elimination and Detoxification." *Toxicology Science* 108 (2009): 225–46.

Althaus, B. U., et al. "LDL/HDL Changes in Subclinical Hypothyroidism: Possible Risk Factors for Coronary Heart Disease." *Clinical Endocrinology* 28 (1988): 157–63.

Baliram, R., et al. "Hyperthyroid-Associated Osteoporosis Is Exacerbated by the Loss of TSH Signaling." *Journal of Clinical Investigation* 10, no. 22 (2012): 3737–41.

Bartalena, L., et al. "Relationship of the Increased Serum Interleukin-6 Concentration to Changes of Thyroid Function in Nonthyroidal Illness." *Journal of Endocrinological Investigation* 17 (1994): 269–74.

Bartalena, L., et al. "Role of Cytokines in the Pathogenesis of the Euthyroid Sick Syndrome." *European Journal of Endocrinology* 138 (1998): 603-614.

Benhadi, N., et al. "Higher Maternal TSH Levels in Pregnancy Are Associated with Increased Risk for Miscarriage, Fetal or Neonatal Death." *European Journal of Endocrinology* 160 (2009): 985–91.

Bharucha, A. E., et al. "Slow Transit Constipation." *Gastroenterology Clinics of North America* 30 (2001): 77–96.

Bindels, A. J. G. H., et al. "The Prevalence of Subclinical Hypothyroidism at Different Total Plasma Levels in Middle Aged Men and Women: A Need for Case-Finding?" *Clinical Endocrinology* 50 (1999): 217–20.

Biondi, B., et al. "Hypothyroidism as a Risk Factor for Cardiovascular Disease." *Endocrine* 24 (2004): 1–13.

Birch, M. P., et al. "Female Pattern Hair Loss." *Clinical and Experimental Dermatology* 27 (2002): 383–88.

Boelen, A., et al. "Association between Serum Interleukin-6 and Serum 3,5,3'-Triiodothyronine in Nonthyroidal Illness." *Journal of Clinical & Endocrinological Metabolism* 77 (1993): 1695–99.

Boonstra, R. "Reality as the Leading Cause of Stress: Rethinking the Impact of Chronic Stress in Nature." *Functional Ecology* 27 (2013): 11–23.

Bopana, N., and S. Saxena. "In Vitro Propagation of High Value Medicinal Plant: Asparagus racemosus Willd." *Plant* 44 (2008): 525–32.

Brabant, G., et al. "Physiological Regulation of Circadian and Pulsatile Thyrotropin Secretion in Normal Man and Woman." *Journal of Clinical Endocrinology & Metabolism* 70 (1990): 403–9.

Braverman, L. E. "Iodine and the Thyroid: 33 Years of Study." *Thyroid* 4 (1994): 351–56.

Buysse, D. J. "Chronic Insomnia." *American Journal of Psychiatry* 165 (2008): 678–86.

Cann, S. A., et al. "Hypothesis: Iodine, Selenium and the Development of Breast Cancer." *Cancer Causes & Control* 11 (2000): 121–27.

Cappola, A. R., et al. "Hypothyroidism and Atherosclerosis." *Journal of Clinical Endocrinology & Metabolism* 88 (2003): 2438–44.

Casey, B. M., et al. "Subclinical Hypothyroidism and Pregnancy Outcomes." *Obstetrics & Gynecology* 105 (2005): 239–45.

Chahal, H. S., and W. M. Drake. "The Endocrine System and Ageing." *Journal of Pathology* 211 (2007): 173–80.

Chen, C. H., et al. "Congenital Hypothyroidism with Multiple Ovarian Cysts." *European Journal of Pediatrics* 158 (1999): 851–52.

Choksi, N. Y., et al. "Role of Thyroid Hormones in Human and Laboratory Animal Reproductive Health." *Developmental and Reproductive Toxicology* 68 (2003): 479–91.

Ciocon, J. O., et al. "Leg Edema: Clinical Clues to the Differential Diagnosis." *Geriatrics* 48 (1993): 34–45.

Cowan, L. D., et al. "Breast Cancer Incidence in Women with a History of Progesterone Deficiency." *American Journal of Epidemiology* 114 (1981): 209–17.

Das, S. K. "Tulsi: The Indian Holy Power Plant." *Indian Journal of Natural Products and Resources* 5 (2006): 279–83.

Davis, S. R., et al. "Endocrine Aspects of Female Sexual Dysfunction." *Journal of Sexual Medicine* 1 (2004): 82–86.

Dayan, C., et al. "Interpretation of Thyroid Function Tests." *Lancet* 357 (2001): 619–24.

Delitala, G. "Dopamine and TSH Secretion in Man." *Lancet* 310 (1977): 760–61.

Dendrinos, S., et al. "Thyroid Autoimmunity in Patients with Recurrent Spontaneous Miscarriages." *Gynecological Endocrinology* 14 (2000): 270–74.

Devasagayam, T. P. A., and K. B. Sainis. "Immune System and Antioxidants, Especially Those Derived from Indian Medicinal Plants." *Indian Journal of Experimental Biology* 40 (2002): 639–55.

Diekman, T., et al. "Prevalence and Correction of Hypothyroidism in a Large Cohort of Patients Referred for Dyslipidemia." *Archives of Internal Medicine* 155 (1995): 1490–95.

Dimich, A., et al. "Magnesium Transport in Patients with Thyroid Disease." *Journal of Clinical Endocrinology & Metabolism* 26 (2016): 1081–92.

Dittrich, Ralf, et al. "Thyroid Hormone Receptors and Reproduction." *Journal of Reproductive Immunology* 90 (2011): 58–66.

Douillard, J. "*shilajit*." John Douillard's LifeSpa, http://lifespa.com/ayurvedic -supplement-facts/*shilajit*. Recuperado en septiembre de 2018.

Eastwood, G. L., et al. "Reversal of Lower Esophageal Sphincter Hypotension and Esophageal Aperistalsis after Treatment for Hypothyroidism." *Journal of Clinical Gastroenterology* 4, no. 4 (1982): 307–10.

Ebert, E. C. "The Thyroid and the Gut." *Journal of Clinical Gastroenterology* 44 (2010): 402–6.

Einarsson, K., et al. "Influence of Age on Secretion of Cholesterol and Synthesis of Bile Acids by the Liver." *New England Journal of Medicine* 313 (1985): 277–82.

Elder, J., et al. "The Relationship between Serum Cholesterol and Serum Thyrotropin, Thyroxine and Triiodothyronine Concentrations in Suspected Hypothyroidism." *Annals of Clinical Biochemistry: International Journal of Laboratory Medicine* 27 (1990): 110–13.

Ely, J. W., et al. "Approach to Leg Edema of Unclear Etiology." *Journal of the American Board of Family Medicine* 19 (2006): 148–60.

Fajer, A. B., et al. "The Contribution of the Adrenal Gland to the Total Amount of Progesterone Produced in the Female Rate." *Journal of Physiology* 214 (1971): 115–26.

Feek, C. M., et al. "Influence of Thyroid Status on Dopaminergic Inhibition of Thyrotropin and Prolactin Secretion: Evidence for an Additional Feedback Mechanism in the Control of Thyroid Hormone Secretion." *Journal of Clinical Endocrinology & Metabolism* 51 (1980): 585–89.

Field, T., and M. Diego. "Cortisol: The Culprit Prenatal Stress Variable." *International Journal of Neuroscience* 118 (2008): 1181–205.

Ford, H. B., and D. J. Schust. "Recurrent Pregnancy Loss: Etiology, Diagnosis and Therapy." *Review of Obstetrics and Gynecology* 2 (2009): 76–83.

Fredlund, B., and S. B. Olsson. "Long QT Interval and Ventricular Tachycardia of 'Torsade de Pointe' Type in Hypothyroidism." *Journal of Internal Medicine* 213 (1983): 231–35.

Freedberg, A. S., et al. "The Effect of Altered Thyroid State on Atrial Intracellular Potentials." *Journal of Physiology* 207 (1970): 357–69.

Freinkel, R. K., and N. Freinkel. "Hair Growth and Alopecia in Hypothyroidism." *Archives of Dermatology* 106 (1972): 349–52.

Frizel, D., et al. "Plasma Levels of Ionised Calcium and Magnesium in Thyroid Disease." *Lancet* 1, no. 7504 (1967): 1360–61.

Fudge, J. R., et al. "Medical Evaluation for Exposure Extremes: Cold." *Clinical Journal of Sport Medicine* 26 (2015): 63–68.

Fukuda, K., et al. "The Chronic Fatigue Syndrome: A Comprehensive Approach to Its Definition and Study." *Annals of Internal Medicine* 121 (1994): 953–59.

Ghaemi, N., et al. "Delayed Diagnosis of Hypothyroidism in Children." *Iranian Red Crescent Medical Journal* 17 (2015): e20306.

Gidley-Baird, A., et al. "Failure of Implantation in Human In Vitro Fertilization and Embryo Transfer Patients: The Effects of Altered Progesterone/Estrogen Ratios in Humans and Mice." *Fertility and Sterility* 45 (1986): 69–74.

Glinoer, D., et al. "Risk of Subclinical Hypothyroidism in Pregnant Women with Asymptomatic Autoimmune Thyroid Disorders." *Journal of Clinical Endocrinology & Metabolism* 79 (1994): 197–204.

Gold, M. S., et al. "Hypothyroidism and Depression: Evidence from Complete Thyroid Function Evaluation." *Journal of the American Medical Association* 245 (1981): 1919–22.

Goyal, R. K., et al. "Asparagus racemosus—An Update." *Indian Journal of Medical Sciences* 57, no. 9 (2003): 408–13.

Grandhi, A., et al. "A Comparative Pharmacological Investigation of Ashwagandha and Ginseng." *Journal of Ethnopharmacology* 44 (1994): 131–35.

Gurkan, S., et al. "A Case of Autoimmune Thyroiditis and Mebranoproliferative Glomerulonephritis." *Pediatric Nephrology* 24 (2009): 193–97.

Gussekloo, J., et al. "Thyroid Status, Disability and Cognitive Function and Survival in Old Age." *Journal of the American Medical Association* 292 (2004): 2591–99.

Hage, M., et al. "Thyroid Disorders and Diabetes Mellitus." *Journal of Thyroid Research* 2011 (2011). doi:10.4061/2011/439463.

Hakkim, F. L., et al. "Chemical Composition and Antioxidant Property of Holy Basil (Ocimum sanctum L.) Leaves, Stems and Inflorescence and Their In Vitro Callus Cultures." *Journal of Agricultural and Food Chemistry* 55 (2007): 9109–17.

Hall, D. C. "Nutritional Influences on Estrogen Metabolism." *Applied Nutritional Science Reports* 1 (2001).

Harbison, J. "Sleep Disorders in Older People." *Age and Ageing* 31, suppl. 2 (2002): 6–9.

Hecht, A., et al. "Diabetes Mellitus and Primary Hypothyroidism." *Metabolism* 17 (1968): 108–13.

Heeringa, J., et al. "High-Normal Thyroid Function and Risk of Atrial Fibrillation." *Archives of Internal Medicine* 168 (2008): 2219–24.

Hein, M. D., et al. "Thyroid Function in Psychiatric Illness." *General Hospital Psychiatry* 12 (1990): 232–44.

Hermann, P. T., et al. "Forskolin: From an Ayurvedic Remedy to a Modern Agent." *Planta Medica* 51 (1989): 473–77.

Hodgson, H., and R. Malik. "The Relationship between the Thyroid Gland and the Liver." *Quarterly Journal of Medicine* 95 (2002): 559–69.

Idzikowski, C., and C. M. Shapiro. "ABC of Sleep Disorders. Non-Psychotropic Drugs and Sleep." *British Medical Journal* 306 (1993): 1118–21.

Iglesias, P., and J. J. Diez. "Thyroid Dysfunction and Kidney Disease." *Endocrinology* 160 (2009): 503–15.

Jackson, M. D. "The Thyroid Axis and Depression." Thyroid 8 (1998): 951–56.

Jain, S., and G. S. Jogad. "Role of Ayurvedic Management in Post Natal Hypothyroidism." *Journal of Indian System of Medicine* 3, no. 4 (2015): 209–13.

Joffe, B. I., and L. A. Distiller. "Diabetes Mellitus and Hypothyroidism: Strange Bedfellows or Mutual Companions?" *World Journal of Diabetes* 5 (2014): 901–4.

Jones, J. E., et al. "Magnesium Metabolism in Hyperthyroidism and Hypothyroidism." *Journal of Clinical Investigation* 45 (1966): 891–900.

Joshi, H., et al. "Pharmacological Evidences for Antiamnesic Potentials of Phyllanthus amarus in Mice." *African Journal Biomedical Research* 10, no. 2 (2009). doi:10.4314/ajbr.v10i2.50622.

Joyce, J., et al. "The Prognosis of Chronic Fatigue and Chronic Fatigue Syndrome." *QJM: An International Journal of Medicine* 90 (1997): 223–33.

Kahraman, H., et al. "Gastric Emptying Time in Patients with Primary Hypothyroidism." *European Journal of Gastroenterology & Hepatology* 9, no. 9 (1997): 901–4.

Kapoor, L. D. *CRC Handbook of Ayurvedic Medicinal Plants.* Boca Raton, Forida: CRC Press, 2000.

Kavitha, C., et al. "Coleus forskohlii: A Comprehensive Review on Morphology, Phytochemistry and Pharmacological Aspects." *Journal of Medicinal Plants Research* 4, no. 4 (2010).

Kilon, F. M., et al. "The Effect of Altered Thyroid Function on the Ultrastructure of the Human Liver." *American Journal of Medicine* 50 (1971): 317–24.

Knudsen, N., et al. "Small Differences in Thyroid Function May Be Important for Body Mass Index and the Occurrence of Obesity in the Population." *Journal of Clinical Endocrinology and Metabolism* 90 (2005): 4019–24.

Kordonouri, O., et al. "Thyroid Autoimmunity in Children and Adolescents with Type 1 Diabetes." *Diabetes Care* 25 (2002): 1346–50.

Kraiem, Z., et al. "Effects of Gamma-Interferon on DR Antigen Expression, Growth, 3,5,3'-Triiodothyronine Secretion, Iodide Uptake and Cyclic Adenosine 3',5'-Monophosphate Accumulation in Cultured Human Thyroid Cells." *Journal of Clinical & Endocrinological Metabolism* 71 (1990): 817–24.

Krassas, G. E., and P. Perros. "Thyroid Disease and Male Reproductive Function." *Journal of Endocrinological Investigation* 26 (2003): 372–80.

Krassas, G. E., K. Poppe, and D. Glinoer. "Thyroid Function and Human Reproductive Health." *Endocrine Reviews* 31 (2010): 702–55.

Krieger, J., and C. Schroeder. "Iron Status and Restless Legs Syndrome." *Sleep Medicine Reviews* 5 (2001): 277–86.

Kvetny, J., et al. "Subclinical Hypothyroidism Is Associated with a Low-Grade Inflammation, Increased Triglyceride Levels and Predicts Cardiovascular Disease in Males Below 50 Years." *Clinical Endocrinology* 61 (2004): 232–38.

Laires, M. J., et al. "Role of Cellular Magnesium in Health and Human Disease." *Frontiers in Bioscience* 9 (2004): 262–76.

Landing, B. H., et al. "Antithyroid Antibody and Chronic Thyroiditis in Diabetes." *Journal of Clinical Endocrinology & Metabolism* 23 (1963): 119–20.

Laurberg, P. "Forskolin Stimulation of Thyroid Secretion of T4 and T3." *Federation of European Biochemical Societies,* 170 (1984): 273–76.

Lavie, P. "Sleep-Wake as a Biological Rhythm." *Annual Review of Psychology* (2001): 277.

Luthra, D. "Ocimum sanctum (Tulsi): A Potent Medicinal Herb." *WebmedCentral Pharmacology* 1, no. 11 (2010): WMC001210. doi:10.9754/journal.wmc.2010.001210.

Maggi, M., et al. "Hormonal Causes of Male Sexual Dysfunctions and Their Management (Hyperprolactinemia, Thyroid Disorders, GH Disorders, and DHEA)." *Journal of Sexual Medicine* 10 (2013): 661–77.

Maheshwari, R., et al. "Herbal Antioxidant: An Emerging Health Protector, " *Journal of Pharmacy Research* 2 (2009): 569–73.

Mason, R. L., et al. "Blood Cholesterol Values in Hyperthyroidism and Hypothyroidism—Their Significance." *New England Journal of Medicine* 203 (1930): 1273–78.

Mazor, M., et al. "Human Preterm Birth Is Associated with Systemic and Local Changes in Progesterone/17B-estradiol Ratios." *American Journal of Obstetrics and Gynecology* 171 (1994): 231–36.

McCaffey, C., and G. A. Quamme. "Effects of Thyroid Status on Renal Calcium and Magnesium Handline." *Canadian Journal of Comparative Medicine* 48 (1984): 51–57.

McDermott, M. T., et al. "Subclinical Hypothyroidism Is Mild Thyroid Failure and Should Be Treated." *Journal of Clinical Endocrinology & Metabolism* 86 (2001): 4585–90.

Meena, A. K., et al. "Plants—Herbal Wealth as a Potential Source of Ayurvedic Drugs." *Asian Journal of Traditional Medicines* 4 (2009).

Meletis, C. D., and W. A. Centrone. "Adrenal Fatigue: Enhancing Quality of Life for Patients with a Functional Disorder." *Alternative & Complementary Therapies* 8 (2002): 267–72.

Messarah, M., et al. "Influence of Thyroid Dysfunction on Liver Lipid Peroxidation and Antioxidant Status in Experimental Rats." *Experimental and Toxicologic Pathology* 62 (2010): 301–10.

Michalopoulou, G., et al. "High Serum Cholesterol Levels in Persons with 'High-Normal' TSH Levels: Should One Extend the Definition of Subclinical Hypothyroidism?" *European Journal of Endocrinology* 138 (1998): 141–45.

Middleton, W. R. "Thyroid Hormones and the Gut." *Gut* 12 (1971): 172–77.

Miller, T. M., and R. B. Layzer. "Muscle Cramps." *Muscle & Nerve* 32 (2005): 431–42.

Mishra, L., et al. "Scientific Basis for the Therapeutic Use of Withania somnifera (Ashwagandha)." *Alternative Medicine Review* 5, no. 4 (2000): 334–46.

Monti, J. M. "Primary and Secondary Insomnia: Prevalence, Causes and Current Therapeutics." *Current Medicinal Chemistry—Central Nervous System Agents* 4 (2004): 119–37.

Mounsey, A. L., and S. W. Reed. "Diagnosing and Treating Hair Loss." *American Family Physician* 80 (2009): 356–62.

Negro, R., et al. "Increased Pregnancy Loss Rate in Thyroid Antibody Negative Women with TSH Levels between 2.5 and 5.0 in the First Trimester of Pregnancy." *Journal of Clinical Endocrinology & Metabolism* 95 (2010): E44–48.

Norris, F. H., and B. J. Fanner. "Hypothyroid Myopathy: Clinical, Electromyographical and Ultrastructural Observations." *Archives of Neurology* 14 (1966): 574–89.

Panda, S. "Changes in Thyroid Hormone Concentrations after Administration of Ashwagandha Root Extract to Adult Male Mice." *Journal of Pharmacy and Pharmacology* 50 (1998): 1065–68.

Panda, S., et al. "Ocimum sanctum Leaf Extract in the Regulation of Thyroid Function in the Male Mouse." *Pharmacological Research* 38 (1998): 107–10.

Pannain, S., and E. Van Cauter. "Modulation of Endocrine Function by Sleep-Wake Homeostasis and Circadian Rhythmicity." *Sleep Medicine Clinics* 2 (2007): 147–59.

Parker, D. C., et al. "Effect of 64-Hour Sleep Deprivation on the Circadian Waveform of Thyrotropin (TSH): Further Evidence of Sleep-Related Inhibition of TSH Release." *Journal of Clinical Endocrinology & Metabolism* 64 (1987): 157–61.

Pereira, J. C., et al. "Imbalance between Thyroid Hormones and the Dopaminergic System Might Be Central to the Pathophysiology of Restless Legs Syndrome: A Hypothesis." *Clinics* 65 (2010): 548–54.

Petajan, J. H. "Pathophysiological Aspects of Human Adjustment to Cold." *Archives of Environmental Health: An International Journal* 17 (1968): 595–98.

Poncin, S., et al. "Oxidative Stress in the Thyroid Gland: From Harmlessness to Hazard Depending on the Iodine Content." *Endocrinology* 149 (2007): 424–33.

Poppe, K., et al. "The Role of Thyroid Autoimmunity in Fertility and Pregnancy." *Nature Clinical Practice: Endocrinology & Metabolism* 4 (2008): 394–405.

Poppe, K., et al. "Thyroid Autoimmunity and Hypothyroidism before and during Pregnancy." *Human Reproduction Update* 9 (2003): 149–61.

Poppe, K., et al. "Thyroid Disease and Female Reproduction." *Clinical Endocrinology* 66 (2007): 309–21.

Prange, A. J., et al. "Effects of Thyrotropin-Releasing hormone in Depression." *Lancet* 300 (1972): 999–1002.

Prummel, M. F., and W. M. Wiersinga. "Thyroid Autoimmunity and Miscarriage." *European Journal of Endocrinology* 150 (2004): 751–55.

Pucci, E., et al. "Thyroid and Lipid Metabolism." *International Journal of Obesity* 24 (2000): S109–12.

Raftogianis, R., et al. "Estrogen Metabolism by Conjugation." *Journal of the National Cancer Institute Monographs* 27 (2000): 113–24.

Rami, B., et al. "Primary Hypothyroidism, Central Diabetes Insipidus and Growth Hormone Deficiency in Multisystem Langerhans Cell Histiocytosis: A Case Report." *Acta Peaediatrica* 87 (1998): 112–14.

Rando, G., and W. Wahli. "Sex Differences in Nuclear Receptor-Regulated Liver Metabolic Pathways." *Biochemica et Biophysica Acta* 3 (2011): 964–73.

Redmond, G. P. "Thyroid Dysfunction and Women's Reproductive Health." *Thyroid* 14 (2004): 5–15.

Reinehr, T. "Obesity and Thyroid Function." *Molecular and Cellular Endocrinology* 316 (2010): 165–71.

Reinehr, T., et al. "Thyroid Hormones and Their Relation to Weight Status." *Hormone Research* 70 (2008): 51–57.

Riddlesberger, M. M., et al. "The Association of Juvenile Hypothyroidism and Cystic Ovaries." *Radiology* 139 (1981): 77–80.

Riley, W. J., et al. "Thyroid Autoimmunity in Insulin-Dependent Diabetes Mellitus: The Case for Routine Screening." *Journal of Pediatrics* 99 (1981): 350–54.

Rizner, T. L., et al. "AKR1C1 and AKR1C3 May Determine Progesterone and Estrogen Ratios in Endometrial Cancer." *Molecular and Cellular Endocrinology* 248 (2006): 126–35.

Rodondi, N., et al. "Subclinical Hypothyroidism and the Risk of Coronary Heart Disease and Mortality." *Journal of the American Medical Association* 304 (2010): 1365–74.

Rosen, R. C. "Correlates of Sexually Related Personal Distress in Women with Low Sexual Desire." *Journal of Sexual Medicine* 6 (2009): 1549–60.

Rox, C. S., et al. "Relations of Thyroid Function to Body Weight." *Archives of Internal Medicine* 1668 (2008): 587–92.

Runahashi, H., et al. "Seaweed Prevents Breast Cancer?" *Cancer Science* 92 (2002): 438–87.

Rupp, J. J. "Hypothyroidism and Diabetes Mellitus." *Diabetes* 4 (1955): 393–97.

Ryuzo, S., and S. Nishiyama. "Alopecia in Hypothyroidism." *Hair Research: Status and Future Aspects; Proceedings of the First International Congress on Hair Research*, Conference Paper, Hamburg, March 13–16, 1979.

Sato, I., et al. "Inhibition of 1251 Organification and Thyroid Hormone Release by Interleukin-1, Tumor Necrosis Factor-Alpha and Interferon-Gamma in Human Thymocytes in Suspension Culture." *Journal of Clinical & Endocrinological Metabolism* 70 (1990): 1735–43.

Savoie, J. C., et al. "Iodine-Induced Thyrotoxicosis in Apparently Normal Thyroid Glands." *Journal of Clinical Endocrinology & Metabolism* 41 (2016): 685–91.

Scanlon, M. F., et al. "Dopaminergic Modulation of Circadian Thyrotropin Rhythm and Thyroid Hormone Levels in Euthyroid Subjects." *Journal of Clinical Endocrinology & Metabolism* 51 (1980): 1251–56.

Selye, Hans. *The Stress of Life.* New York: McGraw-Hill Education, 1978.

Shapiro, J. "Hair Loss in Women." *New England Journal of Medicine* 357 (2007): 1620–30.

Shapiro, J., et al. "Practical Management of Hair Loss." *Canadian Family Physician* 46 (2000): 1469–77.

Sharma, K. "Asparagus racemosus (Shatavari)." *International Journal of Pharmaceutical & Biological Archives* 2 (2011).

Shilo, S., and H. J. Hirsch. "Iodine-Induced Hyperthyroidism in a Patient with a Normal Thyroid Gland." *Postgraduate Medical Journal* 62 (1986): 661–62.

Shu, J., et al. "Ignored Adult Primary Hypothyroidism Presenting Chiefly with Persistent Ovarian Cysts: A Need for Increased Awareness." *Reproductive Biology and Endocrinology* 9 (2011). doi:10.1186/1477-7827-9-119.

Sinaii, N., et al. "High Rates of Autoimmune and Endocrine Disorders, Fibromyalgia, Chronic Fatigue Syndrome and Atopic Diseases among Women with Endometriosis: A Survey Analysis." *Human Reproduction* 17 (2002): 2715–24.

Singh, B. M., et al. "Ovarian Cyst in Juvenile Hypothyroidism." *Archives of Gynecology and Obstetrics* 271 (2005): 263–64.

Singh, S. K., and K. Rajoria. "Evaluation of Vardhamana Pipali, Kanchanar Guggulu and Lekhana Basti in the Management of Hypothyroidism." *Indian Journal of Traditional Knowledge* 14 (2015).

Slok, S., et al. "Plant Profile, Phytochemistry and Pharmacology of Asparagus racemosus (Shatavari)." *Asian Pacific Journal of Tropical Disease* 3 (2013): 242–51.

Smithson, M. J. "Screening for Thyroid Dysfunction in a Community Population of Diabetic Patients." *Diabetic Medicine* 15 (1998): 148–50.

Smyth, P. P. A. "Thyroid Disease and Breast Cancer." *Journal of Endocrinological Investigation* 16 (1993): 396–401.

Stagnaro-Green, A., et al. "Guidelines of the American Thyroid Association for the Diagnosis and Management of Thyroid Disease during Pregnancy and Postpartum." *Thyroid* 21 (2011): 1081–125.

Stagnaro-Green, A., et al. "The Thyroid and Pregnancy: A Novel Risk Factor for Very Preterm Delivery." *Thyroid* 4 (2005): 351–57.

Stagnaro-Green, A., et al. "Thyroid Autoimmunity and the Risk of Miscarriage." *Best Practice & Research: Clinical Endocrinology & Metabolism* 18 (2004): 167–81.

Stanbury, J. B. "Iodine-Induced Hyperthyroidism: Occurrence and Epidemiology." *Thyroid* 8 (1998): 83–100.

Sternbach, H. "Age-Associated Testosterone Decline in Men: Clinical Issues for Psychiatry." *American Journal of Psychiatry* 155 (1998): 1310–18.

Streeten, D. H. P. "Idiopathic Edema: Pathogenesis, Clinical Features, and Treatment." *Metabolism* 27 (1978): 353–83.

Suraj, P., et al. "*shilajit*: A Review." *Psychotherapy Research* 21 (2007): 401–5.

Surapaneni, D., et al. "*shilajit* Attenuates Behavioral Symptoms of Chronic Fatigue

Syndrome by Modulating the Hypothalamic-Pituitary-Adrenal Axis and Mitochondrial Bioenergetics in Rats." *Journal of Ethnopharmacology* 143 (2012): 91–99.

Surks, M. I., et al. "Subclinical Thyroid Disease." *Journal of the American Medical Association* 291 (2004): 228–38.

Takeuchi, K., et al. "A Case of Multiple Ovarian Cysts in a Prepubertal Girl with Severe Hypothyroidism Due to Autoimmune Thyroiditis." *International Journal Gynecological Cancer* 14 (2004): 543–45.

Thangaratinam, S., et al. "Association between Thyroid Autoantibodies and Miscarriage and Preterm Birth." *British Medical Journal* 342 (2011): 2616.

Thompson, W. G., et al. "Functional Bowel Disorders and Functional Abdominal Pain." *Gut* 45 (1999): 1143–47.

Tobin, M. V., et al. "Orocaecal Transit Time in Health and in Thyroid Disease." *Gut* 30 (1989): 26–29.

Tory D. J., et al. "Acute and Delayed Effects of a Single-Dose Injection of Interleukin-6 on Thyroid Function in Healthy Humans." *Metabolism* 47 (1998): 1289–93.

Tribulova, N., et al. "Thyroid Hormones and Cardiac Arrhythmias." *Vascular Pharmacology* 52 (2010): 102–12.

Trokoudes, K. M., et al. "Infertility and Thyroid Disorders." *Current Opinion in Obstetrics and Gynecology* 18 (2006): 446–51.

Tsigos, C., et al. "Hypothalamic-Pituitary-Adrenal Axis, Neuroendocrine Factors and Stress." *Journal of Psychosomatic Research* 53 (2002): 865–71.

Turnbridge, W. M. G., et al. "The Spectrum of Thyroid Disease in a Community: The Whickham Survey." *Clinical Endocrinology* 7 (1977): 481–93.

van Been, N., et al. "Thyroid Hormones Directly Alter Human Hair Follicle Functions." *Journal of Clinical Endocrinology & Metabolism* 93 (2008): 4381–88.

Van den Berghe, G., et al. "Dopamine and the Sick Euthyroid Syndrome in Critical Illness." *Clinical Endocrinology* 41 (1994): 731–37.

Van den Boogaard, E., et al. "Significance of (Sub)clinical Thyroid Dysfunction and Thyroid Autoimmunity before Conception and in Early Pregnancy." *Human Reproduction Update* 17 (2011): 605–19.

Van Sande, J., et al. "Stimulation by Forskolin of the Thyroid Adenylate Cyclase, Cyclic AMP Accumulation and Iodine Metabolism." *Molecular & Cellular Endocrinology* 29 (1983): 109–19.

Vaquero, E., et al. "Mild Thyroid Abnormalities and Recurrent Spontaneous Abortion: Diagnostic and Therapeutical Approach." *American Journal of Reproductive Immunology* 43 (2000): 204–8.

Veronelli, A., et al. "Sexual Dysfunction Is Frequent In Premenopausal Women with Diabetes, Obesity, and Hypothyroidism, and Correlates with Markers of Increased Cardiovascular Risk. A Preliminary Report." *Journal of Sexual Medicine* 6 (2009): 1561–68.

Volzke, H., et al. "Association between Thyroid Function and Gallstone Disease." *World Journal of Gastroenterology* 11, no. 35 (2005): 5530–34.

Vondra, K., et al. "Thyroid Gland Diseases in Adult Patients with Diabetes Mellitus." *Minerva Endocrinologica* 30 (2005): 217–36.

Wajner, S. M. "IL-6 Promotes Nonthyroidal Illness Syndrome by Blocking Thyroxine Activation while Promoting Thyroid Hormone Inactivation in Human Cells." *Journal of Clinical Investigation* 121 (2011): 1834–45.

Wajner, S. M., et al. "Clinical Implications of Altered Thyroid Status in Male Testicular Function." *Arquivos Brasileiros de Endocrinologia e Metabologia* 53, no. 8 (2009): 976–82.

Wassen, F. W., et al. "Effects of Interleukin-1 Beta on Thyrotropin Secretion and Thyroid Hormone Uptake in Cultured Rat Anterior Pituitary Cells." *Endocrinology* 137 (1996): 1591–98.

Weisskopf, A. "Reflux Esophagitis: A Cause of Globus." *Otolaryngology—Head and Neck Surgery* 89, no. 5 (1981): 780–82.

Whiting, D. A. "Chronic Telogen Effluvium: Increased Scalp Hair Shedding in Middle-Aged Women." *Journal of the American Academy of Dermatology* 35 (1996): 899–906.

Whybrow, P. C., et al. "Mental Changes Accompanying Thyroid Gland Dysfunction: A Reappraisal Using Objective Psychological Measurement." *Archives of General Psychiatry* 20 (1969): 48–63.

Wilson, E., et al. "Review of *shilajit* Used in Traditional Indian Medicine." *Journal of Ethnopharmacology* 136 (2011): 1–9.

Yun, K., et al. "Effects of Forskolin on the Morphology and Function of the Rat Thyroid Cell Strain." *Journal of Endocrinology* 111 (1986): 397–405.

Ziauddin, M., et al. "Studies on the Immunomodulatory Effects of Ashwagandha." *Journal of Ethnopharmacology* 50 (1996): 69–76.

5. TIROIDITIS DE HASHIMOTO: ENFERMEDAD AUTOINMUNE DE LA GLÁNDULA TIROIDES

Abdei-Rahman, S. Z., et al. "A Multiplex PCR Procedure for Polymorphic Analysis of GSTM1 and GSTT1 Genes in Population Studies." *Cancer Letters* 107 (1996): 229–33.

Abenavoli, L., et al. "Milk Thistle in Liver Diseases: Past, Present, Future." *Phytotherapy Research* 24 (2010): 1423–32.

Abrahamsson, T. R., et al. "Gut Microbiota and Allergy: The Importance of the Pregnancy Period." *Pediatric Research* 77 (2015): 214–19.

Aher, V. D., and A. Wahi. "Pharmacological Study of Tinospora cordifolia as an Immunomodulator." *International Journal of Current Pharmaceutical Research* 2 (2010): 52–54.

Ahmed, A. A., et al. "Gender and Risk of Autoimmune Diseases: Possible Role of Estrogenic Compounds." *Environmental Health Perspectives* 107 (1999): 681–86.

Ait-Beignaoui, A., et al. "Prevention of Gut Leakiness by a Probiotic Treatment Leads to Attenuated HPA Response to an Acute Psychological Stress in Rats." *Psychoneuroendocrinology* 37 (2012): 1885–95.

Al-Asmakh, M., et al. "Gut Microbial Communities Modulating Brain Development and Function." *Journal of Gut Microbes* 3 (2012): 366–73.

Andre, C. "Food Allergy: Objective Diagnosis and Test of Therapeutic Efficacy by Measuring Intestinal Permeability." *Presse Medicine* 15 (1986): 105–8.

Arnson, Y., et al. "Vitamin D and Autoimmunity." *Annals of the Rheumatic Diseases* 66 (2007): 1137–42.

Arora, R. B., et al. "Anti-inflammatory Studies on Curcuma longa (Turmeric)." *Indian Journal of Medical Research* 59 (1971): 1289–95.

Babb, R. R. "Associations between Diseases of the Thyroid and the Liver." *American Journal of Gastroenterology* 79 (1984): 421–23.

Baliga, M. S., et al. "Amla, a Wonder Berry in the Treatment and Prevention of Cancer." *European Journal of Cancer Prevention* 20 (2011): 225–39.

Barile, D., et al. "Human Milk and Related Oligosaccharides as Prebiotics." *Current Opinion in Biotechnology* 24 (2013): 214–19.

Battersby, A. J., and D. L. Gibbons. "The Gut Mucosal Immune System in the Neonatal Period." *Pediatria Allergy and Immunology* 24 (2013): 414–21.

Behrens, R. H., et al. "Factors Affecting the Integrity of the Intestinal Mucosa of Gambian Children." *American Journal of Clinical Nutrition* 45 (1987): 1433–41.

Berti, Irene, et al. "Usefulness of Screening Program for Celiac Disease in Autoimmune Thyroiditis." *Digestive Diseases and Sciences* 45 (2000): 403–6.

Bhandari, P., et al. "Emblica officinalis (Amla): A Review of Potential Therapeutic Applications." *International Journal of Green Pharmacy* 6 (2012): 257–69.

Bhattacharyya, C., and G. Bhattacharyya. "Therapeutic Potential of Tinospora cordifolia: The Magical Herb of Ayurveda." *International Journal of Pharmaceutical & Biological Archives* 4 (2013): 558–84.

Bischoff, S. C. "Gut Health: A New Objective in Medicine?" *Biomedical Central Medicine* 9 (2011): 24.

Bjarnason, I., et al. "Effect of Non-steroidal Anti-inflammatory Drugs on the Human Small Intestine." *Drugs* 1 (1986): 35–41.

Brattstrom, L., et al. "A Common Methylenetetrahydrofolate Reductase Gene Mutation and Longevity." *Atherosclerosis* 141 (1998): 315–19.

Burton, G. W., et al. "Human Plasma and Tissue Alpha-Tocopherol Concentrations in Response to Supplementation with Deuterated Natural and Synthetic Vitamin E." *American Journal of Clinical Nutrition* 67 (1998): 669–84.

Carlson, A. L., et al. "Infant Gut Microbiome Associated with Cognitive Development." *Biological Psychiatry* 83, no. 2 (2017): 148–59.

Cerf-Bensussan, N., and V. Gaboriau-Routhiau. "The Immune System and the Gut Microbiota: Friends or Foes?" *Nature Reviews: Immunology* 10 (2010): 735–44.

Charmkar, N. K., and R. Singh. "Emblica officinalis (Amla): A Wonder Gift of Nature to Humans." *International Journal of Current Microbiology and Applied Sciences* 6 (2017): 4267–80.

Chatterjee, S., et al. "Pesticide Induced Marrow Toxicity and Effects on Marrow Cell Population and on Hematopoietic Stroma." *Experimental and Toxicologic Pathology* 65 (2013): 287–95.

Chattopadhyay, I., et al. "Turmeric and Curcumin: Biological Actions and Medicinal Applications." *Current Science* 87 (2004): 44–50.

Chervonsky, A. V. "Influence of Microbial Environment on Autoimmunity." *Nature Immunology* 11 (2010): 28–35.

Clavel, T., et al. "Deciphering Interactions between the Gut Microbiota and the Immune System via Microbial Cultivation and Minimal Microbiomes." *Immunological Reviews* 279 (2017): 8–22.

Clement, B. "Nutri-Con: The Truth about Vitamins & Supplements." Organic Consumers Association, December 31, 2006. www.organicconsumers.org/news/ nutri-con-truth-about-vitamins-supplements.

Cosnes, J., et al. "Incidence of Autoimmune Diseases in Celiac Disease." *Clinical Gastroenterology and Hepatology* 6 (2008): 753–58.

Crissinger, K. D., et al. "Pathophysiology of Gastrointestinal Mucosal Permeability." *Journal of Internal Medicine Supplement* 732 (1990): 145–54.

Deloughery, T. G., et al. "Common Mutation in Methylenetetrahydrofolate Reductase." *Circulation* 94 (1996): 3074–78.

Deluca, H. F., and M. T. Cantorna. "Vitamin D: Its Role and Uses in Immunology." *Federation of American Societies for Experimental Biology (FASEB) Journal* 15 (2001): 2579–85.

Desai, V. R., et al. "An Immunomodulator from Tinospora cordifolia with Antioxidant Activity in Cell-Free Systems." *Journal of Chemical Sciences* 114 (2002): 713–19.

Doe, W. F. "An Overview of Intestinal Immunity and Malabsorption." *American Journal of Medicine* 67 (1979): 1077–84.

Elfstrom, P., et al. "Risk of Thyroid Disease in Individuals with Celiac Disease." *Journal of Clinical Endocrinology & Metabolism* 93 (2008): 3915–21.

Fahey, J. W. "Moringa oleifera: A Review of the Medicinal Evidence for Its Nutritional, Therapeutic and Prophylactic Properties, Part 1." *Trees for Life Journal* 1 (2005): 5.

Fakurazi, S., et al. "Moringa oleifera Prevents Acetaminophen Induced Liver Injury through Restoration of Glutathione Level." *Food and Chemical Toxicology* 46 (2008): 2611–15.

Fasano, A. "Leaky Gut and Autoimmune Diseases." *Clinical Reviews in Allergy & Immunology* 42 (2012): 71–78.

Fernandez, L., et al. "The Human Milk Microbiota." *Pharmacological Research 69 (2013): 1–10.*

Ferreira, P. M. P., et al. "Moringa oleifera: Bioactive Compounds and Nutritional Potential." *Review of Nutrition* 21 (2008): 431–37.

Francino, M. P. "Early Development of the Gut Microbiota and Immune Health." *Pathogens* 3 (2014): 769–90.

Galland, L., and S. Barrie. "Intestinal Dysbiosis and the Causes of Disease." *Journal for the Advancement of Medicine* 6 (1993): 67–82.

Gautam, R., et al. "Folk Medicinal Uses of Plants from Kusmi Forest, Uttar Pradesh, Gorakhpur, India." *International Journal of Current Microbiology and Applied Sciences* 4 (2014): 343–51.

Ghaisas, S., et al. "Gut Microbiome in Health and Disease." *Pharmacology & Therapeutics* 158 (2016): 52–62.

Ghildiyal, J. C., et al. "Indigenous Uses of Plants in Different Women Ailments in Garhwal Region." *Indian Journal of Pharmaceutical and Biological Research* 2 (2014): 39–44.

Gorbach, S. L. "Estrogens, Breast Cancer and Intestinal Flora." *Reviews of Infectious Diseases* 6 (1984): S85–90.

Gritz, E. C., and V. Bhandari. "The Human Neonatal Gut Microbiome." *Frontiers in Pediatrics* 3 (2015): 60.

Gudmundsdottir, K., et al. "GSTM1 GSTT1 and GSTP1 Genotypes in Relation to Breast Cancer Risk and Frequency of Mutations in the p53 Gene." *Cancer Epidemiology, Biomarkers & Prevention* 10 (2001): 1169–73.

Group, E. "The Differences between Synthetic and Natural Vitamins." *Global Healing,* January 2009. Last updated June 16, 2017.

Guest, I., et al. "Drugs Toxic to the Bone Marrow That Target the Stromal Cells." *Immunopharmacology* 46 (2000): 103–12.

Hardy, H., et al. "Probiotics, Prebiotics and Immunomodulation of Gut Mucosal Defences: Homeostasis and Immunopathology." *Nutrients* 5 (2013): 1869–912.

Hawrelak, J. "Probiotics, Prebiotics and Synbiotics." *Journal of Complementary Medicine* 6 (2007): 28–35.

Hawrelak, J. A. "The Causes of Intestinal Dysbiosis." *Alternative Medicine Review* 9 (2004): 180–97.

Heijmans, B. T., et al. "Mortality Risk in Men Is Associated with a Common Mutation in the Methylenetetrahydrofolate Reductase Gene (MTHFR)." *European Journal of Human Genetics* 7 (1999): 197–204.

Hooper, L. V., et al. "Interactions between the Microbiota and the Immune System." *Science* 336 (20012): 1268–73.

Husain, S., et al. "Hepatoprotective, Anticancer and Antiviral Effects of Bhumi Amla in Unani Medicine." *Journal of Medicinal Plants Studies* 3 (2015): 1–3.

Inoue, Y., and N. Shimojo. "Microbiome/Microbiota and Allergies." *Seminars in Immunopathology* 37 (2015): 56–64.

Jackson, P. G., et al. "Intestinal Permeability in Patients with Eczema and Food Allergy." *Lancet* 1 (1981): 1285–86.

Jalonen, T. "Identical Intestinal Permeability Changes in Children with Different Clinical Manifestations of Cow's Milk Allergy." *Journal of Allergy & Clinical Immunology* 88 (1991): 737–42.

Jeon, Y. J., et al. "Effects of Beta-carotene Supplements on Cancer Prevention." *Nutrition and Cancer* 63 (2011): 1196–207.

Jernberg, C., et al. "Long-Term Impacts of Antibiotic Exposure on the Human Intestinal Microbiota." *Microbiology* 156 (2010): 3216–23.

Jeurink, P. V., et al. "Human Milk: A Source of More Life Than We Imagine." *Beneficial Microbes* 4 (2012): 17–30.

Jeyachandran, R., et al. "Antibacterial Activity of Stem Extracts of Tinospora cordifolia." *Ancient Science of Life* 23 (2003): 40–43.

Kapli, A., et al. "Immunopotentiating Compounds from Tinospora cordifolia." *Journal of Ethnopharmacology* 58 (1997): 89–95.

Kelly, P. "Nutrition, Intestinal Defence and the Microbiome." *Proceedings of the Nutrition Society* 69 (2010): 261–68.

Kerr, C. A., et al. "Early Life Events Influence Whole-of-Life Metabolic Health via Gut Microflora and Gut Permeability." *Critical Reviews in Microbiology* 41 (2015): 326–40.

Khopde, S. M., et al. "Characterizing the Antioxidant Activity of Amla Extract." *Current Science* 81 (2001): 185–90.

Khosla, S., and S. Sharma. "A Short Description on Pharmacogenetic Properties of Emblica officinalis." *ScopeMed* 2 (2012): 187–93.

Kim, B. "Synthetic vs. Natural Vitamins." Dr. Ben Kim's blog, publicado el 3 de octubre de 2004.

Klein, S. L., et al. "Sex-Based Difference in Immune Function and Responses to Vaccination." *Transactions of the Royal Society of Tropical Medicine and Hygiene* 109 (2015): 9–15.

Kong, J., et al. "Novel Role of the Vitamin D Receptor in Maintaining the Integrity of the Intestinal Mucosal Barrier." *American Journal of Physiology, Gastrointestinal and Liver* 294 (2007): G208–16.

Konkel, L. "The Environment Within: Exploring the Role of the Gut Microbiome in Health and Disease." *Environmental Health Perspectives* 121 (2013): A276–81.

Kosower, N. S., et al. "The Glutathione Status of Cells." *International Review of Cytology* 54 (1978): 109–60.

Kramer, K. "Stomach Disorders." *Journal of Complementary Medicine* 2 (2003): 24–28.

Kuftan, R., et al. "Potential Anticancer Activity of Turmeric (Curcuma longa)." *Cancer Letters* 29 (1985): 197–202.

Kumar, N., et al. "Leafy Drugs from Tehsil Joginder Nagar, District Mandi, Himachal Pradesh, India." *Research in Pharmacy* 4 (2014).

Kumar, S., et al. "Free and Bound Phenolic Antioxidants in Amla (Emblica officinalis) and Turmeric (Curcuma longa)." *Journal of Food Composition and Analysis* 19 (2006): 446–52.

Kumari, M. "Evaluation of Methanolic Extracts of In Vitro Grown Tinospora cordifolia for Antibacterial Activities." *Asian Journal of Pharmaceutical and Clinical Research* 5 (2012): 172–75.

Kussmann, M., and P. J. Van Bladeren. "The Extended Nutrigenomics—Understanding the Interplay between the Genomes of Food, Gut Microbes, and Human Host." *Frontiers in Genetics* 2 (2011): 21.

Kuttan, R., and K. B. Harikumar. *Phyllanthus Species.* Boca Raton, Fla.: CRC Press, 2012.

Land, C. A., et al. "Low Blood Glutathione Levels in Healthy Aging Adults." *Journal of Laboratory and Clinical Medicine* 120 (1992): 720–25.

Lang, K. S., et al. "The Role of the Innate Immune Response in Autoimmune Disease." *Journal of Autoimmunity* 29 (2007): 206–12.

LaTuga, M. S., et al. "A Review of the Source and Function of Microbiota in Breast Milk." *Seminars in Reproductive Medicine* 32 (2014): 68–73.

Le Bousse-Kerdiles, M., et al. "Cellular and Molecular Mechanisms Underlying Bone Marrow and Liver Fibrosis." *European Cytokine Network* 19 (2008): 69–80.

Lobo, V., et al. "Free Radicals, Antioxidants and Functional Foods." *Pharmacognosy Reviews* 4 (2010): 118–26.

Maes, M., et al. "The Gut-Brain Barrier in Major Depression: Intestinal Mucosal Dysfunction with an Increased Translocation of LPS from Gram Negative Enterobacteria (Leaky Gut) Plays a Role in the Inflammatory Pathophysiology of Depression." *Neuroendocrinology Letters* 29 (2008): 117–24.

Maes, M., et al. "Normalization of Leaky Gut in Chronic Fatigue Syndrome (CFS) Is Accompanied by a Clinical Improvement." *Neuroendocrinology Letters* 29 (2008): 101–9.

Maggini, S., et al. "Selected Vitamins and Trace Elements Support Immune Function by Strengthening Epithelial Barriers and Cellular and Humoral Immune Responses." *British Journal of Nutrition* 98 (2007): 529–35.

Makkar, H. P. S., and K. Becker. "Nutrients and Antiquity Factors in Different Morphological Parts of the Moringa oleifera Tree." *Journal of Agricultural Science* 128 (1997): 311–22.

Malmuthuge, N., et al. "Heat-Treated Colostrum Feeding Promotes Beneficial Bacteria Colonization in the Small Intestine of Neonatal Calves." *Journal of Dairy Science* 98 (2015): 8044–53.

Marques, T. M., et al. "Gut Microbiota Modulation and Implications for Host Health." *Innovative Food Science & Emerging Technologies* 22 (2014): 239–47.

Marrack, P., et al. "Autoimmune Disease: Why and Where It Occurs." *Nature Medicine* 7 (2001): 899.

Matsushita, S., et al. "The Frequency of the Methylenetetrahydrofolate Reductase-Gene Mutation Varies with Age in the Normal Population." *American Journal of Human Genetics* 6 (1997): 1459–60.

Matthew, S., et al. "Immunomodulatory and Anti-Tumour Activities of Tinospora cordifolia." *Fitoterapia* 70 (1999): 35–43.

McGuire, M. K., et al. "Got Bacteria? The Astounding, yet Not-So-Surprising, Microbiome of Human Milk." *Current Opinion in Biotechnology* 44 (2017): 63–68.

Meister, A., and M. E. Anderson. "Glutathione." *Annual Review of Biochemistry* 52 (1983): 711–60.

Mishra, S., and K. Palanivelu. "The Effect of Curcumin (Turmeric) on Alzheimer's Disease: An Overview." *Annals of Indian Academy of Neurology* 11 (2008): 13–19.

Mitchell, J. R., et al. "Acetaminophen-Induced Hepatic Necrosis. Protective Role of Glutathione." *Journal of Pharmacology and Experimental Therapeutics* 187 (1973): 211–17.

Molina, V., and Y. Shoenfeld. "Infection, Vaccines and Other Environmental Triggers of Autoimmunity." *Journal of Autoimmunity* 38 (2005): 235–45.

Mori, K., et al. "Does the Gut Microbiota Trigger Hashimoto's Thyroiditis?" *Discovery Medicine* 14, no. 78 (2012): 321–26.

Moyo, B., et al. "Nutritional Characterization of Moringa oleifera Leaves." *African Journal of Biotechnology* 10 (2011): 12925–33.

Mueller, N. T., et al. "The Infant Microbiome Development: Mom Matters." *Trends in Molecular Medicine* 21, no. 2 (2015): 109–17.

Munblit, D., et al. "Exposures Influencing Total IgA Level in Colostrum." *Journal of Developmental Origins of Health and Disease* 7 (2016): 61–67.

Mursu, J., et al. "Dietary Supplements and Mortality Rate in Older Women: The Iowa Women's Health Study." *Archives of Internal Medicine* 171 (2011): 1625–33.

Narendra, K., et al. "Phyllanthus niruri: A Review on Its Ethno Botanical, Phytochemical and Pharmacological Profile." *Journal of Pharmacy Research* 5 (2012): 4681–91.

Neu, J. "The Developing Intestinal Microbiome: Probiotics and Prebiotics." *Nature* 457 (2009): 480–84.

Neuhouser, M. L., et al. "Multivitamin Use and Risk of Cancer and Cardiovascular Disease in the Women's Health Initiative Cohorts." *Archives of Internal Medicine* 169 (2008): 294–304.

Newburg, D. S., and Y. He. "Neonatal Gut Microbiota and Human Milk Glycans Cooperate to Attenuate Infection and Inflammation." *Clinical Obstetrics and Gynecology* 58 (2015): 814–26.

Nimse, S. B., and D. Pal. "Free Radicals, Natural Antioxidants, and Their Reaction Mechanisms." *Royal Society of Chemistry* 5 (2015): 27986–8006.

O'Callaghan, T. F., et al. "The Gut Microbiome as a Virtual Endocrine Organ with Implications for Farm and Domestic Animal Endocrinology." *Domestic Animal Endocrinology* 56 (2016): S44–55.

Odenwald, M. A., et al. "Intestinal Permeability Defects: Is It Time to Treat?" *Clinical Gastroenterology and Hepatology* 11 (2013): 1075–83.

Ohteki, T., et al. "Liver Is a Possible Site for the Proliferation of Abnormal CD3+4-8- Double-Negative Lymphocytes in Autoimmune MRS-lpr/lpr Mice." *Journal of Experimental Medicine* 172 (1990): 7.

O'Mahony, S. M., et al. "Early-Life Adversity and Brain Development: Is the Microbiome a Missing Piece of the Puzzle?" *Neuroscience* 342 (2017): 37–54.

O'Sullivan, A., et al. "Early Diet Impacts Infant Rhesus Gut Microbiome, Immunity and Metabolism." *Journal of Proteome Research* 12 (2013): 2833–45.

Paganelli, R., et al. "Intestinal Permeability in Irritable Bowel Syndrome: Effect of Diet and Sodium Cromoglycate Administration." *Pediatric Gastroenterology & Nutrition* 11 (1990): 72–77.

Pandit, N. "Guduchi: The Amrit of Ayurveda." California College of Ayurveda, 2016. www.ayurvedacollege.com/articles/students/Guduchi.

Parks, S. Y., et al. "Multivitamin Use and the Risk of Mortality and Cancer Incidence: The Multiethnic Cohort Study." *American Journal of Epidemiology* 173 (2011): 906–14.

Pendse, V. K., et al. "Anti-Inflammatory, Immunosuppressive and Some Related Pharmacological Actions of the Water Extract of Tinospora cordifolia." *Indian Journal of Pharmacology* 9 (1977): 221–24.

Perez-Cobas, A. E., et al. "Gut Microbiota Disturbance during Antibiotic Therapy." *Gut* 62 (2013): 1591–601.

Rautave, S. "Early Microbial Contact, the Breast Milk Microbiome and Child Health." *Journal of Developmental Origins of Health and Disease* 7 (2016): 5–14.

Razis, A., et al. "Health Benefits of Moringa oleifera." *Asian Pacific Journal of Cancer Prevention* 15 (2014): 8571–76.

Rebbeck, T. R. "Molecular Epidemiology of the Human Glutathione S-transferase Genotypes GSTM1 and GSTT1 in Cancer Susceptibility." *Cancer Epidemiology, Biomarkers & Prevention* 6 (1997): 733–43.

Reid, I. R. "Effects of Vitamin D Supplements on Bone Mineral Density." *Lancet* 383 (2014): 146–55.

Rooney, P. J., and R. T. Jenkins. "Nonsteroidal Anti-Inflammatory Drugs (NSAIDs) and the Bowel Mucosa." *Clinical Rheumatology* 8 (1990): 328–29.

Rosana, B., et al. "Should the Human Microbiome Be Considered When Developing Vaccines?" *PLoS Pathogens* 6 (2010). doi:10.1371/journal.ppat.1001190.

Saha, S., and S. Ghosh. "Tinospora cordifolia: One Plant, Many Roles." *Ancient Science of Life* 31 (2012): 151–59.

Sanz, Y. "Gut Microbiota and Probiotics in Maternal and Infant Health." *American Journal of Clinical Nutrition* 94 (2011): 2000S–5S.

Sathyabama, S., et al. "Friendly Pathogens: Prevent or Provoke Autoimmunity." *Critical Reviews in Microbiology* 40 (2014): 273–80.

Saul, A. "What Is the Difference Between Natural and Synthetic Vitamins?" DoctorYourself.Com. Accessed September 2018.

Seki, E., and B. Schnabl. "Role of Innate Immunity and the Microbiota in Liver Fibrosis." *Journal of Physiology* 590 (2012): 447–58.

Sekirov, I., et al. "Antibiotic-Induced Perturbations of the Intestinal Microbiota Alter Host Susceptibility to Enteric Infection." *Infection and Immunity* 76 (2008): 4726–36.

Sela, D. A., et al. "Nursing Our Microbiota: Molecular Linkages between Bifidobacteria and Milk Oligosaccharides." *Trends in Microbiology* 18, no. 7 (2010): 298–307.

Selvam, R., et al. "The Antioxidant Activity of Turmeric (Curcuma longa)." *Journal of Ethnopharmacology* 47 (1999): 59-67.

Sharma, H. "Leaky Gut Syndrome, Dysbiosis, Ama, Free Radicals and Natural Antioxidants." *Ayu Journal* 30 (2009): 88–105.

Sharma, U., et al. "Immunomodulatory Active Compounds from Tinospora cordifolia." *Journal of Ethnopharmacology* 141 (2012): 918–26.

Sharma, V., and D. Pandey. "Protective Role of Tinospora cordifolia against Lead-Induced Hepatotoxicity." *Toxicology International* 17 (2010): 12–17.

Sherman, M. P., et al. "Gut Microbiota, the Immune System, and Diet Influence the Neonatal Gut-Brain Axis." *Pediatric Research* 77 (2015): 127–35.

Sherwin, E., et al. "A Gut (Microbiome) Feeling about the Brain." *Current Opinion in Gastroenterology* 32 (2016): 96–102.

Siddhuraju, P., and K. Becker. "Antioxidant Properties of Various Solvent Extracts of Total Phenolic Constituents from Three Different Agroclimatic Origins of Drumstick Tree (Moringa oleifera) Leaves." *Asian Pacific Journal of Cancer Prevention* 15 (2014): 2144–55.

Sies, H. "Glutathione and Its Role in Cellular Functions." *Free Radical Biology and Medicine* 27 (1999): 916–21.

Singh, N., et al. "Immunomodulatory and Antitumor Actions of Medicinal Plant Tinospora cordifolia Are Mediated through Activation of Tumor-Associated Macrophages." *Immunopharmacology and Immunotoxicology* 26 (2004): 145–62.

Singh, S. S., et al. "Chemistry and Medicinal Properties of Tinospora cordifolia (Guduchi)." *Indian Journal of Pharmacology* 35 (2003): 83–91.

Sun, J. "Vitamin D and Mucosal Immune Function." *Current Opinion in Gastroenterology* 26 (2010): 591–95.

Sunanda, S. N., et al. "Antiallergic Properties of Tinospora cordifolia in Animal Models." *Indian Journal of Pharmacology* 18 (1986): 250–52.

Sutherland, D. B., et al. "IgA Synthesis: A Form of Functional Immune Adaptation Extending beyond Gut." *Current Opinion in Immunology* 24 (2012): 261–68.

Theodoratou, E., et al. "Vitamin D and Multiple Health Outcomes." *British Medical Journal* 348 (2014).

Thiel, R. J. "Natural Vitamins May Be Superior to Synthetic Ones." *Medical Hypotheses* 55 (2000): 461–69.

Tlaskalova-Hogenova, H., et al. "Commensal Bacteria (Normal Microflora), Mucosal Immunity and Chronic Inflammatory and Autoimmune Diseases." *Immunology Letters* 93 (2004): 97–108.

Tlaskalova-Hogenova, H., et al. "The Role of Gut Microbiota and the Mucosal Barrier in the Pathogenesis of Inflammatory and Autoimmune Diseases and Cancer." *Cellular and Molecular Immunology* 8 (2011): 110–20.

Tuzcu, A., et al. "Subclinical Hypothyroidism May Be Associated with Elevated High-Sensitive C-Reactive Protein (Low Grade Inflammation) and Fasting Hyperinsulinemia." *Endocrine Journal* 52 (2005): 89–94.

Uetrecht, J., and D. J. Naisbitt. "Idiosyncratic Adverse Drug Reactions." *Pharmacological Reviews* 65 (2013): 779–808.

Underwood, M. A., et al. "Bifidobacterium longum Subspecies infantis: Champion Colonizer of the Infant Gut." *Pediatria Research* 77 (2015): 229–35.

Vangay, P., et al. "Antibiotics, Pediatric Dysbiosis and Disease." *Cell Host & Microbe* 17 (2015): 553–64.

Velasquez-Manoff, M. "Gut Microbiome: The Peacekeepers." *Nature* 518, no. 7540 (2015): S3–11.

Verma, A. R., et al. "In Vitro and In Vivo Antioxidant Properties of Different Fractions of Moringa oleifera Leaves." *Food and Chemical Toxicology* 47 (2009): 2196–201.

Verma, Sonia, and Reena Hooda. "Microwave Assisted Extraction of Phyllanthus amarus." *Journal of Pharmacognosy and Phytochemistry* 4, no. 1 (2016): 66–77.

Voreades, N., et al. "Diet and the Development of the Human Intestinal Microbiome." *Frontiers in Microbiology* 5 (2014): 494.

Walker, M. "Formula Supplementation of the Breastfed Infant: Assault on the Gut Microbiome." *Clinical Lactation* 5 (2014): 128–32.

Wang, H., et al. "Total Antioxidant Capacity of Fruits." *Journal of Agricultural and Food Chemistry* 44 (1996): 701–5.

Wang, L., et al. "Effects of Chromium on Mouse Oocyte Apoptosis and DNA Damage." *Journal of Shanghai Jiaotong University—Agricultural Science* 27 (2009): 561–65.

Watkins, M. L., et al. "Multivitamin Use and Mortality in a Large Prospective Study." *American Journal of Epidemiology* 152 (2000): 149–62.

Weetman, A. P. "Autoimmune Thyroid Disease." *Autoimmunity* 37 (2009): 337–40.

Wu, G., et al. "Glutathione Metabolism and Its Implications for Health." *Journal of Nutrition* 134 (2004): 489–92.

Yadav, V., et al. "Amla—Medicinal Food and Pharmacological Activity." *International Journal of Pharmaceutical and Chemical Sciences* 3 (2014): 616–19.

Yang, I., et al. "The Infant Microbiome: Implications for Infant Health and Neurocognitive Development." *Nursing Research* 65 (2016): 76–88.

6. FUNCIONAMIENTO DE LA VESÍCULA BILIAR Y LA GLÁNDULA TIROIDES

Akiba, Y., et al. "Acid-Sensing Pathways of Rat Duodenum." *American Journal of Physiology: Gastrointestinal & Liver* 277 (1999): G268–74.

Arnaud, S. B., et al. "25-hydroxyvitamin D3: Evidence of an Enterohepatic Circulation in Man." *Proceedings of the Society for Experimental Biology and Medicine* 149, no. 2 (1975): 570–72.

Arnett, T. "Regulation of Bone Cell Function by Acid-Base Balance." *Proceedings of the Nutrition Society* 62 (2003): 511–20.

Austin, A. "A Review on Indian Sarsaparilla, Hemidesmus indicus." *Journal of Biological Sciences* 8 (2008): 1–12.

Baheti, J. R., et al. "Hepatoprotective Activity of Hemidesmus indicus R. Br. in Rats." *Indian Journal of Experimental Biology* 44 (2006): 399–402.

Baklanova, V. F., et al. "Effect of Cholosas, Magnesium Sulfate, and Sorbitol on the Motor Function of the Gallbladder in Children." *Pediatriia* 3 (1976): 50–1.

Baliga, M. S., et al. "Use of the Ayurvedic Drug Triphala in Medical Conditions Afflicting Older Adults." *Academic Press* (2015): 135–42.

Barbara, L., et al., eds. *Bile Acids in Gastroenterology: Proceedings of an International Symposium Held at Cortina d'Ampezzo, Italy, 17–20th March 1982.* Boston: MTP Press, 1983.

Behar, J., and P. Biancani. "Effect of Cholecystokinin and the Octapeptide of Cholecystokinin on the Feline Sphincter of Oddi and Gallbladder." *Journal of Clinical Investigation* 66 (1980): 1231–39.

Beil, U., et al. "Effects of Interruption of the Enterohepatic Circulation of Bile Acids on the Transport of Very Low Density-Lipoprotein Triglycerides." *Metabolism* 31 (1982): 438–44.

Bern, A., and W. T. Cooke. "Intraluminal pH of Duodenum and Jejunum in Fasting Subjects with Normal and Abnormal Gastric or Pancreatic Function." *Scandinavian Journal of Gastroenterology* 6 (1971): 313–17.

Buclin, T., et al. "Diet Acids and Alkalis Influence Calcium Retention in Bone." *Osteoporosis International* 12 (2001): 493–99.

Buhman, K. K., et al. "Dietary Psyllium Increases Fecal Bile Acid Excretion, Total Steroid Excretion and Bile Acid Biosynthesis in Rats." *Journal of Nutrition* 128 (1998): 1199–203.

Byers, S. G., and M. Friedman. "Production and Excretion of Cholesterol in Mammals. VII. Biliary Cholesterol: Increment and Indicator of Hepatic Synthesis of Cholesterol." *American Journal of Physiology* 168 (1952): 297–302.

Cahan, M. A., et al. "Proton Pump Inhibitors Reduce Gallbladder Function." *Surgical Endoscopy and Other Interventional Techniques* 20 (2006): 1364–67.

Chey, W. D., et al. "A Randomized Placebo-Controlled Phase IIb Trial of A3309, a Bile Acid Transporter Inhibitor, for Chronic Idiopathic Constipation." *American Journal of Gastroenterology* 106 (2011): 1803–12.

Ciobanu, L., and D. L. Dumitrascu. "Gastrointestinal Motility Disorders in Endocrine Diseases." *Polskie Archiwum Medycyny Wewnetrznej* 121 (2011): 129–36.

Corradini, S. G., et al. "Impaired Human Gallbladder Lipid Absorption in Cholesterol Gallstone Disease and Its Effect on Cholesterol Solubility in Bile." *Gastroenterology* 118 (2000): 912–20.

Daher, R., et al. "Consequences of Dysthyroidism on the Digestive Tract and Viscera." *World Journal of Gastroenterology* 15 (2009): 2834–38.

Das, S. "The Bioactive and Therapeutic Potential of Hemidesmus indicus R. Br. (Indian Sarsaparilla) Root." *Phytotherapy Research* 27 (2013): 791–801.

Dietschy, J. M., et al. "Studies on the mechanisms of Intestinal Transport." *Journal of Clinical Investigation* 45 (1966): 832–46.

Dowling, R. H., et al. "Experimental Model for the Study of Enterohepatic Circulation of Bile in Rhesus Monkeys." *Journal of Laboratory and Clinical Medicine* 72 (1968): 169–76.

Dressman, J. B., et al. "Upper Gastrointestinal (GI) pH in Young, Healthy Men and Women." *Pharmaceutical Research* 7 (1990): 756–61.

Eid, F. A., et al. "Hypolipidemic Effect of Triphala (Terminalia chebula, Terminalia belerica and Emblica officinalis) on Female Albino Rats." *Egyptian Journal of Hospital Medicine* 43 (2011): 226–40.

Eyssen, H. "Role of the Gut Microflora in Metabolism of Lipids and Sterols." *Proceedings of the Nutrition Society* 32 (1973): 59–63.

Fallingborg, J. "Intraluminal pH of the Human Gastrointestinal Tract." *Danish Medical Bulletin* 46 (1999): 183–96.

Fiemstrom, G., and E. Kivilaakso. "Demonstration of a pH Gradient at the Luminal Surface of Rat Duodenum In Vivo and Its Dependence on Mucosal Alkaline Secretion." *Gastroenterology* 84 (1983): 787–94.

Forker, E. L. "The Effect of Estrogen on Bile Formation in the Rat." *Journal of Clinical Investigation* 48 (1969): 654–63.

Frawley, David, and Vasant Lad. *The Yoga of Herbs.* Twin Lakes, Wisc.: Lotus Press, 1986.

Fuchs, M. "III. Regulation of Bile Acid Synthesis: Past Progress and Future Challenges." *American Journal of Physiology: Gastrointestinal & Liver* 284 (2003): G551–57.

Gerbstadt, Christine. *Doctor's Detox Diet.* Sarasota, Fla.: Nutronics, 2012.

Grundy, S. M., E. H. Ahrens, and G. Salen. "Interruption of the Enterohepatic Circulation of Bile Acids in Man: Comparative Effects of Cholestyramine and Ileal Exclusion on Cholesterol Metabolism." *Journal of Laboratory and Clinical Medicine* 78, no. 1 (1971): 94–121.

Grundy, S. M., and S. C. Kaiser. "Highlights of the Meeting on Prevention of Gallstones." *Hepatology* 7 (1987): 946–51.

Gumucio, J. J., et al. "Studies on the Mechanisms of the Ethynylestradiol Impairment of Bile Flow and Bile Salt Excretion in the Rat." *Gastroenterology* 61 (1971): 339–44.

Gunay, A., et al. "Gallbladder and Gastric Motility in Patients with Idiopathic Slow-Transit Constipation." *Southern Medical Journal* (2004): 124.

Hellstrom, P. M. "Role of Bile in Regulation of Gut Motility." *Journal of Internal Medicine* 237 (1995): 395–402.

Hofmann, A. F. "The Continuing Importance of Bile Acids in Liver and Intestinal Disease." *Archives of Internal Medicine* 159 (1999): 2647–58.

Hofmann, A. F. "Enterohepatic Circulation of Bile Acids." *Comprehensive Physiology*. 1 de enero de 2011.

Hofmann, A. F., y L. Eckmann. "How Bile Acids Confer Gut Mucosal Protection against Bacteria." *Proceedings of the National Academy of Sciences* 103 (2017): 4333–34.

Hofmann, Alan F., et al. "Altered Bile Acid Metabolism in Childhood Functional Constipation: Inactivation of Secretory Bile Acids by Sulfation in a Subset of Patients." *Journal of Pediatric Gastroenterology & Nutrition* 47 (2008): 598–606.

Holzbach, R. T., et al. "The Effect of Pregnancy on Lipid Composition of Guinea Pig Gallbladder Bile." *Gastroenterology* 60 (1971): 288–93.

Hurd, K. R. "Gallbladder Disease." Karen R. Hurd Nutritional Practice, LLC, www.karenhurd.com/gallbladder-disease.html. Updated June 16, 2014.

Imamoglu, K., et al. "Production of Gallstones by Prolonged Administration of Progesterone and Estradiol in Rabbits." *Surgical Forum* 10 (1960): 246–49.

Inkinen, J., et al. "Direct Effect of Thyroxine on Pig Sphincter of Oddi Contractility." *Digestive Diseases and Sciences* 46 (2001): 182–86.

Isaksson, B. "On the Dissolving Power of Lecithin and Bile Salts for Cholesterol in Human Bladder Bile." *Acta Societatis Medicorum Upsaliensis* 59 (1954): 296–306.

Kamboj, V. P. "Herbal Medicine." *Current Science* 78 (2000): 35–39.

Kazutomo, I., et al. "Correlation between Gallbladder Size and Release of Cholecystokinin After Oral Magnesium Sulfate in Man." *Annals of Surgery* 197 (1983): 412–15.

Kerckhoffs, D. A., et al. "Cholesterol-Lowering Effect of Beta-glucan from Oat Bran in Mildly Hypercholesterolemic Subjects May Decrease When Beta-glucan Is Incorporated into Bread and Cookies." *American Journal of Clinical Nutrition* 78 (2003): 221–27.

Klaassen, C. D., and J. B. Watkins. "Mechanisms of Bile Formation, Hepatic Uptake and Biliary Excretion." *Pharmacological Reviews* 36 (1984): 1–67.

Kulpers, F., et al. "Enterohepatic Circulation in the Rat." *Gastroenterology* 88 (1985): 403–11.

Lad, Vasant. *Secrets of the Pulse: The Ancient Art of Ayurvedic Pulse Diagnosis*. Albuquerque, N.Mex.: Ayurvedic Press, 1996.

Laukkarinen, J., et al. "Bile Flow to the Duodenum Is Reduced in Hypothyreosis and Enhanced in Hyperthyreosis." *Neurogastroenterology & Motility* 14 (2002): 183–88.

Laukkarinen, J., et al. "Increased Prevalence of Subclinical Hypothyroidism in Common Bile Duct Stone Patients." *Journal of Clinical Endocrinology & Metabolism* 92 (2007): 42260–64.

Laukkarinen, J., et al. "Is Bile Flow Reduced in Patients with Hypothyroidism?" *Surgery* 133 (2003): 288–93.

Layden, T. J., y J. L. Boyer. "The Effect of Thyroid Hormone on Bile Salt-Independent Bile Flow and Na+, K+ -ATPase Activity in Liver Plasma Membranes Enriched in Bile Canaliculi." *Journal of Clinical Investigation* 57 (1976): 1009–18.

Leontowicz, M. "Apple and Pear Peel and Pulp and Their Influence on Plasma Lipids and Antioxidant Potentials in Rats Fed Cholesterol-Containing Diets." *Journal of Agriculture & Food Chemistry* 10 (2003): 5780–85.

Lorenzo, Y., et al. "Hypotonia of the Gallbladder of Myxedematous Origin." *Journal of Clinical Endocrinology & Metabolism* 17 (1957): 133–42.

Lynn, J., et al. "Effects of Estrogen upon Bile: Implications with Respect to Gallstone Formation." *Annals of Surgery* 178 (1973): 514–24.

Malagelada, J. R., et al. "Panaceatic, Gallbladder, and Intestinal Responses to Intraluminal Magnesium Salts in Man." *American Journal of Digestive Diseases* 23 (1978): 481–85.

Maritz, F. J. "Efficacy and Danger of Statin Therapy." *Cardiovascular Journal of South Africa* 13 (2002): 200–3.

Moghadasian, M. H., and J. J. Frohlich. "Effects of Dietary Phytosterols on Cholesterol Metabolism and Atherosclerosis: Clinical and Experimental Evidence." *American Journal of Medicine* 107 (1999): 588–94.

Nassr, A. O., et al. "Does Impaired Gallbladder Function Contribute to the Development of Barrett's Esophagus and Esophageal Adenocarcinoma?" *Journal of Gastrointestinal Surgery* 15 (2011): 908–14.

Nilsson, B. I., et al. "Relaltionship Between Interdigestive Gallbladder Emptying, Plasma Motilin and Migrating Motor Complex in Man." *Acta Physiology Scandinavia* 139 (1990): 55–61.

Peterson, C. T., et al. "Therapeutic Uses of Triphala in Ayurvedic Medicine." *Journal of Alternative and Complementary Medicine* 23 (2017): 607–14.

Plat, J., and R. P. Mensink. "Effects of Plant Sterols on Lipid Metabolism and Cardiovascular Risk." *Nutritional Metabolism in Cardiovascular Disease* 11 (2000): 600–601.

Plessier, J. "Comparison of the Cholecystokinetic and Choleretic Actions of Cholecystokinin, Sorbitol, Olive Oil and Magnesium Sulfate." *Pathologie Biologie* 8 (1960): 1201–10.

Portincasa, P., et al. "Impaired Gallbladder and Gastric Motility and Pathological Gastro-oesophageal Reflux in Gallstone Patients." *European Journal of Clinical Investigation* 27 (1997): 653–61.

Portincasa, P., et al. "Potential Adverse Effects of Proton Pump Inhibitors." *Current Gastroenterology Reports* 10 (2008): 208–14.

Prasad, S., and S. P. Wahi. "Pharmacognostical Investigation on Indian Sarsaparilla. 1. Root and Root-Stock of Hemidesmus indicus R." *British Indian Journal of Pharmacology* 27 (1965).

Rani, B., et al. "Triphala: A Versatile Counteractive Assortment of Ailments." *International Journal of Pharmaceutical and Chemical Sciences* 2 (2013): 101–8.

Roberts, M. S., et al. "Enterohepatic Circulation." *Clinical Pharmacokinetics* 10 (2002): 751–90.

Rose, D. P., et al. "High-Fiber Diet Reduces Serum Estrogen Concentrations in Premenopausal Women." *American Journal of Clinical Nutrition* 54 (1991): 520–25.

Samy, R. P., et al. "A Compilation of Bioactive Compounds from Ayurveda." *Bioinformation* 3 (2008): 100–10.

Schjoldager, B. T. "Role of Cholesystokinin in Gallbladder Function." *Annals of the New York Academy of Sciences* 23 (1994): 207–18.

Small, D. M., et al. "The Enterohepatic Circulation of Bile Salts." *Archives of Internal Medicine* 130 (1972): 552–73.

Thompson, J. C., et al. "Correlation between Release of Cholesystokinin and Contraction of the Gallbladder in Patients with Gallstones." *Annals of Surgery* 195 (1982): 670–76.

Tylavsky, F. A., et al. "The Importance of Calcium, Potassium, and Acid-Base Homeostasis in Bone Health and Osteoporosis Prevention." *Journal of Nutrition* 138, no. 1 (2008): 164S–65S.

Umashankar, M., and S. Shruti. "Traditional Indian Herbal Medicine Used as Antipyretic, Anticancer, Anti-diabetic and Anticancer." *International Journal of Research in Pharmacy and Chemistry* 1 (2011): 1152–59.

Whiting, K. Steven. *Controlling Cholesterol and Triglycerides.* San Diego, California: Institute of Nutritional Science, 2014. https://healthyinformation.com/wp-content/uploads/2014/12/ControllingCholesterolNaturally.pdf.

Wiener, I. I., et al. "Correlation Between Gallbladder Size and Release of Cholecystokinin After Oral Magnesium Sulfate in Man." *Annals of Surgery* 197 (1983): 412–415.

Wiener, I. I., et al. "Release of Cholecystokinin in Man: Correlation of Blood Levels with Gallbladder Contraction." *Annals of Surgery* 194 (1981): 321–27.

Worning, H., and S. Mullertz. "pH and Pancreatic Enzymes in the Human Duodenum during Digestion of a Standard Meal." *Scandinavian Journal of Gastroenterology* 1 (1966): 268–83.

7. TRATAMIENTOS AYURVÉDICOS PARA AFECCIONES ESPECÍFICAS CAUSADAS POR LA DISFUNCIÓN TIROIDEA

Abascal, K., y E. Yarnell. "Nervine Herbs for Treating Anxiety." *Alternative & Complementary Therapies* 10 (2004): 309–15.

Abdell-Tawab, M., et al. "Boswellia serrata." *Clinical Pharmacokinetics* 50 (2011): 349–69.

Abraham, A. S., et al. "Magnesium in the Prevention of Lethal Arrhythmias in Acute Myocardial Infarction." *Archives of Internal Medicine* 147 (1987): 753–55.

Agarwal, S. P., et al. "*shilajit*: A Review." *Phytotherapy Research* 21 (2007): 401–5.

Agnihotri, S., et al. "Chemical Composition, Antimicrobial and Topical Anti-inflammatory Activity of Jatamansi." *Journal of Essential Oil Bearing Plants* 14 (2011): 417–22.

Agular, S., and T. Borowski. "Neuropharmacological Review of the Nootropic Herb Bacopa monnieri." *Rejuvenation Research* 16 (2013): 313–26.

Ahuja, S. C., et al. "Nirgundi—Nature's Gift to Mankind." *Asian Agri-History* 19 (2015): 5–32.

Akpinar, S. "Treatment of Restless Legs Syndrome with Levodopa Plus Benserazide." *Archives of Neurology* 39 (1982): 739.

Ali, M., et al. "A Clinical Study of Nirgundi in the Management of Gridhrasi with Special Reference to Sciatica." *Ayu* 4 (2010): 456–60.

Allen, D. G., and S. Kurihara. "The Effects of Muscle Length on Intracellular Calcium Transients in Mammalian Cardiac Muscle." *Journal of Physiology* 327 (1982): 79–94.

Allen, R. "Dopamine and Iron in the Pathophysiology of Restless Legs Syndrome." *Sleep Medicine* 5 (2004): 385–91.

Allen, R. P., and C. J. Earley. "Augmentation of the Restless Legs Syndrome with Carbidopa/Levodopa." *Sleep* 19 (1996): 205–13.

Allen, R. P., et al. "MRI Measurement of Brain Iron in Patients with Restless Legs Syndrome." *Neurology* 56 (2001): 263–65.

Ammon, H. P. T. "Modulation of the Immune System by Boswellia serrata Extracts and Boswellic Acids." *Phytomedicine* 17 (2010): 862–67.

Andersson, A. M., and N. E. Skakkebaek. "Exposure to Exogenous Estrogens in Food: Possible Impact on Human Development and Health." *European Journal of Endocrinology* 140 (1999): 477–85.

Anilakumar, K. R., et al. "Effect of Coriander Seeds on Hexachlorocyclohexane Induced Lipid Peroxidation in Rat Liver." *Nutrition Research* 21 (2001): 1455–62.

Aranha, I., et al. "Immunostimulatory Properties of the Major Protein from the Stem of the Ayurvedic Medicinal Herb, Guduchi (Tinospora cordifolia)." *Journal of Ethnopharmacology* 139 (2012): 366–72.

Aurangabad, S., et al. "Natural Memory Boosters." *Pharmacognosy Reviews* 2 (2008): 249–56.

Barnes, Mack N., et al. "Paradigms for Primary Prevention of Ovarian Carcinoma." *CA: A Cancer Journal for Clinicians* 52 (2002): 216–25.

Basch, E., et al. "Therapeutic Applications of Fenugreek." *Alternative Medicine Review* 8 (2003): 20–27.

Basler, A. J. "Pilot Study Investigating the Effects of Ayurvedic Abhyanga Massage on Subjective Stress Experience." *Journal of Alternative and Complementary Medicine* 17 (2011): 435–40.

Bernstein, L. M. "Tumor Estrogen Content and Clinico-Morphological and Endocrine Features of Endometrial Cancer." *Journal of Cancer Research and Clinical Oncology* 129 (2003): 245–49.

Beulens, J. W. J., et al. "The Role of Menaquinones (Vitamin K2) in Human Health." *British Journal of Nutrition* 110 (2013): 1357–68.

Bhalerao, S. A., et al. "Saraca asoca (Roxb), De. Wild: An Overview." *Annals of Plant Sciences* 3 (2014): 770–75.

Bharani, A., et al. "Salutary Effect of Terminalia Arjuna in Patients with Severe Refractory Heart Failure." *International Journal of Cardiology* 49 (1995): 191–99.

Biswas, K., et al. "Biological Activities and Medicinal Properties of Neem (Azadirachta indica)." *Current Science* 82 (2002): 1336–82.

Bjerver, K., et al. "Morphine Intake from Poppy Seed Food." *Journal of Pharmacy and Pharmacology* 34 (1982): 798–801.

Bolland, M. J., et al. "Calcium Supplements with or without Vitamin D and Risk of Cardiovascular Events." *British Medical Journal* 342 (2011).

Bolland, M. J., et al. "Vascular Events in Healthy Older Women Receiving Calcium Supplementation." *British Medical Journal* 336 (2008): 262–66.

Bordia, A., et al. "Effect of Ginger and Fenugreek on Blood Lipids, Blood Sugar and Platelet Aggregation in Patients with Coronary Artery Disease." *Prostaglandins, Leukotrienes, and Essential Fatty Acids* 56 (1997): 379–84.

Catanzaro, D., et al. "Boswellia serrata Preserves Intestinal Epithelial Barrier from Oxidative and Inflammatory Damage." *PloS One* 10, no. 5 (2015).

Chiang, J. P., et al. "Effects of Topical Sesame Oil on Oxidative Stress in Rats." *Alternative Therapies* 11 (2005): 40.

Chopra, R. N., et al. "The Pharmacology and Therapeutics of Boerhaavia diffusa (Punarnava)." *Indian Medical Gazette* 58 (1923): 203–8.

Christine, N., et al. "Calcium, Phosphate and the Risk of Cardiovascular Events and All-Cause Mortality in a Population with Stable Coronary Heart Disease." *Heart* 98 (2012): 926–33.

Cleland, J. G. G., et al. "Arrhythmias, Catecholamines and Electrolytes." *American Journal of Cardiology* 62 (1988): 55A–59A.

Clemens, S., et al. "Restless Legs Syndrome: Revisiting the Dopamine Hypothesis from the Spinal Cord Perspective." *Neurology* 67 (2006): 125–30.

Coskuner, Y., and E. Karababa. "Physical Properties of Coriander Seeds (Coriandrum sativum L.)." *Journal of Food Engineering* 80 (2007): 408–16.

Cundy, T., and A. Dissanayake. "Severe Hypomagnesaemia in Long-Term Users of Proton-Pump Inhibitors." *Clinical Endocrinology* 69 (2008): 338–41.

Curhan, G. C., et al. "Comparison of Dietary Calcium with Supplemental Calcium and Other Nutrients as Factors Affecting the Risk for Kidney Stones in Women." *Annals of Internal Medicine* 126 (1997): 497–504.

Curhan, G. C., et al. "A Prospective Study of Dietary Calcium and Other Nutrients and the Risk of Symptomatic Kidney Stones." *New England Journal of Medicine* 328 (1993): 833–38.

D'Angelo, E. K., et al. "Magnesium Relaxes Arterial Smooth Muscle by Decreasing Intracellular Ca2+ without Changing Intracellular Mg2+." *Journal of Clinical Investigation* 89 (1992): 1988–94.

Das, B., et al. "Clinical Evaluation of Nirgundi in the Management of Sandhivata (Osteoarthritis)." *Ancient Science of Life* 23 (2003): 22–34.

Dawson-Hughes, B., et al. "Estimates of Optimal Vitamin D Status." *Osteoporosis International* 16 (2005): 713–16.

Dean, Carolyn. *The Magnesium Miracle.* New York: Ballantine Books, 2017.

Delort, L., et al. "Central Adiposity as a Major Risk Factor of Ovarian Cancer." *Anticancer Research* 29 (2009): 5229–34.

DeLuca, H. F. "Vitamin D: The Vitamin and the Hormone." *Federation Proceedings* 33 (1974): 2211–19.

Deshmukh, S., et al. "Concept of Beauty through Ayurveda." International *Journal of Ayurveda and Pharma Research* 3, no. 9 (2015): 22–25.

De Sousa, A. "Herbal Medicines and Anxiety Disorders: An Overview." *Journal of Medicinal Plants Studies* 1 (2013): 18–23.

Dhanapakiam, P., et al. "The Cholesterol Lowering Property of Coriander Seeds (Coriandrum sativum): Mechanism of Action." *Journal of Environmental Biology* 29 (2008): 53–56.

Dhandapani, S., et al. "Hypolipidemic Effect of Cuminum cyminum L. on Alloxan-Induced Diabetic Rats." *Pharmaceutical Research* 46 (2002): 251–55.

Dhuri, K. D., et al. "Shirodhara: A Psychophysiological Profile in Healthy Volunteers." *Journal of Ayurveda and Integrative Medicine* 4 (2013): 40–44.

Divya, K., et al. "An Appraisal of the Mechanism of Action of Shirodhara." *Annals of Ayurvedic Medicine* 2 (2013): 114–17.

Dornala, S. N., and S. N. D. Snehalatha. "Multidimensional Effects of Shirodhara on Psychosomatic Axis in the Management of Psychophysiological Disorders." *International Journal of Ayurveda and Pharma Research* 2 (2014). doi:10.4172/2327-5162.S1.002

Durlach, J., et al. "Magnesium Chloride or Magnesium Sulfate." *Magnesium Research* 18 (2005): 187–92.

Earley, C. J., et al. "Abnormalities in CSF Concentrations of Ferritin and Transferrin in Restless Legs Syndrome." *Neurology* 54 (2000): 1698–700.

Ebashi, S., et al. "Calcium and Muscle Contraction." *Progress in Biophysics and Molecular Biology* 18 (1968): 123–66.

Eisner, D. A., et al. "Integrative Analysis of Calcium Cycling in Cardiac Muscle." *Circulation Research* 87 (2000): 1087–94.

Ernst, E. "Frankincense." *British Medical Journal* 337 (2008): 2813.

Ernst, E. "Herbal Remedies for Anxiety." *Phytomedicine* 13 (2006): 205–8.

Etzel, R. "Special Extract of Boswellia serrata in the Treatment of Rheumatoid Arthritis." *Phytomedicine* 3 (1996): 91–94.

Fabiato, A., y F. Fabiato. "Effects of Magnesium on Contractile Activation of Skinned Cardiac Cells." *Journal of Physiology* 249 (1975): 497–517.

Fawcett, W. J., et al. "Magnesium: Physiology and Pharmacology." *British Journal of Anaesthesia* 83 (1999): 302–20.

Firoz, M., and M. Graber. "Bioavailability of U.S. Commercial Magnesium Preparations." *Magnesium Research* 14 (2001): 257–62.

Garcia-Borreguero, D., et al. "Diagnostic Standards for Dopaminergic Augmentation of Restless Legs Syndrome: Report from a World Association of Sleep Medicine." *Sleep Medicine* 8 (2007): 520–30.

Gautam, S., et al. "Formulation and Evaluation of Herbal Hair Oil." *International Journal of Chemical Sciences* 10, no. 1 (2012): 349–53.

Gettes, L. S. "Electrolyte Abnormalities Underlying Lethal and Ventricular Arrhythmias." *Circulation* 85 (1992): 170–76.

Ghani, M. F., et al. "The Effectiveness of Magnesium Chloride in the Treatment of Ventricular Tachyarrhythmias Due to Digitalis Intoxication." *American Heart Journal* 88 (1974): 621–26.

Ghani, M. F., et al. "Effect of Magnesium Chloride on Electrical Stability of the Heart." *American Heart Journal* 94 (1977): 600–602.

Gohil, K. J., et al. "Pharmacological Review on Centella asiatica: A Potential Herbal Cure-all." *Indian Journal of Pharmaceutical Sciences* 72 (2010): 546–56.

Grases, F., et al. "Renal Lithiasis and Nutrition." *Nutrition Journal* 5 (2006): 23.

Grove, M. D., et al. "Morphine and Codeine in Poppy Seed." *Journal of Agricultural and Food Chemistry* 24 (1976): 896–97.

Guha, P. "Betel Leaf: The Neglected Green Gold of India." *Journal of Human Ecology* 19 (2006): 87–93.

Gupta, A., et al. "Indian Medicinal Plants Used in Hair Care Cosmetics." *Pharmacognosy Journal* 2 (2010): 361–64.

Gupta, A. K., and Nehal Shah. "Effect of Majja Basti and Asthi Shrinkhala in the Management of Osteoporosis." *Ayu* 33 (2012): 110–13.

Gupta, P. C. "Biological and Pharmacological Properties of Terminalia chebula Retz. (Haritaki)." *International Journal of Pharmacy and Pharmaceutical Sciences* 4, suppl. 3 (2012): 62–68.

Gupta, S. S., et al. "Effect of Gurmar and *shilajit* on Body Weight of Young Rats." *Indian Journal of Physiology & Pharmacology* (1966): 87–92.

Halder, S. B., et al. "Anti-inflammatory, Immunomodulatory and Antinociceptive Activity of Terminalia arjuna Roxb Bark Powder in Mice and Rats." *Indian Journal of Experimental Biology* 47 (2009): 577–83.

Helfant, R. H. "Hypokalemia and Arrhythmias." *American Journal of Medicine* 80 (1986): 13–22.

Heymsfield, S. B., et al. "Garcinia cambogia (Hydroxycitric Acid) as a Potential Antiobesity Agent." *Journal of the American Medical Association* 280 (1998): 1596–600.

Hollifield, J. W. "Magnesium Depletion, Diuretics and Arrhythmias." *American Journal of Medicine* 82 (1987): 30–37.

Hoorn, E. J., et al. "A Case Series of Proton Pump Inhibitor-Induced Hypomagnesemia." *American Journal of Kidney Diseases* 56 (2010): 112–16.

Indurwade, N. H., and K. R. Biyani. "Evaluation of Comparative and Combined Depressive Effect of Brahmi, Shankhpushpi and Jatamansi in Mice." *Indian Journal of Medical Sciences* 54 (2000): 339–41.

Iseri, L. T., et al. "Magnesium Deficiency and Cardiac Disorders." *American Journal of Medicine* 58 (1975): 837–46.

Jadhav, V. M., et al. "Kesharaja: Hair Vitalizing Herbs." *International Journal of Pharmacological and Technical Research* 1 (2009): 454–67.

Jain, P. K., and D. Das. "The Wonder of Herbs to Treat Alopecia." *Innovare Journal of Medical Sciences* 4 (2016): 5–10.

Jain, S. B., and S. G. Chawardol. "Evaluation of Ashwagandha and Shirodhara in the Management of Depression." *International Ayurvedic Medical Journal* 2 (2014): 495–99.

Janowiak, J. J., and C. Ham. "A Practitioner's Guide to Hair Loss Part 1—History, Biology, Genetics, Prevention, Conventional Treatments and Herbals." *Alternative & Complementary Therapies* 10 (2004): 135–43.

Jha, C. B., et al. "Bhasmas as Natural Nanorobots: The Biorelevant Metal Complex." *Journal of Traditional & Natural Medicines* 1 (2015): 2–9.

Jobling, S., et al. "A Variety of Environmentally Persistent Chemicals, Including Some Phthalate Plasticizers, Are Weakly Estrogenic." *Environmental Health Perspectives* 103 (1995): 582–87.

Joshi, A. A. "Formulation and Evaluation of Polyherbal Hair Oil." *International Journal of Green Pharmacy* 11, no. 1 (2017): S135–39.

Kadlimatti, S., et al. "Therapeutic Potentials of Ayurvedic Rasayana in the Management of Asthi Kshaya vis-a-vis Osteopenia/Osteoporosis." *Sri Lanka Journal of Indigenous Medicine* 1 (2011): 39–44.

Kapoor, R., et al. "Bacopa monnieri Modulates Antioxidant Responses in Brain and Kidney of Diabetic Rats." *Environmental Toxicology and Pharmacology* 27 (2009): 62–69.

Kar, A., et al. "Analgesic Effect of the Gum Resin of Boswellia serrata." *Life Sciences* 8 (1969): 1023–28.

Kasai, K., et al. "Forskolin Stimulation of Adenylate Cyclase in Human Thyroid Membranes." *Acta Endocrinology* 108 (1985): 200–205.

Kaushik, R., et al. "Bhasmas: The Ancient Nanopharmaceuticals." Poster. doi:10.13140/RG.2.2.34878.38726.

Kavitha, C. "Amazing Bean Mucuna pruriens." *Journal of Medicinal Plants Research* 8 (2014): 138–43.

Khosa, R. I., y S. Prasad. "Pharmacognostical Studies on Guduchi (Tinospora cordifolia)." *Journal of Indian Medicine* 6 (1971): 261–69.

Kirti, S., et al. "Tinospora cordifolia (Guduchi), a Reservoir Plant for Therapeutic Applications." *Indian Journal of Traditional Knowledge* 3 (2004): 257–70.

Krishna, K., et al. "Guduchi (Tinospora cordifolia): Biological and Medicinal Properties." *Internet Journal of Alternative Medicine* 6 (2009).

Kuanrong, L., et al. "Associations of Dietary Calcium Intake and Calcium Supplementation with Myocardial Infarction and Stroke Risk and Overall Cardiovascular Mortality in the Heidelberg Cohort of the European Prospective Investigation into Cancer and Nutrition Study." *Heart* 98 (2012): 920–25.

Kulkarni, R. R., et al. "Treatment of Osteoarthritis with an Herbomineral Formulation." *Journal of Ethnopharmacology* 33 (1991): 91–95.

Kulpers, M. T., et al. "Hypomagnesaemia Due to Use of Proton Pump Inhibitors." *Netherlands Journal of Medicine* 67 (2009): 169–72.

Kumar, P. "The Ayurvedic Bhasma: The Ancient Science of Nanomedicine." *Recent Patents on Nanomedicine* 5 (2015): 12–18.

Kumar, S. R., et al. "Shirodhara in the Management of Hypertension." *International Ayurvedic Medical Journal* 4 (2016): 79–82.

Kumar, S., et al. "In Vitro Anti-inflammatory Effects of Mahanarayan Oil Formulations Using Dendritic Cells Based Assay." *Annals of Phytomedicine* 3 (2014): 40–45.

Kumar, V. "A Conceptual Study on Mode of Action of Nasya." *International Journal of Ayurveda and Pharma Research* 5 (2017).

Lam, Michael, and Dorine Lam. *Estrogen Dominance.* Loma Linda, Calif.: Adrenal Institute Press, 2008–2012.

Larson, C. A. "The Critical Path of Adrenocortical Insufficiency." *Nursing* 14 (1984): 66–69.

Levenson, D. I., and R. S. Bockman. "A Review of Calcium Preparations." *Nutrition Reviews* 52 (1994): 221–32.

Li, K., et al. "Associations of Dietary Calcium Intake and Calcium Supplementation with Myocardial Infarction and Stroke Risk and Overall Cardiovascular Mortality in the Heidelberg Cohort of the European Prospective Investigation into Cancer and Nutrition Study." *Heart* 98 (2012): 920–25.

Lim, T. K. "Bahinia variegate," in *Edible Medicinal and Non-Medicinal Plants,* Vol. 7, 754–65. Dordrecht, Heidelberg, Londres, y Nueva York: Springer, 2014.

Lim, T. K. "Mucuna pruriens," in *Edible Medicinal and Non-Medicinal Plants,* Vol. 2, 779–97. Dordrecht, Heidelberg, Londres, y Nueva York: Springer, 2012.

Litosch, I., et al. "Forskolin as an Activator of Cyclic AMP Accumulation and Lipolysis in Rat Adipocytes." *Molecular Pharmacology* 22 (1982): 109–15.

Lokhande, S., et al. "Probable Mode of Action of Nasya." *International Ayurvedic Medical Journal* 4 (2016): 359–66.

Mahboubi, M. "Rosa damascena as Holy Ancient Herb with Novel Applications." *Journal of Traditional and Complementary Medicine* 6 (2016): 10–16.

Mahmood, Z. A., et al. "Herbal Treatment for Cardiovascular Disease." *Pakistan Journal of Pharmaceutical Sciences* 23 (2010): 119–24.

Malagi, K. J., et al. "A Prospective Single Arm Open Pilot Trial to Study the Antioxidant Property of Ayurvedic Massage Therapy in Healthy Individuals." *International Journal of Pharmacology and Clinical Sciences* 2 (2013): 121–25.

Manisha, D., et al. "Role of Terminalia arjuna in Ischemic Heart Disease." *International Journal of Ayurveda and Pharmaceutical Research* 3, no. 2 (2015): 24–28.

Manjunath, A., y C. Arun. "Action of Shirodhara." *Global Journal of Research on Medicinal Plants & Indigenous Medicine* 1 (2012): 457–63.

Manson, J., et al. "Calcium Supplements: Do They Help or Harm?" *Menopause* 21 (2014): 106–8.

Maulik, S. K., et al. "Therapeutic Potential in Terminalia arjuna in Cardiovascular Disorders." *American Journal of Cardiovascular Drugs* 12 (2012): 157–63.

Meadway, C., et al. "Opiate Concentrations Following the Ingestion of Poppy Seed Products." *Forensic Science International* 96 (1998): 29–38.

Menon, M. K., and A. Kar. "Analgesic and Psychopharmacological Effects of the Gum Resin of Boswellia serrata." *Planta Medica* 19 (1971): 333–41.

Miller, G. D., et al. "The Importance of Meeting Calcium Needs with Foods." *Journal of the American College of Nutrition* 20 (2000): 168S–85S.

Mirza, A., et al. "*shilajit*: An Ancient Panacea." *International Journal of Current Pharmaceutical Review and Research* 1 (2010): 2–11.

Mishra, A., et al. "Phytochemical and Pharmacological Importance of Saraca indica." *International Journal of Pharmaceutical and Chemical Sciences* 2 (2013): 1009–13.

Mishra, N. K., et al. "Anti-arthritic Activity of Boswellia serrata in Adjuvant Induced Arthritic Rats." *Journal of Pharmaceutical Education and Research* 2 (2011): 92–98.

Mizuno, S., et al. "CSF Iron, Ferritin and Transferrin Levels in Restless Legs Syndrome." *Journal of Sleep Research* 14 (2005): 43–47.

Mohapatra, H. P., and S. P. Rath. "In Vitro Studies of Bacopa monnieri—An Important Medicinal Plant with Reference to Its Biochemical Variations." *Indian Journal of Experimental Biology* 43 (2005): 373–76.

Montplaisir, J., et al. "Restless Legs Syndrome and Periodic Movements in Sleep: Physiopathology and Treatment with L-dopa." *Clinical Neuropharmacology* 9, no. 5 (1986): 456–63.

Morgan, A., and J. Stevens. "Does Bacopa monnieri Improve Memory Performance in Older Persons?" *Journal of Alternative and Complementary Medicine* 16 (2010): 753–59.

Morgan, J. P., et al. "Calcium and Cardiovascular Function: Intracellular Calcium Levels during Contraction and Relaxation of Mammalian Cardiac and Vascular Smooth Muscle as Detected with Aequorin." *American Journal of Medicine* 77 (1984): 33–46.

Murti, K., et al. "Pharmacological Properties of Boerhaavia diffusa." *International Journal of Pharmaceutical Sciences Review and Research* 5 (2010): 107–10.

Northrup, Christiane. *Women's Bodies, Women's Wisdom.* Nueva York: Bantam Publishing, 2010.

O'Keeffe, S. T., et al. "Iron Status and Restless Legs Syndrome in the Elderly." *Age and Ageing* 23 (1994): 200–203.

Ondo, W. G., et al. "Exploring the Relationship between Parkinson's Disease and Restless Legs Syndrome." *Archives of Neurology* 59 (2002): 421–24.

Pal, D. "Bhasma: The Ancient Indian Nanomedicine." *Advances in Pharmaceutical & Technological Research* 5 (2014): 237–42.

Pal, D., and V. K. Gurjar. "Nanometals in Bhasma: Ayurvedic Medicine." *Metal Nanoparticles in Pharmacology* (2017): 389–415.

Panchabhai, T. S., et al. "Validation of Therapeutic Claims of Tinospora cordifolia." *Phytotherapy Research* 22 (2008): 425–41.

Panthi, S., y T. Gao. "Diagnosis and Management of Primary Hypothyroidism in Traditional Chinese Medicine (TCM) and Traditional Indian Medicine (Ayurveda)." *International Journal of Clinical Endocrinology & Metabolism* 1 (2015): 9–12.

Parker, W. H. "Etiology, Symptomatology, and Diagnosis of Uterine Myomas." *Fertility and Sterility* 87 (2007): 725–36.

Parkins, W. M., et al. "Comparative Study of Sodium, Chloride and Blood Pressure Changes Induced by Adrenal Insufficiency, Trauma and Intraperitoneal Administration of Glucose." *American Journal of Physiology* 112 (1935): 581–90.

Parmar, M. S. "Kidney Stones." *British Medical Journal* 328 (2004): 1420–24.

Parmley, W. W., y E. H. Sonnenblick. "Mechanisms of Contraction and Relaxation in Mammalian Cardiac Muscle." *American Journal of Physiology* 216 (1969): 1084.

Patel, J. S., and V. J. Galani. "Investigation of Noradrenaline and Serotonin Mediated Antidepressant Action of Mucuna pruriens Seeds Using Various Experimental Models." *Oriental Pharmacy and Experimental Medicine* 13 (2013): 143–48.

Patel, M. B. "Forskolin: A Successful Therapeutic Phytomolecule." *East and Central African Journal of Pharmaceutical Sciences* 13 (2010): 25–32.

Pati, D., et al. "Anti-depressant-like Activity of Mucuna pruriens, a Traditional Indian Herb in Rodent Models of Depression." *Pharmacologyonline* 1 (2010): 537–51.

Patil, V., et al. "Clinical Study on Effect of Different Methods of Shirodhara in Patients of Insomnia." *International Journal of Ayurveda and Pharma Research* 5 (2017): 28–32.

Pawar, S. D., et al. "Evaluation of Anti-inflammatory, Analgesic and Anti-arthritic Activity of Mahanarayana Oil in Laboratory Animals." *Advances in Pharmacology and Toxicology* 12 (2011): 33–42.

Pereira, J. C., et al. "Imbalance Between Thyroid Hormones and the Dopaminergic System Might Be Central to the Pathophysiology of Restless Legs Syndrome." *Clinics (Sao Paulo)* 65 (2010): 548–54.

Pike, M. C., et al. "Prevention of Cancers of the Breast, Endometrium and Ovary." *Oncogene* 23 (2004): 6379–91.

Plaza, S. M., and D. W. Lamson. "Vitamin K2 in Bone Metabolism and Osteoporosis." *Alternative Medicine Review* (2005): 24–35.

Polimeni, P. I., and E. Page. "Magnesium in Heart Muscle." *Circulation Research* 33 (1973): 367–74.

Prabhu, M. S., et al. "Effect of Orally Administered Betel Leaf (Piper betle Linn.) on Digestive Enzymes and Intestinal Mucosa and on Bile Production in Rats." *Indian Journal of Experimental Biology* 33 (1995): 752–56.

Pradhan, P., et al. "Saraca asoca (Ashoka)." *Journal of Chemical and Pharmaceutical Research* 1 (2009): 62–71.

Prakash, S. "Ashoka (Saraca indica Linn.): A Persuasive Herb for Menorrhagia." *International Journal of Applied Ayurved Research* 2, no. 2 (2015): 92–97.

Prasad, B. S., et al. "Development of a Nasya Fitness Form for Clinical Practice." *Ancient Science of Life* 34 (2014): 100–102.

Rajagopal, P. L., et al. "A Review on Nephroprotective Herbs and Herbal Formulations." *International Journal of Pharmaceutical and Chemical Sciences* 2 (2013): 1888–904.

Ram, T. S., et al. "Pragmatic Usage of Haritaki (Terminalia chebula Retz.): An Ayurvedic Perspective vis-a-vis Current Practice." *International Journal of Ayurveda and Pharma Research* 1 (2013): 72–82.

Ramya, K. B., y S. Thaakur. "Herbs Containing L-dopa." *Ancient Science of Life* 27 (2007): 50–55.

Rana, D. G., y V. J. Galani. "Dopamine Mediated Antidepressant Effect of Mucuna pruriens Seeds in Various Experimental Models of Depression." *Ayu* 35 (2014): 90–97.

Raskar, S., and R. Shrikrishna. "Abhyanga in Newborn Baby and Neonatal Massage." *International Journal of Ayurveda and Pharma Research* 3 (2015): 5–10.

Rathi, V., et al. "Plants Used for Hair Growth Promotion." *Pharmacognosy Reviews* 2 (2008): 185–87.

Reid, I. R., and M. J. Bolland. "Calcium Supplements: Bad for the Heart?" *Heart* 98 (2012): 895–96.

Robertshawe, P. "Pharmaco-physio-psychologic Effects of Ayurvedic Oil Dripping." *Journal of the Australian Traditional Medicine Society* 15 (2009): 93.

Roden, D. M. "Magnesium Treatment of Ventricular Arrhythmias." *American Journal of Cardiology* 63 (1989): G43–46.

Roodenrys, S., et al. "Chronic Effects of Brahmi on Human Memory." *Neuropsychopharmacology* 27 (2002): 279–81.

Roy, R. K., et al. "Hair Growth Promoting Activity of Eclipta alba in Male Albino Rats." *Archives of Dermatological Research* 300 (2008): 357–64.

Saha, S., and S. Ghosh. "Tinospora cordifolia: One Plant, Many Roles." *Ancient Science of Life* 31 (2012): 151–59.

Sahu, A., et al. "Phytopharmacological Review of Boerhaavia diffusa Linn. (Punarnava)." *Pharmacognosy Reviews* 2 (2008): 14–22.

Salehi, F., et al. "Risk Factors for Ovarian Cancer." *Journal of Toxicology and Environmental Health* 11 (2008): 301–21.

Samy, R. P., et al. "A Compilation of Bioactive Compounds from Ayurveda." *Bioinformation* 3 (2008): 100–110.

Sander, O., et al. "Is Boswellia serrata a Useful Supplement to Established Drug Therapy of Chronic Polyarthritis?" *Zeitschrift fur Rheumatologie* 57 (1998): 11–16.

Saqib, M., et al. "Effect of *shilajit* on Obesity in Hyperlipidemic Albino Rats." *Pakistan Journal of Medical & Health Sciences* 10 (2016): 1019–23.

Sarris, J., et al. "Plant-Based Medicines for Anxiety Disorders." *CNS Drugs* 27 (2013): 301–19.

Seamon, K. B., y J. W. Daly. "Forskolin, Cyclic AMP and Cellular Physiology." *Trends in Pharmacological Sciences* 4 (1983): 120–23.

Semwal, B. C., et al. "Alopecia Switch to Herbal Medicine." *Journal of Pharmaceutical Research & Opinion* 1 (2011).

Sengupta, K., et al. "Cellular and Molecular Mechanisms of Anti-Inflammatory Effect of a Novel Boswellia serrata Extract." *Molecular and Cellular Biochemistry* 354 (2011): 189–97.

Sethiya, N. K., et al. "An Update on Shankhpushpi, a Cognition-Boosting Ayurvedic Medicine." *Journal of Chinese Integrative Medicine* 7 (2009): 1001–22.

Sharma, K., y P. Rani. "A Holistic Ayurvedic Approach in Management of Obesity." *International Journal of Health Sciences and Research* 6 (2016): 358–65.

Sharma, L., et al. "Medicinal Plants for Skin and Hair Care." *Indian Journal of Traditional Knowledge* 2 (2003): 62–68.

Sharma, M. L., et al. "Anti-arthritic Activity of Boswellic Acids in Bovine Serum Albumin-Induced Arthritis." *International Journal of Immunopharmacology* 11 (1989): 647-52.

Sharma, M. L., et al. "Immunomodulatory Activity of Boswellic Acids from Boswellia serrata." *Phytotherapy Research* 10 (1996): 107–12.

Sharma, R. D., et al. "Effect of Fenugreek Seeds on Blood Glucose and Serum Lipids in Type 1 Diabetes." *European Journal of Clinical Nutrition* 44 (1990): 301–6.

Sharma, R. D., et al. "Hypolipidemic Effect of Fenugreek Seeds." *Phytotherapy Research* 5 (1991): 145–47.

Sharma, U. K., et al. "Role of Shirodhara with Ashwagandha in Management of Insomnia." *Environment Conservation Journal* 16 (2015): 159–63.

Shine, K. I. "Myocardial Effects of Magnesium." *American Journal of Physiology* 237 (1979): H413–23.

Siddiqui, M. Z. "Boswellia serrata, a Potential Anti-inflammatory Agent." *Indian Journal of Pharmaceutical Sciences* 73 (2011): 255–61.

Singh, C., y R. Sharma. "A Clinical Study of an Ayurvedic Formulation for the Management of Obesity." *International Ayurvedic Medical Journal* (online; 2016).

Singh, P., et al. "Lodhra: A Single Remedy for Different Ailments." *International Journal of Pharmaceutical & Biological Archives* 6 (2015): 1–7.

Singh, R. D., et al. "Seasonal Variation of Bioactive Components in Valeriana jatamansi from Himachal Pradesh, India." *Industrial Crops and Products* 32 (2010): 292–96.

Singh, S. K., y K. Rajoria. "Evaluation of Vardhamana Pippali, Kanchanar Guggulu and Kekhana Basti in the Management of Hypothyroidism." *Indian Journal of Traditional Knowledge* 14 (2015): 513–18.

Singh, S. S., et al. "Chemistry and Medicinal Properties of Tinospora cordifolia (Guduchi)." *Indian Journal of Pharmacology* 35 (2003): 83–91.

Sinha, K. K., et al. "Abhyanga: Different Contemporary Massage Technique and Its Importance in Ayurveda." *Journal of Ayurveda and Integrated Medical Sciences* 2 (2017).

Sircus, M. *Transdermal Magnesium Therapy: A New Modality for the Maintenance of Health.* Bloomington, Ind.: iUniverse Publisher, 2011.

Song, C. S., et al. "Hormones and the Liver: The Effect of Estrogens, Progestins, and Pregnancy on Hepatic Function." *American Journal of Obstetrics and Gynecology* 105 (1969): 813–47.

Soujanya, T. L., y C. H. Sadanandam. "Shirodhara—The Stress Management Therapy of Ayurveda." *International Ayurvedic Medical Journal* 5 (2017): 895–99.

Sowmya, P., y P. Rajyalakshmi. "Hypocholesterolemic Effect of Germinated Fenugreek Seeds in Human Subjects." *Plant Foods for Human Nutrition* 53 (1999): 359–65.

Subapriya, R., y S. Nagini. "Medicinal Properties of Neem Leaves." *Current Medicinal Chemistry—Anti-Cancer Agents* 5 (2005): 149–56.

Sun, E. R., et al. "Iron and the Restless Legs Syndrome." *Sleep* 21 (1998): 381–87.

Surawicz, B. "Role of Electrolytes in Etiology and Management of Cardiac Arrhythmias." *Progress in Cardiovascular Diseases* 8 (1966): 364–86.

Taghizadeh, M., et al. "Effects of the Cumin cyminum L. Intake on Weight Loss, Metabolic Profiles and Biomarkers of Oxidative Stress in Overweight Subjects." *Annals of Nutritional Metabolism* 66 (2015): 117–25.

Tandon, V. R. "Medicinal Uses and Biological Activities of Vitex negundo." *Indian Journal of Natural Products and Resources* 4 (2005): 162–65.

Tathed, P. P., et al. "Management of Systolic Hypertension with Shirodhara." *Ancient Science of Life* 32 (2012): S9.

Thakkar, J. P., and D. G. Mehta. "A Review of an Unfavorable Subset of Breast Cancer: Estrogen Receptor Positive Progesterone Receptor Negative." *Oncologist* 16, no. 3 (2011): 276–85.

Tiwle, R., and D. K. Sanghi. "Comprehensive Study of Nirgundi Plant." *Journal of Innovations in Pharmaceuticals and Biological Sciences* 2 (2015): 125–30.

Toolika, E., et al. "A Review on Ayurvedic Management of Primary Insomnia." *International Ayurvedic Medical Journal* 1 (2013): 1–5.

Turjanski, N., et al. "Striatal Dopaminergic Function in Restless Legs Syndrome." *Neurology* 52 (1999): 932.

Uebaba, K., et al. "Psychoneuroimmunologic Effects of Ayurved Oil-Dripping Treatment." *Journal of Alternative and Complementary Medicine* 14 (2008): 1189–98.

Umar, S., et al. "Boswellia serrata Attenuates Inflammatory Mediators and Oxidative Stress in Collagen Induced Arthritis." *Phytomedicine* 21 (2014): 847–56.

Upaganlawar, A., and B. Ghule. "Pharmacological Activities of Boswellia serrata Roxb." *Ethnobotanical Leaflets* 2009, no. 6, article 10 (2009).

Valette, G., et al. "Hypocholesterolemic Effect of Fenugreek Seeds in Dogs." *Atherosclerosis* 50 (1984): 105–11.

Verma, R. K., y T. Paraidathathu. "Herbal Medicines Used in the Traditional Indian Medicinal System as a Therapeutic Treatment Option for Overweight and Obesity Management." *International Journal of Pharmacy and Pharmaceutical Sciences* 6 (2014): 40–47.

Vinjamury, S. P., et al. "Ayurvedic Therapy (Shirodhara) for Insomnia." *Global Advances in Health and Medicine* (2014): 75–80.

Wangensteen, H., et al. "Antioxidant Activity in Extracts from Coriander." *Food Chemistry* 88 (2004): 293–97.

Wilson, E., et al. "Review on *shilajit* Used in Traditional Indian Medicine." *Journal of Ethnopharmacology* 136 (2011): 1–9.

Yadav, N., et al. "Development and Evaluation of Polyherbal Formulations for Hair

Growth-Promoting Activity." *International Journal of Research in Applied, Natural and Social Sciences* 2 (2014): 5–12.

Zwemer, R. L. "The Adrenal Cortex and Electrolyte Metabolism." *Endocrinology* 18 (1934): 161–69.

8. DIETA Y RUTINA DIARIA PARA UNA TIROIDES SANA

Allison, A. J., et al. "Further Research for Consideration in the A2 Milk Case." *European Journal of Clinical Nutrition* 60 (2006): 924–25.

Belury, M. A. "Dietary Conjugated Linoleic Acid in Health: Physiological Effects and Mechanisms of Action." *Annual Review of Nutrition* 22 (2002): 505–31.

Blankson, H., et al. "Conjugated Linoleic Acid Reduces Body Fat Mass in Overweight and Obese Humans." *Journal of Nutrition* 130 (2000): 2943–48.

Blasbalg, T. L., et al. "Changes in Consumption of Omega-3 and Omega-6 Fatty Acids in the United States during the 20th Century." *American Journal of Clinical Nutrition* 93 (2011): 907–8.

Blaylock, R. "Connection between MS and Aspartame." Organización Mundial de la Salud Natural, 7 de Junio de 2004. www.wnho.net/ms_and_aspartame.htm.

Butchko, H. H., et al. "Aspartame: Review of Safety." *Regulatory Toxicology and Pharmacology* 35 (2002): S1–93.

Byrne, Lisa Grace. *Break the Sugar Habit.* Well Grounded Life, 2017. https://www.wellgroundedlife.com/wp-content/uploads/2016/11/Break-the-Sugar-Habit-Workbook-2017.pdf.

Chen, C., et al. "A Mechanism by Which Dietary Trans Fats Cause Atherosclerosis." *Journal of Nutritional Biochemistry* 22 (2011): 649–55.

Chin-Dusling, J., et al. "Effect of Dietary Supplementation with Beta-casein A1 or A2 on Markers of Disease Development in Individuals at High Risk of Cardiovascular Disease." *British Journal of Nutrition* 95 (2006): 136–44.

DeLany, J. P., et al. "Conjugated Linoleic Acid Rapidly Reduces Body Fat Content in Mice without Affecting Energy Intake." *Regulatory and Integrative Physiology* 276 (1999): R1172–79.

Deth, R., et al. "Clinical Evaluation of Glutathione Concentrations after Consumption of Milk Containing Different Subtypes of Beta-casein." *Nutrition Journal* 15 (2016): 82.

Dhaka, V., et al. "Trans Fats—Sources, Health Risks and Alternative Approach." *Journal of Food Science and Technology* 48 (2011): 534–41.

Fallon, S., and M. G. Enig. "Agave Nectar: Worse Than We Thought." *Wise Traditions in Food, Farming and the Healing Arts,* The Weston A. Price Foundation, Spring 2009.

Gupta, K., and D. S. Wagle, "Nutritional and Antinutritional Factors of Green Leafy Vegetables." *Journal of Agricultural and Food Chemistry* 36 (1988): 472–74.

Harris, W. S., et al. "Omega-6 Fatty Acids and Risk for Cardiovascular Disease." *Circulation* 119 (2009): 902–7.

Ho, S., et al. "Comparative Effects of A1 Versus A2 Beta-casein on Gastrointestinal Measures." *European Journal of Clinical Nutrition* 68 (2014): 994–1000.

Humphries, P., et al. "Direct and Indirect Cellular Effects of Aspartame on the Brain." *European Journal of Clinical Nutrition* 62 (2008): 451–62.

Jianqin, S., et al. "Erratum to: 'Effects of Milk Containing Only A2 Beta casein versus

Milk Containing Both A1 and A2 Beta casein Proteins on Gastrointestinal Physiology, Symptoms of Discomfort, and Cognitive Behavior of People with Self-Reported Intolerance to Traditional Cows' Milk.'" *Nutrition Journal* 15 (2016): 45.

Joshi, K. S. "Docosahexaenoic Acid Content Is Significantly Higher in Ghrita Prepared by Traditional Ayurvedic Method." *Journal of Ayurveda and Integrative Medicine* 5 (2014): 85–88.

Kohler, J. "The Truth about Agave Syrup: Not as Healthy as You May Think." *Living and Raw Foods,* 1998. www.living-foods.com/articles/agave.html.

Laugesen, M., et al. "Ischemia Heart Disease, Type 1 Diabetes, and Cow Milk A1 Beta-casein." *New Zealand Medical Journal* 24 (2003): 116.

Lee, K. N., et al. "Conjugated Linoleic Acid and Atherosclerosis in Rabbits." *Atherosclerosis* 108 (1994): 19–25.

Leech, J. "Agave Nectar: A Sweetener That Is Even Worse Than Sugar." *HealthLine Newsletter,* 9 de junio de 2017.

Lipton, R. B., et al. "Aspartame as a Dietary Trigger of Headache." *Headache: The Journal of Head and Face Pain* 29 (1989): 90–92.

Lizhi, H., et al. "Discrimination of Olive Oil Adulterated with Vegetable Oils Using Dielectric Spectroscopy." *Journal of Food Engineering* 96 (2010): 167–71.

Maher, T. J., et al. "Possible Neurologic Effects of Aspartame, a Widely Used Food Additive." *Environmental Health Perspectives* 75 (1987): 53–57.

Majjia-Barajas, J. A., et al. "Quick Method for Determination of Fructose-Gluctose Ratio in Agave Syrup." *Journal of Food Processing and Technology* 9 (2018): 1. DOI: 10.4172/2157-7110.1000710.

McLachlan, C. N. "Beta-casein A1, Ischemic Heart Disease Mortality, and Other Illnesses." *Medical Hypothesis* 56 (2001): 262–72.

Meyer, B. J., et al. "Dietary Intakes and Food Sources of Omega-6 and Omega-3 Polyunsaturated Fatty Acids." *Lipids* 38 (2003): 391–98.

Mozafflarian, D., et al. "Consumption of Trans Fats and Estimated Effects on Coronary Heart Disease in Iran." *European Journal of Clinical Nutrition* 61 (2007): 1004–10.

Mueller, Tom. *Extra Virginity.* Nueva York: W. W. Norton & Company, 2011.

Nicolosi, R. J., et al. "Dietary Conjugated Linoleic Acid Reduces Plasma Lipoproteins and Early Aortic Atherosclerosis in Hypercholesterolemic Hamsters." *Artery* 22 (1997): 266–77.

Noonan, S. "Oxalate Content of Foods and Effects on Humans." *Asia Pacific Journal of Clinical Nutrition* 8 (1999): 64–74.

Olney, J. W., et al. "Increasing Brain Tumor Rates: Is There a Link to Aspartame?" *Journal of Neuropathology & Experimental Neurology* 55 (1996): 1115–23.

Parodi, P. W. "Conjugated Linoleic Acid: An Anticarcinogenic Fatty Acid Present in Milk Fat." *Australian Journal of Dairy Technology* 49, no. 2 (1994): 93–97.

Remig, V., et al. "Trans Fats in America: A Review of Their Use, Consumption, Health Implications, and Regulation." *Journal of the American Dietetic Association* 110 (2010): 585–92.

Rycerz, K., et al. "Effects of Aspartame Metabolites on Astrocytes and Neurons." *NeuroPathologica* 51(2013): 10–17.

Santamaria, P., et al. "A Survey of Nitrate and Oxalate Content in Fresh Vegetables." *Journal of the Science of Food and Agriculture* 79 (1999): 1882–88.

Simopoulos, A. P. "The Importance of the Ratio of Omega-6/Omega-3 Essential Fatty Acids." *Biomedicine & Pharmacotherapy* 56 (2002): 365–79.

Soffritti, M., et al. "First Experimental Demonstration of the Multipotential Carcinogenic Effects of Aspartame Administered in the Feed to Sprague-Dawley Rats." *Environmental Health Perspectives* 114 (2006): 379–85.

Stacey, J., et al. "Health Implications of Milk Containing Beta-casein with the A2 Genetic Variant." *Critical Reviews in Food Science and Nutrition* 46 (2006): 93–100.

Sylvetsky, A. C., et al. "Understanding the Metabolic and Health Effects of Low-Calorie Sweeteners: Methodological Considerations and Implications for Future Research." *Reviews in Endocrine and Metabolic Disorders* 17 (2016): 187–94.

Tailford, K. A., et al. "A Casein Variant in Cow's Milk Is Atherogenic." *Atherosclerosis* 170 (2003): 13–19.

Taubes, G. "What if Sugar Is Worse than Just Empty Calories?" *British Medical Journal* 360 (2018).

Thom, E., et al. "Conjugated Linoleic Acid Reduces Body Fat in Healthy Exercising Humans." *Journal of International Medical Research* 29, no. 5 (2001): 392–96.

Truswell, A. S., et al. "The A2 Milk Case." *European Journal of Clinical Nutrition* 59 (2005): 623–31.

Unnevehr, L. J., et al. "Getting Rid of Trans Fats in the US Diet: Policies, Incentives and Progress." *Food Policy* 33 (2008): 497–503.

Vandana, K. S., et al. "Dinacharya Modalities to Abhyanga as a Prophylactic Measure." *International Ayurvedic Medical Journal* 5 (2017): 1–6.

Venn, B. J., et al. "A Comparison of the Effects of A1 and A2 Beta-casein Protein Variants on Blood Cholesterol Concentrations in New Zealand Adults." *Atherosclerosis* 188 (2006): 175–78.

Wertheim, Margaret L. *Breaking the Sugar Habit.* Scotts Valley, Calif.: Create Space Independent Publishing Platform, 2014.

Whitehouse, Christina R., et al. "The Potential Toxicity of Artificial Sweeteners." *AAOHN Journal* 56, no. 6 (2008): 251–59.

Wolraich, M. L., et al. "Effects of Diets High in Sucrose or Aspartame on the Behavior and Cognitive Performance of Children." *New England Journal of Medicine* 330 (1994): 301–7.

Wurtman, R. J. "Neurochemical Changes following High-Dose Aspartame with Dietary Carbohydrates." *New England Journal of Medicine* 309, no. 7 (1983): 429–30.

Zhang, X., et al. "Quantitative Detection of Adulterated Olive Oil by Raman Spectroscopy and Chemometrics." *Journal of Raman Spectroscopy* 42 (2011): 1784–88.

Índice analítico